Ontwerp van zorgtrajecten/zorgketens

AF001085

Ontwerp van zorgtrajecten/zorgketens

Roelof Ettema
Marlou de Kuiper (red.)
Michel Jansen
Pieter Vos
Juul van Ogtrop
Roland van de Sande

Bohn Stafleu van Loghum
Houten 2009

© 2009 Bohn Stafleu van Loghum, onderdeel van Springer Uitgeverij
Alle rechten voorbehouden. Niets uit deze uitgave mag worden verveelvoudigd, opgeslagen in een geautomatiseerd gegevensbestand, of openbaar gemaakt, in enige vorm of op enige wijze, hetzij elektronisch, mechanisch, door fotokopieën of opnamen, hetzij op enige andere manier, zonder voorafgaande schriftelijke toestemming van de uitgever.
Voor zover het maken van kopieën uit deze uitgave is toegestaan op grond van artikel 16b Auteurswet 1912 j° het Besluit van 20 juni 1974, Stb. 351, zoals gewijzigd bij het Besluit van 23 augustus 1985, Stb. 471 en artikel 17 Auteurswet 1912, dient men de daarvoor wettelijk verschuldigde vergoedingen te voldoen aan de Stichting Reprorecht (Postbus 3051, 2130 KB Hoofddorp). Voor het overnemen van (een) gedeelte(n) uit deze uitgave in bloemlezingen, readers en andere compilatiewerken (artikel 16 Auteurswet 1912) dient men zich tot de uitgever te wenden.

Samensteller(s) en uitgever zijn zich volledig bewust van hun taak een betrouwbare uitgave te verzorgen. Niettemin kunnen zij geen aansprakelijkheid aanvaarden voor drukfouten en andere onjuistheden die eventueel in deze uitgave voorkomen.

ISBN 978 90 313 6254 7
NUR 890

Ontwerp omslag: Bottenheft, Marijenkampen
Ontwerp binnenwerk: Studio Bassa, Culemborg
Automatische opmaak: Pre Press, Zeist

Bohn Stafleu van Loghum
Het Spoor 2
Postbus 246
3990 GA Houten

www.bsl.nl

Inhoud

	Voorwoord	9
1	**Tussen continuïteit en verandering**	11
	Pieter Vos	
1.1	Inleiding: Zorgsector in de rui; 27 adviezen in zes thema's	11
1.2	De zorgverlening (inhoud, organisatie, uitvoering)	12
1.3	Kwaliteit en doelmatigheid	15
1.4	De besturing van de zorgsector: rollen, spelers, speelveld en spelregels	16
1.5	De bekostiging van het zorgaanbod	19
1.6	Financiering en sturing van volksgezondheid en zorg	20
1.7	De maatschappelijke omgeving van de zorg	22
1.8	Wat zijn de gevolgen voor de zorgprofessional?	22
1.8.1	Kwaliteit boven alles!	23
1.8.2	*Integrated care* graag!	23
1.8.3	Verschil moet er zijn!	23
1.8.4	Overheid en markt: samen sterk!	23
	Bijlage Gebruikte adviezen RVZ periode 2003-2009	25
2	**De ontwerper van een zorgtraject**	26
	Marlou de Kuiper	
2.1	Inleiding	26
2.2	Vraagsturing	27
2.3	Multidisciplinaire samenwerking	29
2.4	Efficiëntie en transparantie	32
2.5	Objectiviteit en evidence-based practice	32
	Literatuur	37
3	**Aansprakelijkheid – professionals tussen regeldwang en regeldrang**	38
	Michel Jansen	
3.1	Inleiding	38
3.2	Regels	38
3.3	Autonomie begrensd	39
3.4	Soorten regels	40
3.4.1	Wet- en regelgeving	40
3.4.2	Standaarden en protocollen	42
3.4.3	Morele regels	43

3.4.4	Wetenschappelijke regels	43
3.5	Regels als bedreiging of kans	44
3.6	Publieke professionaliteit	47
3.7	Conclusie	47
	Literatuur	47

4 Tussen regeldwang en regeldrang – deugdelijkheid 49
Michel Jansen

4.1	Inleiding	49
4.2	Deugdelijkheid	49
4.3	Normatieve professionaliteit	52
4.4	Beroepsidentiteit	53
4.5	Aansprakelijkheid	56
4.6	Conclusie	58
	Literatuur	58

5 Wet- en regelgeving van gezondheid en participatie – sociale constructie van gezondheidszorgbeleid 60
Juul van Ogtrop

5.1	Inleiding	60
5.2	Casus	60
5.3	ICD, ICF en de sociale constructie van de handicap	62
5.4	Empowerment en inclusie	63
5.5	De sociale constructie van wet- en regelgeving: visie, perspectieven, belangen	67
5.6	Zorgontwerper	69
	Literatuur	70

6 De strategisch beleidsondersteuner – van laveren naar navigeren 71
Roelof Ettema

6.1	Inleiding	71
6.2	De plek van strategie in de organisatie	71
6.3	Een nieuwe maatschappelijke realiteit	73
6.4	Strategische routes	74
6.5	De noodzaak van non-profit	76
6.6	De keuze voor een strategisch schema	76
6.7	Het klassieke schema	77
6.8	Strategisch beleid	84
6.9	Tot slot	84
	Literatuur	85

7 De verandermanager – leiderschap met passie onttroont het bevel 86
Roelof Ettema

7.1	Inleiding	86
7.2	Persoonlijk leiderschap en leider zijn	87
7.3	Verandervisies in kleuren	89
7.4	Draagvlak voor de verandering	90
7.5	Enkele veranderkundige modellen	91

7.5.1	Diffusie van innovaties	91
7.5.2	Managementcomplexe veranderingen	92
7.5.3	Innovatiecontingenties	93
7.5.4	Adoptie van een nieuwe handelwijze	95
7.6	Communicatie	96
7.7	Tot slot	98
	Literatuur	98
8	**De productmanager – voorbereid zijn op marktwerking**	**99**
	Roelof Ettema	
8.1	Inleiding	99
8.2	Productontwikkeling	99
8.3	Financiële grondslag in een non-profitomgeving	101
8.4	Positionering en merkenbouw	104
8.5	Koopsituaties en de decision making unit	106
8.6	Productlevenscyclus, portfolio en productstrategieën	108
8.7	Businessplan	110
8.8	Tot slot	111
	Literatuur	111
9	**De procesmanager – een lastige weg naar een vloeiende cliëntenstroom**	**112**
	Roelof Ettema	
9.1	Inleiding	112
9.2	Procesbenaderingen	112
9.3	Procesmanagement	114
9.4	Procesordeningen	117
9.5	Identificatie van processen	119
9.6	Stroomschema	120
9.7	Meten en bijsturen	122
9.8	Een proces van voortdurende verbetering	124
9.9	Tot slot	126
	Literatuur	126
10	**De projectmanager – resultaatgericht verbeteren, eerherstel van het bevel**	**127**
	Roelof Ettema	
10.1	Inleiding	127
10.2	Projecten	127
10.3	Improviserend werken en projectmatig werken	128
10.4	Projectfasering en rollen	129
10.5	Projectbeheersing TGKIO(C)	132
10.6	Projectmanagementmatrix voor projectmatig werken	136
10.7	Welke mensen uit te nodigen in de projectorganisatie	139
10.8	Enkele instrumenten voor projectmanagement	139
10.8.1	Planningsinstrumenten	141
10.8.2	Risicomanagement	141
10.8.3	Cultuurinstrumenten	143
10.8.4	Creativiteitsinstrumenten	145

10.9	Tot slot	146
	Literatuur	147
11	**Risicomanagement – voorbeelden uit de psychiatrische zorgketen**	**148**
	Roland van de Sande	
11.1	Inleiding	148
11.2	Gevaarstypen	149
11.3	Ketenzorg bij suïcidaliteit	149
11.4	Ketenzorg bij zelfverwaarlozing en maatschappelijke teloorgang	150
11.5	Ketenzorg bij geweld	150
11.6	Aangrijpingspunten voor preventie bij risicogroepen	150
11.7	Continuïteit van zorg	151
11.8	Uitdagingen in de regie in de zorgketen	153
	Literatuur	153
	Register	**156**

Voorwoord

Het vraagt moed om een niet medisch geschoolde bedrijfskundige te vragen een voorwoord te schrijven voor een boek dat bedoeld is voor de zorgsector. Niet omdat het om een bedrijfskundige gaat, maar omdat het bedoeld is voor de zorgsector. Immers, er is een traditie ontstaan waarin de zorgsector zichzelf zo uniek acht dat alles wat geldt voor de hele rest van de wereld niet geldt voor de zorgsector. Het gevolg is dat de sector op tal van terreinen zelf een eigen wiel heeft uitgevonden. Misschien functioneert het wiel ook wel, maar het zelf uitvinden kost extra tijd en geld en had dat niet beter besteed kunnen worden? Nu is het uitdrukkelijk niet zo dat voor alle vragen in de zorg elders het antwoord te vinden is, maar je voordeel doen met de lessen die elders zijn geleerd, kan nooit kwaad. Leren van de lessen die elders zijn geleerd gaat wel uit van een premisse, namelijk dat men wénst te leren, en is dat echt zo? Vaak heb ik de indruk dat men wenst af te rekenen, een schuldige wil aanwijzen. Dat men de trucs die de schuldigen gebruiken om zich te verschuilen zo snel en trefzeker mogelijk wil ontmaskeren. Ook dan wordt er geleerd, namelijk hoe fouten te verdoezelen en de gevolgen op het bordje van anderen te schuiven. Als er iets is wat moet worden bestreden, is dát het wel. Helaas komt het verdoezelen van fouten en het afschuiven van de gevolgen niet alleen in de gezondheidszorg voor, maar is het een breed maatschappelijk gegeven, waar veel kwaliteitstechnieken ook aan bijgedragen hebben. Pogingen om dat te doorbreken hebben tot een aantal inzichten geleid.

Ten eerste: wees duidelijk over wat je biedt. De term zorg zet wat dat betreft velen al op het verkeerde been. Zorg is het primaire proces in veel instellingen en instituten, maar niet in ziekenhuizen, ongeacht hun profiel. Daar gaat het om het medisch handelen. Het zou een goede zaak zijn duidelijk onderscheid te maken tussen 'care' en 'cure' en goed te bedenken wat dat betekent voor de relatie tussen de medische en de verpleegkundige staf. Hier hoort ook bij: wat is de entiteit waarvan je de kwaliteit wilt kennen c.q. verbeteren. Gaat het om het medisch handelen, de zorg, de ondersteuning, de veiligheid of om de kwaliteit van de organisatie? Deze entiteiten hangen uiteraard samen en beïnvloeden elkaar, maar het jargon is anders, net als het instrumentarium dat voorhanden of nog niet voorhanden is.

Ten tweede: men moet zich realiseren dat de problemen van de zorg morgen de problemen zijn van de bedrijfssector. Althans, zo is het lange tijd geweest. Inmiddels wordt de bedrijfssector volop geconfronteerd met dezelfde problemen als waar de zorg al jarenlang mee kampt; de verhouding tussen professional en management, de mondige, goed geïnformeerde klant, de snelheid waarmee gepresteerd moet worden en de hoge eisen die aan de kwaliteit van het product of dienst, de behandeling of de verzorging, worden gesteld enzovoort. In het bedrijfsleven sneuvelen de grote organisaties, we leven in de 'Era of the dying dinosaurs'. Grote organisaties worden complexe netwerken en fusies blijken contraproductief.

Ten derde: Wordt de vraag naar entiteit gesteld? De vraag gaat over de kwaliteit verbeteren door innovatie met daarmee gepaard gaande doorbraken in denken en handelen. Twee mogelijke paradigma's zijn beheersing en verbetering. Ten onrechte worden de verschillende paradigma's op één hoop geveegd; datgene wat als 'werken aan verbetering' wordt verkocht, blijkt achteraf controle en beheersing te zijn. Geen wonder dat men dan achterdocht, scepsis, tegenwerking of desinteresse oogst. Elk van de paradigma's heeft zijn waarde, maar ze moeten apart worden benaderd met elk hun echte prijzen en mogelijke resultaten.

Samenhangend met het derde punt is het vierde, dat je zou kunnen zien als een populaire versie van de wiskundige bewijzen van Heisenberg, al genoteerd in de jaren twintig van de vorige eeuw: als je weet waar iets staat, dan kun je geen uitspraak doen of het ook beweegt; weet je dat het beweegt, dan is niet te zeggen waar het staat. Je kunt dan hooguit zeggen waar het stond., maar we weten dat resultaten uit het verleden geen garantie bieden voor de toekomst. Controle, al dan niet met behulp van standaarden, protocollen en procesbeschrijvingen met als bedoeling dat anderen zo zullen gaan handelen, staat gelijk aan vaststellen waar het staat. Verbeteren is bewegen. Daarvoor is het nodig de processen te begrijpen, ze te accepteren in hun eenmaligheid en uniekheid en desondanks te proberen om te ontdekken in welke richting ze gaan. Hoe die processen te beïnvloeden en te bepalen welke impuls er wanneer en waar nodig is om het proces aan de gang te houden, te versnellen en soms ook te vertragen. Laat dit boek voor u een bron van kennis en inspiratie zijn.

Prof.dr.ing. Teun W. Hardjono, hoogleraar kwaliteitsmanagement en certificatie aan de RSM Erasmus Universiteit in Rotterdam

1 Tussen continuïteit en verandering

Pieter Vos

1.1 Inleiding: Zorgsector in de rui; 27 adviezen in zes thema's

Sinds ongeveer tien jaar verkeert de zorgsector in een permanente staat van verandering. Sinds mensenheugenis was deze sector een toonbeeld van rust, van stabiliteit en continuïteit. Dat had te maken met de dominante cultuur: die van de zorgverlening. Een cultuur met sterk traditionele trekken. Zolang de zorgprofessional een leidende rol speelde en zolang de zorgrelatie tussen die professional en zijn patiënt centraal stond, domineerde het traditionalisme.

Door allerlei oorzaken is de zorgsector op drift geraakt. Het aantal behandelmogelijkheden is enorm toegenomen. Daarmee is een groot deel van de zorgsector in de greep geraakt van wetenschap en technologie. En dat bracht weer een golf van normering, standaardisering en protocollering met zich mee. Maar het maakte de zorg ook relevanter voor burgers: zij bood mogelijkheden op herstel, mogelijkheden die vroeger niet bestonden. Er zijn meer oorzaken voor het op drift raken van de zorgsector. De zorguitgaven – collectieve lasten, dus onderwerp van politieke besluitvorming – explodeerden, mede door het vorige punt. Meer welvaart, meer vraag naar gezondheidszorg. Op dit moment is de voorspelling dat binnen tien tot twintig jaar onze gehele economische groei opgaat aan de zorguitgaven. Dat is niet acceptabel voor een samenleving die ook andere wensen heeft: onderwijs, openbaar vervoer, veiligheid. Hierdoor ontstaat een bijna permanente politieke bemoeienis met de zorgsector. En dat heeft allerlei gevolgen: centrale sturing, budgettering, bureaucratisering, maar ook wantrouwen over en weer tussen zorgsector en politiek.

Een derde oorzaak voor het op drift raken van de zorgsector is de consument. Die weet meer dan vroeger en hij wil meer. Soms eist hij wat hij wil op: recht op zorg. Van patiënt tot klant. En van een aanbodgestuurde naar een klantgestuurde gezondheidszorg.

Deze drie oorzaken hebben een stroom van gebeurtenissen teweeggebracht. De media brengen dit haarfijn in beeld:
- klachten over de kwaliteit van zorg;
- falende bestuurders, tekortschietend toezicht;
- zorginstellingen in financiële problemen;
- ondoordachte fusies;
- ontevreden zorgprofessionals;
- iedere dag nieuwe incidenten, nieuwe Kamervragen.

Wat is er aan de hand? Waarschijnlijk dit. De zorgsector bevindt zich in een transitiefase. Zij beweegt zich van een door het institutionele zorgaanbod gedirigeerde, centralistisch bestuurde, aspecifieke sector naar een op de vraag – en dus op de markt – georiënteerde, specifieke bedrijfstak. Van een gesloten systeem met een beperkt aantal spelers naar een open onderdeel van de samenleving, waarin vele stakeholders hun zegje kunnen doen.

Kort en goed: de zorgsector krijgt de trekken van de haar omringende werkelijkheid. De spelregels die in de samenleving gelden, bepalen steeds meer de gang van zaken in de zorgsector: ruil, recht, risico.

Tussen continuïteit en verandering, tussen verleden en toekomst; dat typeert de transitie waarin de zorgsector zich bevindt. In dit hoofdstuk wil ik beschrijven hoe die verandering, die toekomst eruitziet. Wat is de koers, welke richting slaat de zorgsector in? Ik doe dat met de hulp van de adviezen die de Raad voor de Volksgezondheid en Zorg (RVZ) publiceerde in de periode 2003-2009 (zie de bijlage achterin dit hoofdstuk voor de titels).
Is er enige reden terug te blikken op deze adviezen? Ja, die is er. Niet alleen bieden de adviezen een goed overzicht van de gebeurtenissen in de afgelopen jaren; zij staan ook ergens voor. De adviezen weerspiegelen de inspiratie en de ambitie van velen in de zorgsector. Meer dan duizend mensen waren bij de voorbereiding betrokken, de adviezen waren onderwerp van conferenties en debatten. Zij zijn gebaseerd op uitgebreid onderzoek.
De adviezen staan voor een gedachtegoed, in het bijzonder dat van mensen die de zorgsector willen veranderen en die daar goede argumenten voor hebben. Als wij straks de adviezen de revue laten passeren, dan springen de ambities achter die adviezen direct in het oog. Ambities: er moeten snel dingen veranderen, anders gaat het mis met deze mooie sector.

Urgente problemen in de zorgsector
- Te weinig personeel.
- Het zorgaanbod reageert niet adequaat op de veranderende zorgvraag.
- Te weinig kwaliteit voor een te hoge prijs.
- Onevenwichtige verdeling collectieve en individuele lasten. En exploderende collectieve uitgaven;

- Te veel bureaucratie (controle, toezicht, administratieve lasten, wantrouwen).

Maar nu eerst een blik op de adviezen. Deze bevatten erg veel voorstellen. Omwille van de leesbaarheid, presenteer ik de voorstellen aan de hand van zes thema's.

Presentatie adviezen in zes thema's
1 Het aanbod van zorg: inhoud, organisatie en uitvoering.
2 Kwaliteit en doelmatigheid.
3 De besturing van de zorgsector: rollen, spelers, speelveld en spelregels.
4 De bekostiging van het zorgaanbod.
5 Financiering en sturing van volksgezondheid en zorg.
6 De maatschappelijke omgeving van de zorg.

Met elkaar bestrijken de zes thema's de hele zorgsector. Eerst nog een waarschuwing. Wat volgt in dit hoofdstuk is ambitie, is toekomstige tijd. Die presenteer ik in de tegenwoordige tijd. Zo ontstaat een opsomming van wensen en plannen, vertaald in stellingen. Niet alles is al werkelijkheid.

1.2 De zorgverlening (inhoud, organisatie, uitvoering)

Preventie
Preventie vormt een integraal bestanddeel van professionele, collectief gefinancierde gezondheidszorg. Zij is dus, mits evidence-based, kosteneffectief en gerelateerd aan mensen en ziekten, onderdeel van het basispakket van de Zorgverzekeringswet (Zvw). Dit geldt niet voor de collectieve preventie (waaronder openbare geestelijke gezondheidszorg) die tot het takenpakket van de gemeente behoort. Collectieve preventie is een onderdeel van een breed lokaal aanbod van maatschap-

pelijke ondersteuning (Wet maatschappelijke ondersteuning, Wmo). De gemeente voert haar taak op dit vlak uit op basis van een regionale 'volksgezondheidtoekomstverkenning' (opgesteld door GGD en RIVM). Het basispakket van de Zvw moet meer mogelijkheden omvatten om gezond gedrag te belonen. Zorgverzekeraars moeten de verzekerde prikkels voor gezondheid kunnen aanbieden. Risicosolidariteit mag de eigen verantwoordelijkheid voor gezondheid niet in de weg staan. Zorgverzekeraars moeten professionals extra belonen voor preventieve interventies.

Eerstelijnszorg
In de eerstelijnsgezondheidszorg komen preventie, care, cure en maatschappelijke ondersteuning samen in één aanbod aan de burger. De eerste lijn is (daarmee) ook de basis voor een 'nieuwe' gezondheidszorg, die volgens het principe van *diseasemanagement* werkt. Dit zijn ketens van *integrated care* in de vorm van ziektegerichte programma's: vraag-aanbodcombinaties. Deze nieuwe, brede eerste lijn omvat, naast de klassieke generalistische zorg, specialistische voorzieningen, bijvoorbeeld diagnostiek en vormen van gespecialiseerde care. Voorbeelden: de verpleeghuisarts en de sociaalpsychiatrisch verpleegkundige (SPV).
In feite is het echelonneringsprincipe achterhaald; eerste en tweede lijn bieden gezamenlijk een nieuw aanbod van zorg aan (anderhalve lijn). Vroegtijdige diagnostiek en screening nemen hier een vooraanstaande plaats in. E-health en *telemedicine* zijn de trait d'union tussen thuis en professional.
Dit alles vereist een goed georganiseerd stelsel van eerstelijnszorgcentra, coproducties van zorgverzekeraars en gemeenten. In deze centra krijgt de burger laagdrempelige zorg dicht bij huis (of in huis), verleend door nieuwe, bij de setting passende, beroepen (medisch én maatschappelijk).
De rijksoverheid moet een regisserende rol spelen bij het totstandkomen van de eerste lijn. Die nieuwe eerste lijn is een succesvoorwaarde voor veel andere veranderingen: in de AWBZ (scheiden van wonen en zorg), in de Wmo, in de zorginkoop.

De focusklinieken (waaronder ZBC's, maar ook de kleinere ziekenhuizen) zijn onderdeel van medisch-specialistische kennisnetwerken met de universitair medische centra (UMC's) of de topklinische ziekenhuizen. Kennis stuurt zorg. Diagnostiek stuurt behandeling. Een flinke beperking van het aantal ziekenhuizen is mogelijk. Dan moeten er wel voldoende goed bereikbare voorzieningen zijn in de eerste lijn, in de poliklinische zorg en ook op het terrein van *e-health*. De top van de ziekenhuiswereld zal opgaan in Europese netwerken van medisch-specialistische zorg. Acute zorg (strikt beperkt tot levensreddende zorg) is de exclusieve verantwoordelijkheid van de overheid en is georganiseerd in een aparte keten. Een goed georganiseerde ambulancehulpverlening is belangrijker dan een groot aantal locaties voor acute zorg. Die kan men beperken (tot waarschijnlijk enkele tientallen) en kan men zwaardere eisen opleggen.

Diseasemanagementprogramma's zijn straks het dominante organisatieprincipe in de zorg. *Diseasemanagement* staat voor een ziektegerichte benadering in de vorm van een zorgketen waarin preventie, curatie en chronische zorg zijn samengebracht en waarin de patiënt centraal staat. In deze programma's zijn professionals belangrijker dan instellingen. Op het (psychiatrisch of algemeen) ziekenhuis werken twee krachten in: steeds meer professionele zorg kan buiten de muren worden geleverd én steeds meer professionele zorg kan alleen nog maar geconcentreerd in instituutsverband worden geleverd. De grote vraag voor de komende jaren is: wie neemt dit ter hand, de markt of de overheid?

Langdurige zorg
De langdurige zorg (AWBZ-zorg) kun je voor een belangrijk deel allang niet meer los zien van de curatieve zorg. Die twee zijn in de praktijk sterk vervlochten geraakt, vooral in de geestelijke gezondheidszorg (ggz) en in de

verpleeghuiszorg. In feite zijn de chronisch-ziekenzorg (Zvw) en de AWBZ-zorg niet meer van elkaar te onderscheiden. Ook het verschil tussen extramurale en intramurale AWBZ-zorg is achterhaald. In plaats daarvan zou continuïteit van zorg het leidend principe moeten zijn.

Continuïteit zou in combinatie met 'integraal' leidraad moeten zijn, dus somatisch en psychisch in een zorgketen en niet zoals nu ondergebracht in gescheiden zorgcircuits. Je zou kunnen zeggen: diseasemanagement in de plaats van AWBZ-zorg.

Uitdagingen voor de AWBZ
- De ontwikkeling van ziektegerichte zorgketens met preventie en cure; hierin zal veel meer aandacht voor vroegdiagnostiek moeten ontstaan; een belangrijk deel van de AWBZ-zorg kan in de eerste lijn plaatsvinden.
- Het scheiden van de zorg en het wonen (inclusief welzijn), maar tegelijkertijd voor de cliënt continuïteit van zorg bieden; ook: cliënt aanspreken op diens eigen verantwoordelijkheid voor wonen en welzijn.
- De ontwikkeling van evidence-based medicine en kosteneffectieve zorgprogramma's.

Voor de AWBZ moet dus de-institutionalisering het toverwoord zijn: *community-based care* volgens het model van de chronisch-ziekenzorg. Van instelling naar samenleving en van 'malzorg' naar 'maatzorg'.

Zorgarbeid
De zorgverlening in al deze segmenten krijgt de komende jaren te maken met grote personeelstekorten. Tot 2020 zijn 500.000 extra arbeidsplaatsen nodig! Deze problemen zijn een directe bedreiging voor de kwaliteit van de zorg, maar ook voor het basispakket. Dat is nu eenmaal onverbrekelijk verbonden met professionele zorgarbeid. Geen personeel, geen zorgaanspraken. Ingrijpende keuzes zijn noodzakelijk, als wij de zorg op niveau willen houden.

Keuzes op de arbeidsmarkt
- Vergaande vormen van taakherschikking en wellicht zelfs een geheel nieuw stelsel van beroepen en opleidingen. Opheffen van bestaande scheidslijnen (intra- en extramuraal, curatief en chronisch enz.).
- Een ander arbeidsvoorwaardenbeleid (honorering zorgberoepen, flexibilisering, verhoging arbeidsproductiviteit). Algemeen: risico's leggen bij sociale partners, niet bij de overheid.
- Een veel actievere inzet van arbeidsbesparende technologie: *e-health*, internet, in de bouw van zorginstellingen, domotica.
- Formalisering van de informele zorg (mantelzorg en vrijwilligerswerk) en integratie van formele en informele zorgarbeid. Inzet van een PGB.
- De ontwikkeling van een (nieuwe) markt voor 'persoonlijke dienstverlening', naast en in plaats van de formele, professionele zorgverlening. Hier het PGB inzetten.
- Uitbreiding van de medische opleidingscapaciteit.

Daarnaast en tegelijkertijd zullen nieuwe preventieve interventies, bijvoorbeeld bij hoge bloeddruk, de zorgvraag moeten afremmen.

Dit alles doet een zwaar beroep op de verantwoordelijkheid van de overheid. Maar het maakt ook de komst van de markt nodig: meer risico bij zorgaanbieders. Die zullen moeten wennen aan prijzen waarin de factoren kapitaal en arbeid integraal zijn verwerkt. Ook de verantwoordelijkheid voor de kosten van arbeid moet volledig bij de werkgever komen te liggen. De zorgaanbieder als ondernemer-werkgever.

1.3 Kwaliteit en doelmatigheid

Kwaliteit is meer dan techniek van medisch handelen. Het omvat ook de logistiek van het zorgproces, de klantvriendelijkheid, patiëntveiligheid en innovatie.

Aldus gedefinieerd...
- hangt kwaliteit samen met doelmatigheid én is er dus vaak een omgekeerde relatie tussen kwaliteit en kosten; goede zorg is niet duur, al zijn er natuurlijk uitzonderingen, bijvoorbeeld bij de introductie van dure geneesmiddelen;
- is kwaliteit niet alleen de verantwoordelijkheid van de zorgprofessional, maar ook van instelling, patiënt en zorgverzekeraar.

Verbetering van de kwaliteit tot het niveau van de professionele standaard is over een breed front hard nodig. Alleen zo is de excessieve groei van de zorguitgaven aan de belastingbetaler te verkopen. Alleen zo kan men van de zorgconsument de straks onvermijdelijke hogere eigen betaling vragen (*value for money, return on investment*). Kwaliteit, vooral als die kan worden uitgedrukt in meetbare *outcome* (gezondheidswinst, zorgresultaat), legitimeert en bespaart (door de relatie met doelmatigheid). Deze *outcome* zou in ieder geval ook de maatschappelijke participatie van de patiënt moeten omvatten. Een forse investering in kwaliteitsverbetering, maar ook in transparantie, moet dus politieke prioriteit krijgen.

Instrumenten voor kwaliteitsverbetering
- 'Stemmen met de voeten' door de patiënt bevorderen door de kwaliteitstransparantie te vergroten; er moeten dan wel meer keuzemogelijkheden komen; een persoonsgebonden budget (PGB).
- Een met gezag en bevoegdheid bekleed publiekrechtelijk orgaan dat als regisseur de ontwikkeling van kwaliteitsnormen door de zorgsector beoordeelt en de normen vaststelt. De normen hebben bindende kracht voor zorgprofessionals. Basisnormen omvatten de minimumveiligheidseisen en de professionele standaard.
- Scherp kwaliteitstoezicht op slecht presterende zorgaanbieders (IGZ) op basis van wettelijke basisnormen met maatschappelijk draagvlak (handhaving en naleving). *Shame en blame* door openbaarheid van prestaties. Zorgverlening onder de basisnorm is niet toegestaan.
- Concurrentie tussen zorgaanbieders door selectieve zorginkoop en sturen van verzekerden naar de beste zorg door de verzekeraars.

Politieke prioriteit en een harde aanpak zijn nodig. Wij zien dat de verbetering van de kwaliteit niet vanzelf gaat.
Op een aantal punten haalt de Nederlandse gezondheidszorg bijvoorbeeld niet de internationale professionele standaard en ook is de patiëntveiligheid niet altijd geborgd. De ontwikkeling van basisnormen stagneert. Blijft dit zo, dan loop je het risico dat de samenleving haar vertrouwen in de zorgsector verliest. Stevige handhaving op basis van robuuste normen is nodig. Dit betekent repressief toezicht op de naleving van de basisnormen door de IGZ. Politieke prioriteit zou ook moeten betekenen: geef altijd voorrang aan kwaliteit, zelfs als dat betekent dat het ten koste gaat van een ander publiek belang, zoals bereikbaarheid. Kwaliteit is een keuze! Op die manier reguleer je de ingebakken spanning tussen de drie publieke belangen in de zorg-

sector: kwaliteit, toegankelijkheid en betaalbaarheid.

Over innovatie van zorg nog dit. Het duurt te lang voordat bewezen effectieve innovatie breed is uitgerold in de zorgsector. Blijkbaar zijn er te weinig prikkels voor het peloton om het innovatieve gedrag van de kopgroep te kopiëren. En als de innovatieve interventie wordt binnengehaald, gebeurt dat vaak niet op basis van vervanging (nieuw voor oud). Het nieuwe komt naast het oude en er zijn dan dus geen besparingen. Het toezicht zou eigenlijk ook daarop moeten zijn gericht.

Alleen marktprikkels kunnen in deze situatie verandering brengen. Innovatieve zorgaanbieders moeten een hogere prijs voor hun producten en diensten krijgen dan de achterblijvers. Dit betekent dat wij kwaliteit en bekostiging moeten integreren! Obsolete interventies moeten niet meer worden gecontracteerd. En er moeten zo snel mogelijk integrale prestatieprijzen komen, die op een vrije markt van vraag en aanbod tot stand komen. Los daarvan: de consument moet objectief worden voorgelicht over innovatieve mogelijkheden.

Ten slotte, als wij stellen dat innovatie de logica van marktordening impliceert, dan zeggen wij ook dat een budgettair kader zorg (BKZ), een macrokader als taakstelling, zich daarmee niet verdraagt. Innovatie en BKZ: onverenigbaar. De politiek zal dus moeten kiezen.

1.4 De besturing van de zorgsector: rollen, spelers, speelveld en spelregels

De zorgsector staat voor grote uitdagingen: stijgende zorguitgaven, kritische klanten, de noodzaak de kwaliteit te verbeteren, innovatief zijn, maar boven alles een antwoord vinden op de veranderende zorgvraag. Deze uitdagingen gaat de sector aan in een tijd van transitie: een grote beweging van overheid naar markt die zich voltrekt in een mist van onzekerheid. Dit vraagt een gedrags- en beleidsverandering van alle spelers in de sector, op alle markten waarop zij actief zijn. Die verandering teweegbrengen is lastig. De uitdagingen die net zijn genoemd, zijn soms onderling strijdig. Stijgende uitgaven beheersen en toch innovatief zijn: het is moeilijk te combineren. De politiek zal de uitdagingen dus moeten prioriteren. Niet alles kan tegelijk.

Zorgverleningsmarkt

Op de zorgverleningsmarkt moeten *patiënt en arts* hun relatie en hun optreden fors veranderen. In de spreekkamer – daar waar de primaire beslissingen worden genomen met vaak grote gevolgen – moet het gebeuren. Van beiden wordt wezenlijk ander gedrag gevraagd. Voor de patiënt betekent dit 'goed patiëntschap'. Bij de arts (lees zorgprofessional) spreekt men van een nieuwe invulling van de professionele verantwoordelijkheid, volgens sommigen op termijn resulterend in een andere beroepsinhoud ('de arts van straks'). De patiënt zal meer eigen verantwoordelijkheid voor zijn gezondheid moeten nemen en een adequater gebruik van de zorg moeten maken. Hij werkt samen met de arts aan herstel op basis van een behandelplan. De arts heeft het vertrouwen van de samenleving, maar moet dat wel verdienen. Door met de patiënt in gesprek te gaan over gezondheid en gedrag en daar de tijd voor te nemen. Door de zorg te leveren die de professionele standaard voorschrijft. Door zich bewust te zijn van zijn maatschappelijke taak. Door verantwoording af te leggen.

Beiden hebben dus rechten en plichten. Nu heeft de arts veel plichten, de patiënt veel rechten. In de relatie tussen hen moet dus meer evenwicht ontstaan. En vervolgens moet hun optreden in de spreekkamer de grondslag gaan vormen voor hun 'vergoeding', voor hun status en voor hun positie.

In de relatie tussen *zorgprofessional en zorginstelling* moet ook het een en ander veranderen. De verantwoordelijkheid voor het zorgaanbod moet weer bij de professional, dat wil zeggen:

in de spreekkamer, komen te liggen. Zorginstellingen zijn professionele organisaties. Kernbeslissingen (indicatiestelling, innovatie, schaal) moeten zijn gebaseerd op zorginhoudelijke afwegingen. Dit legt wel een zware medeverantwoordelijkheid voor zorg en verzekering bij diezelfde professional.
En die medeverantwoordelijkheid strekt zich ook uit over prijs en volume, ook over de organisatie van de zorg, ook over doelmatigheid. Waar mogelijk werken professionals buiten zorginstellingen in moderne, multidisciplinaire praktijkcentra die zij samen met de patiënt besturen. Zorginstellingen zijn er voor hoogcomplexe zorg die kennis- en kapitaalintensief is. In ziekenhuizen zal tussen Raad van Bestuur en medische staf een in het bedrijfsleven normale verticale sturingsrelatie moeten ontstaan. Pas dan kan de Raad van Bestuur verantwoordelijkheid nemen voor kwaliteit, doelmatigheid, klantgerichtheid en innovatie.

Zorginkoopmarkt
Op de zorginkoopmarkt moet door selectieve zorginkoop en sturen van patiënten ('navigeren') meer concurrentie tussen zorgaanbieders ontstaan. Meer kwaliteit en doelmatigheid vereist marktprikkels. De zorginkoop is een essentieel onderdeel van het mechanisme van de Zorgverzekeringswet. Selectief inkopen gebeurt op basis van transparante criteria voor kwaliteit (in de bovenbedoelde brede zin). Deze criteria zijn de uitkomst van overleg tussen zorgverzekeraar en patiëntenorganisaties. Ook bij selectief inkopen heeft de patiënt een keuzemogelijkheid.
Selectief inkopen staat voor een volstrekt nieuwe vorm van bekostiging: niet meer gebaseerd op de instandhouding (exploitatie) van instellingen, maar op de bevordering van kwaliteit en doelmatigheid. Dit kan grote gevolgen hebben voor zorginstellingen. Zij zijn niet meer verzekerd van hun inkomsten en moeten hun exploitatie baseren op de verkoop (en dus op permanente verhoging van de kwaliteit tegen aanvaardbare kosten).
Selectieve zorginkoop heeft ook voor de zorgverzekeraar gevolgen. Hij zal zijn aandacht moeten verplaatsen van verkoop (van polissen) naar inkoop (van zorgkwaliteit). Dat vereist investeringen in kennis en communicatie. Vormen van verticale integratie van een zorgverzekeraar en een zorgaanbieder (bijvoorbeeld een Health Maintenance Organisation (HMO) of co-investeringen in ICT) hoeft men niet uit de weg te gaan. Maar de vitaliserende spanning tussen aanbieder en inkoper moet wel blijven bestaan. Bovendien: dienstverband van praktiserend artsen bij zorgverzekeraars is niet in overeenstemming met de zo noodzakelijke professionele autonomie.

Zorgverzekeringsmarkt
Op de zorgverzekeringsmarkt moet de zorgverzekeraar kiezen voor een rol als actieve en selectieve zorginkoper van kwaliteit of voor de rol van schade- c.q. restitutieverzekeraar. Voor de zorgsector is een keuzemogelijkheid in dezen voor verzekerden niet slecht, al is het wel zo dat de rol van zorginkoper in ieder geval moet worden gespeeld. Die rol kan men aanduiden als third party, een derde partij naast de rollen van consument en producent. Deze third-partyrol hoeft in de toekomst alleen gespeeld te worden in specifieke situaties: bij de inkoop van complexe en/of schaarse en/of moeilijk te beoordelen medische zorg, waarbij bulkvoordelen (via de verzekeraar) substantieel kunnen zijn.
Naast de third-partyrol en de restitutieverzekering, moet de patiënt kunnen kiezen uit PGB-constructies, die vooralsnog vooral goed werken in de chronisch zieken- en gehandicaptenzorg. Zo kan een directe ruilrelatie tussen zorgvrager en zorgaanbieder ontstaan. En dat is uiteindelijk de beste manier om het aanbod op de vraag af te stemmen.

En verder moet een verzekerde zijn jaarlijkse keuze uit de verzekeraars kunnen maken op basis van openbare informatie over zorginkoopprestaties. Deze informatie is afkomstig van de inspectie (IGZ) en van de Nederlandse Zorgautoriteit (NZa). De verzekeringsmarkt tendeert naar een oligopolie. Dat hoeft geen bezwaar voor de klant op te leveren, het kan selectieve zorginkoop als bovenbedoeld zelfs stimuleren. Zowel op de zorgcontracterings- als op de zorgverleningsmarkt zouden meerjarige overeenkomsten mogelijk moeten zijn. Verzekeraars moeten actiever worden in het bevorderen van gezond gedrag bij hun verzekerden, evengoed als zij gezondheidswinst aan de aanbodzijde zouden moeten belonen. Dit maakt hen, hoewel risicodragend, tot maatschappelijk verantwoorde ondernemers. Hier zit een van de vele spanningsvelden in de zorgsector. Maatschappelijk verantwoord ondernemen in een particuliere verzekering die het risico bij diezelfde ondernemer legt.

Sturing en rol overheid
Dit alles heeft uiteraard gevolgen voor de rol en de taak van de overheid en voor de verhouding tussen markt en overheid. Hierover gaat het volgende.
Wij zien een verschuiving van overheidsregulering naar markt- en zelfordening. Dit brengt risico's met zich mee, introduceert verschillen aan vraag- en aanbodzijde en vereist meer ruimte voor veldpartijen. Bij deze verschuiving zijn de beginselen van *corporate governance* leidend. *Corporate governance* betekent dat de overheid niet intervenieert in het bestuur van zorginstellingen. De correctie van verkeerde beslissingen in een zorginstelling moet de markt leveren. De Raad van Bestuur en de Raad van Toezicht zijn verantwoordelijk voor de prestaties van de instelling. Duidelijk is wel dat zorginstellingen het eigen bestuur en het interne toezicht op wezenlijke punten moeten verbeteren. Zij zullen zich moeten aanpassen aan gewijzigde omstandigheden. Hoe beter instellingen presteren, hoe meer de overheid zich kan terugtrekken. En hoe meer het externe, publiekrechtelijke toezicht kan worden vervangen door intern privaatrechtelijk toezicht.

Het is in zo'n transitiefase (gekenmerkt door onzekerheid, strategisch gedrag, politieke onrust) erg belangrijk dat de overheid (het kabinet) zich duidelijk uitspreekt over zijn taak. Die moet staan als een huis, niet als afgeleide van, maar naast de markt. En de twee, markt en overheid, versterken elkaar. De overheidstaak omvat de onderdelen van het A-segment, opleidingen, ethisch complexe kwesties, bijzondere medische verrichtingen, het aanjagen van innovatie, de acute zorg en het toezicht op markt en kwaliteit (via expliciete wettelijke basisnormen). En verder formuleert de overheid randvoorwaarden en spelregels, maar dan wel zó dat publieke belangen ook door private, soms zelfs commerciële, partijen kunnen en moeten worden geborgd. Dit zal uiteindelijk zelfs de normale situatie in de zorgsector moeten zijn.
Welke concrete gevolgen heeft dit alles nu voor de sturing door de overheid?

Gevolgen voor sturing
- Doorpakken met de marktwerking, dat wil zeggen met de invoering (in cure én care) van de integrale prestatiebekostiging, met de uitbreiding van het B-segment, met de bevordering van selectieve zorginkoop en met een harde benadering van de kwaliteitstransparantie. Leg de risico's waar zij thuishoren: bij zorgaanbieders en zorgverzekeraars.
- Een nieuwe wet die patiëntenrechten als het ware buiten de marktwerking om regelt past niet in deze beleidslijn, wél een stevig centrum voor cliënt en kwaliteit en wettelijk afgedwongen transparantie van kwaliteit.
- Geen 'aparte fusietoets voor de zorgsector', wel een actievere opstelling van de marktmeester (NZa) bij het monitoren van de gevolgen van schaalvergroting. Het mededingingsrecht is leidend en afdoende (Nederlandse Mededingingsautoriteit; NMa).
- De minister legt jaarlijks of tweejaarlijks verantwoording af aan het parlement over 'de staat van het stelsel' (op

basis van een *balanced scorecard* voor de zorgsector).

Samenvattend: in de bestuurlijke verhoudingen, dat wil zeggen in de driehoek patiënt/verzekerde-zorgaanbieder-zorgverzekeraar, maar ook in de relatie markt-overheid zullen fundamentele veranderingen optreden. Deze veranderingen ontstaan als gevolg van een veranderende zorgvraag, nieuwe medische mogelijkheden, de introductie van concurrentie en marktprikkels én de sterke opkomst van het internet in de zorg. De rechtstreekse ruilverhouding consument-producent, bijvoorbeeld met de hulp van een PGB, zal aan belang winnen. Naast een groeiende markt, gaan wij een steviger regisserende overheid zien op onderdelen van de zorgsector. Dat kan alleen werken als het publieke en het private domein goed van elkaar zijn te onderscheiden. Dat betekent: begrenzing van de overheidstaak. Uiteindelijk dwingen deze veranderingen het politiek-bestuurlijk systeem tot een keuze: regulering of marktwerking. Men zal op een van de twee het accent moeten leggen.

1.5 De bekostiging van het zorgaanbod

Er moet een andere bekostiging van het zorgaanbod komen. Geen gegarandeerde instituutsfinanciering op basis van inputcriteria en bestaande infrastructuur en erkenning, maar een andere methode van zorgbekostiging.

Anders bekostigen van zorgaanbod

1 Inkomsten/opbrengsten op basis van prestaties, bij voorkeur te meten als *outcome* voor de volksgezondheid en op basis van zorgresultaat (selectieve zorginkoop!).
2 Integrale kostprijzen, waarin de factoren arbeid en kapitaal volledig en geheel voor eigen risico zijn opgenomen.
3 In principe geen aparte ondersteuningsconstructies voor 'onrendabele lijnen', met uitzondering van enkele bijzondere, landelijke gebieden.

Dit betekent: instandhouding vervangen door maatschappelijke opbrengst én: kwaliteit (lees 'outcome') en bekostiging (prijs) integreren (zie par. 1.2). Voor alle duidelijkheid: dit vraagt om een wezenlijk ander sturingssysteem en om een ander toezicht dan dat wat wij nu hebben!

De uitbreiding van het B-segment, op zichzelf noodzakelijk, is afhankelijk van het 'maatschappelijk resultaat' van de zojuist genoemde stappen. Dit zal dus geleidelijk aan moeten gebeuren en ook geen doel op zich moeten zijn. Belangrijke voorwaarde is een ingrijpende vereenvoudiging van het DBC-systeem. De gevolgen van de cumulatie van risico's aan de aanbodzijde (opbrengsten, kosten, vastgoed, selectieve zorginkoop), eventueel zelfs faillissement, zal de politiek moeten accepteren. En dat vereist een andere omgangsregeling tussen politiek en zorgaanbod.

Diseasemanagement en ketenzorg zijn ook uitdagingen voor de aanbodbekostiging. Het is denkbaar dat de eerstelijnsorganisatie (of daarbinnen de huisarts) de *fundholder* voor de keten wordt en dus de contractpartner voor zorgverzekeraar en gemeente. Aanbieders zullen moeten wennen aan aanbestedingsprocedures, maar ook aan nieuwe, private toezichthouders, bijvoorbeeld kapitaalverschaffers (banken).

Dit alles legt een grote verantwoordelijkheid bij de Raad van Bestuur en de Raad van Toezicht en het stelt zware eisen aan intern beheer en management. Veel zorginstellingen zijn hier nog niet klaar voor, maar dat mag geen reden voor vertraging zijn. Integendeel, alleen een duidelijk signaal (de markt komt!) brengt verandering. De markt, niet de overheid, moet de *countervailing power* zijn in de dagelijkse praktijk. Het kan niet zo zijn dat de achterblijvers het tempo bepalen. Dat is nu het geval en dat moet veranderen.

1.6 Financiering en sturing van volksgezondheid en zorg

De zorg moet in de toekomst uit twee bronnen worden gefinancierd: een door risicodragende zorgverzekeraars uitgevoerde zorgverzekering (Zvw) met ruime mogelijkheden voor de relatie tussen gezondheid en gedrag en een door (bij voorkeur samenwerkende) gemeenten in autonomie uitgevoerd lokaal ondersteuningsarrangement voor maatschappelijke participatie (Wmo).
In dit tweestromenland is geen plaats voor de AWBZ. Zaak is dan wel dat Zvw en Wmo bouwrijp zijn voor de overkomst van een deel van de huidige AWBZ-aanspraken. Doel daarvan is het borgen van de belangen van de AWBZ-klanten: vaak kwetsbare mensen met een ernstige beperking.

De logica van het tweestromenland is dat care en cure in de praktijk allang niet meer zijn te onderscheiden, ze zijn opgegaan in een en hetzelfde aanbod van *integrated care*. Een ander argument is dat alleen de gemeente de maatschappelijke participatie kan bevorderen. Er is nog een derde argument dat tegen de AWBZ als verplichte zorgverzekering pleit: het pakket van de zorgaanspraken in de AWBZ omvat veel wonen en welzijn. Dat kan voor een flink deel voor eigen rekening komen. Zeker in de ouderenzorg zijn private verzekeringsvormen mogelijk en maatschappelijk aanvaardbaar. Maar die zullen pas op de markt komen wanneer de AWBZ is verdwenen.

De Zvw en de Wmo vormen een adequate, complementaire financieringsstructuur: markt en (lokale) overheid. Beide wetten moeten consequent worden uitgevoerd vanuit de gedachte van *governance*, maatschappelijk verantwoord ondernemen (MVO) en decentralisatie van bestuur en beheer richting markt en/of *local community*. Voor de Wmo zou dit zover kunnen gaan dat een eigen belastinggebied ontstaat. Gemeenten heffen hun eigen belasting. Dit ligt in de Nederlandse bestuurlijke verhoudingen erg moeilijk. Toch is het helemaal in lijn met de filosofie van decentralisatie en autonomie.

Een ander punt is het uitgavenmanagement. Dat staat onder druk, door de groei van de zorguitgaven. Als deze onverminderd doorzet, dan zal in de toekomst onze economische groei geheel verdwijnen in de zorgsector. Er is dan geen extra geld meer voor andere collectieve taken, zoals onderwijs of veiligheid. Daarmee komt de risicosolidariteit onder druk te staan als sociale grondslag van de zorgfinanciering. Willen wij deze grondslag behouden, dan is herijking van onze solidariteit nodig. Dat betekent opnieuw kijken naar de balans van individuele en collectieve verantwoordelijkheid. Tot nu toe beschouwen wij de zorguitgaven immers als collectieve lasten. Concreet: op drie punten zijn harde maatregelen onvermijdelijk.

Uitgavenmanagement
1 Een scherper pakketbeheer op basis van expliciete criteria en een zorgvuldig gefaseerde procesgang (assessment; *appraisal*); de collectieve middelen zullen beperkt moeten worden. Het basispakket moet alleen bestaan uit evidence-based medicine (EBM). EBM vereist de inbreng van de relevante patiëntenorganisaties. Er moet een rechtstreeks verband bestaan tussen zorgaanspraken in het basispakket, EBM en richtlijnen, kwaliteitsnormering en -toezicht en, ten slotte, zorginkoop.
2 Aan de zorgconsument zullen hogere eigen betalingen moeten worden gevraagd. Meer in het algemeen: een prijsprikkel aan de vraagzijde is onvermijdelijk.

3 Preventieve maatregelen moeten de gezondheid bevorderen. Meer in het algemeen: de relatie tussen gezondheid en gedrag, mits evidence-based, moet een duidelijker plaats krijgen in de zorgfinanciering. Gezondheid als taak, niet als lot.
4 Bind de uitgavenontwikkeling aan een norm: tweemaal de economische groei. Stuur aan de voorkant, dat wil zeggen: stel vooraf vast wat er moet worden gerealiseerd en wat daarvoor nodig is. Corrigeer niet aan de achterkant (achteraf bezuinigingen opleggen aan veldpartijen).
5 Verleg systematisch de risico's op de zorgverzekerings- en op de zorgcontracteringsmarkt naar aanbieders en verzekeraars. Doelmatigheid volgt risico. Hier is nog veel te winnen.

Dit zijn als het ware de grote beleidsscenario's voor de komende jaren. De houdbaarheid van de zorgverzekering staat of valt met het succes van deze scenario's. In de kern lijken de scenario's op elkaar. Zij gaan eigenlijk alle over gedrag: van de consument en van de producent. Zij gaan meer in het bijzonder over gezondheid. Gedrag en gezondheid hebben met elkaar te maken. En de grote politieke vraag voor de komende jaren is: willen wij een zorgverzekering die gezondheid bevordert en die dus gedrag beïnvloedt? Of willen wij een 'zorgverzekering'? Willen wij een 'beleidsrijk' financieringssysteem dat gedrag beïnvloedt of een technisch en gedragsneutraal uitvoeringsapparaat dat alleen schade dekt? De keuze tussen deze alternatieven zal grote gevolgen hebben voor het optreden van de zorgverzekeraars. Men moet zich realiseren dat in de kern van de zaak het een keuze is tussen een vraaggericht of een aanbodgericht zorgstelsel.

Hier liggen dus fundamentele keuzes op het vlak van publieke en private verantwoordelijkheid. En langs die weg komen wij ook bij een verwante kwestie. Moet de zorgverzekering uitgaan van gelijkheid of van verschil? De zojuist genoemde beleidsscenario's wijzen in feite alle in de richting van verschil.
Dat doet een toekomst vermoeden die er volstrekt anders uitziet dan die van de sociale verzekering. Die gaat nu eenmaal uit van gelijk(berechtigd)heid. Hier doet zich een dilemma aan ons voor. Voor de financiering is solidariteit nodig, voor duurzaamheid verschil. Solidair of solide?
Dit brengt ons bij 'geclausuleerde solidariteit' als de poging de zorgverzekering duurzaam te maken. Geclausuleerde solidariteit wil zeggen dat een zorgverzekering ook iets met gedrag van verzekerden te maken moet hebben. Verzekerd zijn is niet vrijblijvend, het vraagt iets van de verzekerde. Nu nog zijn de publieke belangen, de snelheidsbegrenzers van de zorgverzekering, volledig opgehangen aan de zorgaanbieder en aan de zorgverzekeraar. Nergens is iets te vinden van verplichtingen van gebruikers. Geclausuleerde solidariteit is: op zoek zijn naar een financieringssysteem dat solidariteit en verschil verenigt. Die zoektocht zou wel eens kunnen uitkomen bij een beperkt basispakket voor catastrofale medische zorg en een substantiële aanvullende verzekering op strikt particuliere basis. De aanvullende verzekering dekt dan kosten voor verzorging, persoonlijke dienstverlening, wonen en welzijn. Een combinatie met een spaar- of pensioenarrangement is aantrekkelijk. Van omslag- naar kapitaaldekking.

Er is, het werd al gezegd, nog een vierde scenario voor uitgavenmanagement: het verhogen van de doelmatigheid van de zorg met het doel de kosten omlaag te brengen. Dit kan alleen door meer marktprikkels te introduceren voor aanbieders en verzekeraars. In ieder geval moeten steunmaatregelen voor deze partijen zo snel mogelijk verdwijnen (onder meer in de risicoverevening achteraf, bij de instandhouding van inexploitabel aanbod en bij de financiering van kapitaallasten). Geen steun, meer risico, doelmatigheidswinst, collectieve besparingen. Het budgettair kader zorg (BKZ) kan dan op termijn verdwijnen als macrobudget (met taakstellend karakter).

Nog beter zou zijn: alles inzetten op kwaliteit. Dat gaat heel goed samen met doelmatigheid (zie par. 1.2). Daarmee doe je ook aan uitgavenmanagement. Je koopt er de bereidheid van de belastingbetaler mee om blijvend te investeren in deze groeisector. Hij weet wat hij koopt: kwaliteit, innovatie, veiligheid, tegen een aanvaardbare prijs. Transparantie is hier de beslissende factor. Transparantie van kwaliteit, van maatschappelijke opbrengst en van doelmatigheid. En daar zal de overheid dus een centraal punt van moeten maken. Tegelijkertijd maakt dit van de zorgaanbieder een heel bijzondere ondernemer, namelijk een transparante. Klant en overheid kunnen in zijn black box kijken.

1.7 De maatschappelijke omgeving van de zorg

De zorgsector is een integraal onderdeel van de samenleving en niet meer een eiland met eigen wetmatigheden. De samenleving dringt steeds dieper door in de zorgsector, zelfs tot in de spreekkamer. Verhoudingen in de zorgsector normaliseren. Wij zien dit op een aantal terreinen.

Normalisering verhoudingen in zorgsector

1 De effectiviteit van het medisch handelen is veel meer dan vroeger afhankelijk van voor- en nazorg in de samenleving. Medisch en maatschappelijk raken meer vervlochten, hoewel het om verschillende 'producten' gaat. Een mooi voorbeeld is 'uitstel van ouderschap'. In dat verschijnsel vloeien medische risico's en maatschappelijke voordelen ineen.
2 Het lokaal bestuur is van groot belang voor de maatschappelijke participatie van mensen met een beperking. *Community (based) care* kan alleen van de grond komen door de inzet van gemeenten. Dit vereist wel een 'inclusieve samenleving' en die is er nog lang niet. Een dergelijke samenleving komt er waarschijnlijk alleen door een claimcultuur, dus met de hulp van een juridisch instrument als bijvoorbeeld de Wet gelijke behandeling. Dit is een keuze voor een Angelsaksisch model. Het vereist ook inbedding van de Wmo in een breder sociaal-lokaal vangnet (zorg, wonen, sociale zekerheid arbeid, onderwijs).
3 Wij zien de patiënt steeds meer als burger en dat heeft vroeg of laat gevolgen voor zijn rechten en plichten. Ook hier: normalisering.

Dit heeft enorme gevolgen voor de gang van zaken in de zorgsector. Om er, naast de normalisering van betrekkingen, een te noemen: een lokale aanpak van de ondersteuningsfunctie (Wmo) introduceert verschillen tussen gemeenten, waar vroeger in de zorgsector alles landelijk en uniform was vastgelegd (de logica van de sociale verzekering). Deze verschillen – die wij overigens vanuit een marktlogica ook zullen gaan zien – kenden wij tot nu toe niet in de zorgsector. Zij bestonden wel, maar wij zagen ze niet.

1.8 Wat zijn de gevolgen voor de zorgprofessional?

Als wij de in zes thema's geperste adviezen op ons in laten werken, dan springen vier statements naar voren. Vier statements of eigenlijk vier oplossingen voor problemen in de zorgsector. Met elkaar beschrijven zij de transitie van oud naar nieuw.

De grondtoon: vier statements
1 Kwaliteit (en dus doelmatigheid) boven alles.
2 Integrated care, diseasemanagement en de-institutionalisering (patiënt en professional voorop).
3 Verschillen, geen gelijkheid. Van collectief naar collectiviteit.
4 Een sterke, maar begrensde, overheid, een sterke markt.

1.8.1 KWALITEIT BOVEN ALLES!

Kwaliteit boven alles wil zeggen dat bereikbaarheid en toegankelijkheid van zorg een lagere prioriteit hebben dan kwaliteit. Met kwaliteit komt duurzaamheid, houdbaarheid van de zorguitgaven (collectieve lasten) binnen handbereik. Kwaliteit legitimeert, zeker als die ook zoiets omvat als 'maatschappelijke opbrengst'. Die kwaliteit geeft draagvlak aan investeringen én aan inspanningen van consumenten. Kwaliteit boven alles is ook: loon naar werken, beloning van prestatie en doen wat de samenleving vraagt. Ten slotte: kwaliteit boven alles betekent meer opbrengst voor minder kosten. Opbrengst die je behaalt met de hulp van wetenschap en techniek, dus door innovatie en door besparingen.

1.8.2 INTEGRATED CARE GRAAG!

Het bestaande, geïnstitutionaliseerde zorgaanbod moet op de schop. Het moet de vorm krijgen van patiënt- en ziektegeoriënteerde zorgfuncties. Zorgfuncties vervuld door professionals samen met patiënten. De spreekkamer is hun arena. In die arena bestaat geen onderscheid meer tussen voorzorg, zorg en nazorg (preventie, cure, care). Niet tussen ambulant en klinisch of tussen eerstelijns en tweedelijns. Niet tussen lichamelijk en psychisch. Integrated care betekent: weg met bestaande markeringslijnen in de patiëntenzorg. De zorg volgt de vraag. Dat betekent ook anders sturen: niet op instandhouding van wat je hebt, maar op prestatie en verdienste.

1.8.3 VERSCHIL MOET ER ZIJN!

Minder collectief, meer individueel. Doe een beroep op de eigen verantwoordelijkheid, ook als het om de gezondheid gaat. Kijk naar jezelf, kijk dus anders naar risicosolidariteit en naar zorg. Geef voorrang aan meedoen (actief), niet aan bescherming (passief). Promoveer de zorgvrager tot volwassen en volwaardige speler in het team, met rechten, maar ook met plichten. Verschillen zijn niet het probleem, maar de oplossing. Zorg in de zorgverzekeringen voor meer mogelijkheden voor differentiatie en voor prijsprikkels aan de vraagzijde. Gezondheid is een taak, geen lot.

1.8.4 OVERHEID EN MARKT: SAMEN STERK!

Meer verantwoordelijkheid, dat wil zeggen: meer risico leggen waar het thuishoort en waar het rendeert: in de samenleving, bij de spelers in het veld. Weg met de beschermingsconstructies en met steunverlening. De spelers in het veld borgen in hun onderlinge transacties de publieke belangen. De overheid is terughoudend, maar staat wel naast de markt met een overduidelijke eigen taak. Zij is heel duidelijk over de grenzen van haar taak: over het publiek domein. Die taak verandert door de enorme invloed die krachten van buiten (internet, kennis, ruimte) op de sturing hebben. De overheid moet desondanks in spannende tijden van transitie en dynamiek doorzettingsmacht hebben, moet knopen kunnen doorhakken.

Wat betekent dit alles nu voor de zorgprofessional?
1 Hij moet zichtbare kwaliteit leveren. Dat betekent twee dingen: werken volgens de professionele standaard (dus: evidence-based) én werken volgens afspraak. Primair is de afspraak met de patiënt, secundair de afspraak met de samenleving. Hij moet 'leveren' en wel zorgresultaat en gezondheidswinst. Daar komt bij dat hij zich moet kunnen verantwoorden, hij moet zijn resultaten zichtbaar kunnen maken. Kwam hij vroeger weg met een 'inspanningsver-

plichting', nu eist zijn omgeving een resultaatverplichting, met aan de horizon het 'no cure no pay'.

2   Hij moet weer professional worden in plaats van werknemer, functionaris, medewerker. Hij moet zijn vak opnieuw uitvinden, definiëren en het buiten de zorginstelling brengen in een zorgpraktijk nieuwe stijl. Je start met de zorgrelatie, een-op-een, en vraagt: Wat heb je nodig om je werk te kunnen doen? Steeds vaker is dat niet meer de klassieke zorginstelling. Sterker nog, die is nogal eens een bureaucratische sta-in-de-weg voor de professional. De zorginstelling heeft nog een probleem. Zij past niet meer op moderne opvattingen over integrale zorg en die over continuïteit van zorg. Ketenzorg en diseasemanagement zijn in feite alternatieven voor de instelling. Deze 'gede-institutionaliseerde' zorgprofessional moet wel over een aantal nieuwe competenties beschikken: financiën, ICT, wet- en regelgeving.

3   De zorgprofessional van de toekomst moet in gesprek met de patiënt: over gezondheid, over gedrag, over goed patiëntschap. Hij zal dit gesprek moeten kunnen en willen voeren en dient dus over communicatieve vaardigheden te beschikken. Dit gesprek vraagt ook om een nieuwe balans tussen professionaliteit en vraagsturing.

4   De zorgprofessional moet de bescherming van de overheid durven los te laten. Hij moet weer ondernemend worden, innovatief zijn, klantgericht en transparant. Hij moet bereid zijn de prestatie te leveren die samenleving en patiënt vragen. Hij zal ruimte en risico moeten opzoeken. Hij zal weer zelf besluiten moeten nemen over indicatiestelling, behandeling, zorg. En hij zal dat samen met de patiënt moeten doen. Steeds vaker zal hij daarbij de complexiteit van de zorgsector te lijf moeten gaan. Hij zal die complexiteit moeten omzetten in effectieve zorgtrajecten voor de patiënt. Dat vereist grote vaardigheden in het managen van de complexe werkelijkheid van de zorgsector.

Dit is de agenda van de zorgprofessional van de (nabije!) toekomst. Het is ook zijn competentieprofiel. En dat overziende, moet de conclusie zijn: de in dit hoofdstuk geschetste zorgsector van de toekomst vraagt om andere beroepen. Met meer van hetzelfde kunnen wij de uitdaging niet aangaan.

De vier statements van de RVZ vormen met elkaar de veranderagenda voor de zorgsector na 2009

Bijlage Gebruikte adviezen RVZ periode 2003-2009

Sig 03/01	Exploderende zorguitgaven
03/05	Van patiënt tot klant
03/08	Marktconcentraties in de ziekenhuiszorg
03/14	Acute zorg
04/01	De Staat van het Stelsel
04/08	Gepaste zorg
05/01	Briefadvies Wet Maatschappelijke Ondersteuning
05/04	Van weten naar doen
05/06	Medische diagnose: kiezen voor deskundigheid
05/15	Mensen met een beperking in Nederland: de AWBZ in perspectief
06/01	Briefadvies Houdbare solidariteit in de gezondheidszorg
06/02	Management van vastgoed in de zorgsector
06/06	Zinnige en duurzame zorg
06/08	Arbeidsmarkt en zorgvraag
06/10	Publieke gezondheid
06/12	De patiënt beter aan zet met een Zorgconsumentenwet?
Sig 07/01	Uitstel van ouderschap: medisch of maatschappelijk probleem?
Sig 07/02	Goed patiëntschap
07/01	Briefadvies De strategische beleidsagenda zorg 2007-2010
07/02	Vertrouwen in de arts
07/04	Rechtvaardige en duurzame zorg
08/01	Beter zonder AWBZ?
08/03	Screening en de rol van de overheid
08/05	Zorginkoop
08/08	Schaal en zorg

De ontwerper van een zorgtraject

Marlou de Kuiper

2.1 Inleiding

Zoals in het vorige hoofdstuk uiteengezet is, hebben de demografische en maatschappelijke ontwikkelingen de zorg- en welzijnssector geconfronteerd met steeds ingewikkelder vraagstukken. De omvang en complexiteit van de vraag nemen sterk toe en de middelen kunnen dat niet meer bijhouden.
Problemen als comorbiditeit bij chronische aandoeningen en afgenomen sociale cohesie zorgen ervoor dat cliënten niet alleen met veel hulpverleners in contact komen, maar ook geconfronteerd worden met veel verschillende instanties, wetten, regels en voorzieningen. Dit creëert voor cliënten die toch al geconfronteerd worden met beperkingen en verminderde energie vaak een situatie waarbij de aandoening de plaats inneemt van het werk dat zij zouden kunnen of willen doen als ze er tijd en energie voor hadden.

Inclusie, het zo veel mogelijk kunnen deelnemen aan de maatschappij, is niet alleen een speerpunt in het gezondheidsbeleid; het is ook een belangrijke vraag van cliënten en voor veel hulpverleners de doelstelling die hun werk betekenis geeft.
Inclusie kan alleen gerealiseerd worden als de verschillende hulpverleners van de verschillende instanties goed samenwerken en ervoor zorgen dat hun bestaan niet juist een belemmering vormt voor inclusie. Daarbij dienen de zorgtrajecten die cliënten afleggen zo flexibel mogelijk te zijn, zodat zij aansluiten bij de vraag van de cliënt. Bovendien moet het zorgtraject financieel haalbaar zijn en zo duurzaam ontworpen worden dat de zorgtrajecten efficiënter en effectiever worden.

Een zorgtraject is het traject dat de cliënt aflegt om de zorg te krijgen die hij nodig heeft. Zo is het zorgtraject voor iemand die een nieuwe heup nodig heeft vrij eenvoudig voor te stellen: de cliënt heeft pijn, hij gaat naar de huisarts die hem doorverwijst naar de specialist, de specialist bespreekt het probleem met de cliënt en stelt voor te opereren, de cliënt wordt op de wachtlijst gezet en na enige tijd opgeroepen om naar het ziekenhuis te komen, daar wordt hij geopereerd en na vijf dagen herstel en het begin van de revalidatie gaat hij naar huis met een verwijzing voor begeleiding van de fysiotherapeut.
Echter, dit zorgtraject is nog niet volledig; de cliënt krijgt te maken met de wetten en regels die de vergoeding van de kosten regelen, met de instanties die zorgen dat hij hulp krijgt thuis enzovoort. Het gaat om een zeer complex geheel van instellingen, diensten, procedures en wat dies meer zij, die een geheel moeten vormen in dienst van de cliënt en waarvoor de cliënt zeer ver ontwikkelde managementvaardigheden nodig heeft om te zorgen dat alles in elkaar grijpt. Dat de cliënt die vaardigheden niet altijd heeft en dat de cliënt vooral de energie niet heeft om dat te doen is duidelijk, de verantwoordelijkheid voor goede voorzieningen komt daardoor bij de hulpverleners te liggen. Die hulpverleners

zijn meestal uitgerust met klinische competenties die hen onvoldoende voorbereiden op de beïnvloeding van de omgeving van de dienst die zij leveren.

Het ontwerp of de verbetering van een zorgtraject moet aansluiten bij de herzieningen van het zorgstelsel. De overheid hanteert een aantal criteria waaraan (toekomstige) voorzieningen moeten voldoen:
1 vraagsturing;
2 multidisciplinaire samenwerking;
3 efficiëntie en transparantie;
4 objectiviteit en evidence-based practice.

Deze criteria worden hierna uitgewerkt en vormen de structuur van dit hoofdstuk waarin, afgeleid van deze criteria, de competenties van de zorgtrajectontwerper worden beschreven.

2.2 Vraagsturing

Volgens Hans Blaauwbroek is *vraagsturing* een begrip dat de laatste jaren in steeds meer sectoren van de collectieve dienstverlening wordt gebruikt. Zo bestaat in de gezondheidszorg het persoonsgebonden budget waarmee klanten kunnen sturen. In de sociale zekerheid kennen we het persoonsgebonden re-integratiebudget en het 'rugzakje'.
Het begrip vraagsturing komt voort uit de vrijemarkttheorie: de klant stuurt met zijn vraag en geld het aanbod en de aanbieder. Deze levert producten van goede kwaliteit, tegen een juiste prijs. Is dit niet het geval, dan gaat de klant naar een andere aanbieder.

Een belangrijke vraag bij vraagsturing in de collectieve dienstverlening is: wie is de klant? Is dit degene die de diensten afneemt, of degene die de diensten betaalt en bepaalt? De klant is de eindgebruiker van een dienst of product. Deze klant moet beschikken over middelen om te sturen. Dan is er sprake van vraagsturing.

Definitie
Er is sprake van vraagsturing als:
De klant beschikt over middelen om te krijgen wat hij nodig heeft om zijn doel te realiseren. De klant voert de regie.

De middelen die een klant nodig heeft om te sturen zijn: koopkracht, een rechtspositie, informatie, sociale vaardigheden en keuzemogelijkheden.
Het doel dat de klant wil realiseren is persoonsgericht. De diensten die een klant hiervoor nodig heeft zijn een middel om het doel te realiseren. De diensten zijn meestal geen doel op zich.

Tegenover het begrip vraagsturing staat het begrip aanbodsturing.

Definitie
Er is sprake van aanbodsturing als:
De aanbieder van diensten de voorwaarden stelt waaronder een dienst of product wordt verleend en de klant hierop geen invloed kan uitoefenen.

Het is een wijdverbreid misverstand, maar vraagsturing is niet: u vraagt en wij draaien! Vraagsturing betekent: samenwerken aan goede dienstverlening.

Bij vraagsturing is de relatie tussen vrager en aanbieder gebaseerd op wederkerigheid, gelijkwaardigheid en wederzijds respect.
- Wederkerigheid wil zeggen dat beide partijen een meerwaarde in de relatie vinden. De klant kan door afname van een dienst zijn doelstellingen realiseren. De dienstverlener kan bijvoorbeeld zijn professionaliteit en kennis inbrengen. Bij vraagsturing draait het om het zorgvuldig evenwicht tussen deze beide belangen.
- Evenwicht vereist een gelijkwaardige relatie tussen vrager en aanbieder. Een gelijkwaardige relatie wil zeggen dat beide par-

Tabel 2.1 Verschillen tussen vraag- en aanbodsturing.

vraagsturing	aanbodsturing
Hoe zorg ik dat ik mijn leven leid zoals ik het wil?	Waar hoort deze zorgvrager thuis in het systeem?
De hulpverlener/dienstverlener past zich aan bij de doelstelling van de klant	De vrager past zich aan.
Er wordt geïntegreerde dienstverlening geleverd	Gefragmenteerde dienstverlening
Succescriterium: leveren de diensten de nodige bijdrage aan mijn leven?	Succescriterium: is de dienstverlener tevreden?

tijen de mogelijkheid hebben om nee te zeggen tegen een bepaalde dienst. Vaak verkeert de klant echter in een afhankelijke positie. Afnemers van gezondheidszorg zijn meestal ziek of gewond. Dit ondermijnt een gelijkwaardige relatie met de hulpverlener. Om de gelijkwaardigheid te herstellen zijn patiëntenrechten ingevoerd, zoals de Wet op de geneeskundige behandelingsovereenkomst. Hierin zijn rechten en plichten van patiënten en hulpverleners vastgelegd.
- Gelijkwaardigheid vereist wederzijds respect voor elkaars normen, waarden en doelstellingen. Een cliënt moet begrip hebben voor de professionele waarden en normen van een dienstverlener. De dienstverlener moet respect tonen voor de doelstellingen van een cliënt en proberen zijn deskundigheid hiervoor in te zetten.

Voorwaarden voor vraagsturing
Er zijn vier voorwaarden om vraagsturing in de collectieve dienstverlening te doen functioneren.

1 Sterke klanten
Vraagsturing vereist sterke klanten. Dit betekent dat de klant:
- onafhankelijk is, bijvoorbeeld door een goede rechtspositie;
- koopkrachtig is, bijvoorbeeld door inzet van een persoonsgebonden budget;
- weet wat hij wil;
- keuzemogelijkheden heeft.

2 Divers aanbod
Vraagsturing vereist:
- meerdere aanbieders van diensten en producten in dezelfde plaats of regio;
- diversiteit in het aanbod van diensten en producten;
- flexibiliteit in de uitvoering.

3 Transparantie van vraag en aanbod
Vraagsturing werkt alleen wanneer de vraag naar en het aanbod van diensten en producten bekend zijn. Dit betekent dat:
- de aanbieder inzicht heeft in de wensen en behoeften van de klant. Ken uw klant!
- de klant inzicht heeft in:
  - het aanbod en de inhoud van diensten en producten;
  - de prijs;
  - de kwaliteit;
  - de beschikbaarheid.

4 Marktregulering
De markt van collectieve diensten is geen open, evenwichtige markt. De vragers van diensten zitten meestal in een afhankelijke positie. Dit betekent dat verschillende maatregelen noodzakelijk zijn om vraagsturing nuttig en effectief te gebruiken. Dit vraagt van de overheid een actieve rol ten aanzien van:
- het bevorderen van transparantie van vraag en aanbod;
- het opzetten van steunstructuren voor klanten (bijvoorbeeld zorgconsulenten of ouderenconsulenten);
- het ondersteunen van cliëntenorganisaties;
- consumentenrecht;

– het bewaken van eerlijke concurrentie.

Vraagsturing is dan ook een zeer complex geheel van voorwaarden waarbij cliënt en hulpverlener rollen vervullen die op dit moment nog geen gemeengoed zijn, de nieuwe rollen zijn geen onderdeel van de cultuur en moeten verworven worden. Rolverwerving is altijd een zaak van aanpassing van het zelfbeeld (Hamric et al., 2000) en die vindt vooral plaats via socialisatie. Met andere woorden: er moet een bepaald aantal mensen zijn, de zogenoemde 'kritische masssa' die de nieuwe rol verworven heeft voordat grotere groepen mensen de nieuwe rollen zullen gaan aannemen. De zorgtrajectontwerper die een heel nieuw beroep en functies bekleedt kan hierin het voortouw nemen.

2.3 Multidisciplinaire samenwerking

Zorgtrajecten worden afgelegd door verschillende instanties: instellingen voor gezondheidszorg, gemeente, bureau voor werk en inkomen enzovoort. Voor het ontwerp van een zorgtraject moet dan ook vooral gezocht worden naar optimale samenwerking tussen alle betrokkenen. Bij optimale samenwerking wordt gebruik gemaakt van de verschillende deskundigheden die gelijkwaardige bijdragen leveren aan het slagen van de samenwerking, zodat de doelstellingen behaald kunnen worden. Een vereiste voor goed samenwerken is persoonlijke effectiviteit of persoonlijk leiderschap.

Volgens Covey (2004) is persoonlijk leiderschap samen te vatten in een aantal kenmerken die ontwikkeld worden als een soort drietrapsraket (zie figuur 2.1).
De eerste trap bestaat uit drie eigenschappen die gericht zijn op persoonlijke en individuele ontwikkeling. Ze zorgen ervoor dat je je als persoon onafhankelijk leert op te stellen. De drie daaropvolgende eigenschappen gaan over effectief samenwerken en vormen de tweede trap. De zevende eigenschap gaat over het ontwikkelen en onderhouden van de overige zes eigenschappen. Deze eigenschap vormt de derde trap, samen met de achtste eigenschap: het vermogen van mensen om volgens hun volledige potentie te leven en om anderen te inspireren om hetzelfde te doen.
Mensen die onafhankelijk zijn, kiezen hun eigen doel. Onafhankelijke mensen handelen vanuit hun eigen kern en laten zich niet zozeer beïnvloeden door wat anderen doen. Zij nemen het initiatief, koersen doelbewust op eigen doelen af en stellen prioriteiten. Onafhankelijke mensen houden zaken bij zichzelf en geven geen andere factoren de schuld. Volgens Covey bepaalt men het leven hoofdzakelijk zelf en wordt het niet zozeer bepaald door genetische ('het zit in mijn genen'), psychologische ('het komt door mijn opvoeding') of sociale factoren ('het is de schuld van de anderen'). Het bereiken van onafhankelijkheid omschrijft Covey als een 'overwinning op jezelf'. Welke eigenschappen moeten ontwikkeld worden om succesvol onafhankelijk te zijn?

Eigenschap 1. Wees proactief
'Ik ben de kracht.' Proactief zijn is meer dan initiatief nemen. Proactieve mensen nemen initiatief om gebeurtenissen te beïnvloeden waarop ze invloed kunnen hebben. Veel mensen wachten of schuiven hun verantwoordelijkheid af op externe gebeurtenissen of op anderen. Proactieve mensen richten zich vooral op hun eigen gedrag en hun eigen gedachten. Essentieel is hierbij de beïnvloedbaarheid van dingen. Covey spreekt van een cirkel van betrokkenheid en een cirkel van invloed (zie figuur 2.2). In de buitenste cirkel bevinden zich dingen die we niet kunnen beïnvloeden, zoals 'de wereld', onze opvoeding, onze afkomst en het verleden.
Over dingen die we niet kunnen beïnvloeden, moeten we ons volgens Covey niet druk maken. We moeten ons alleen richten op de binnenste cirkel: proactieve mensen richten hun aandacht vooral op datgene wat zij wél kunnen beïnvloeden. Minstens even belangrijk daarbij is dat we geen invloed kunnen uitoefenen op alles wat ons gebeurt. Maar we kun-

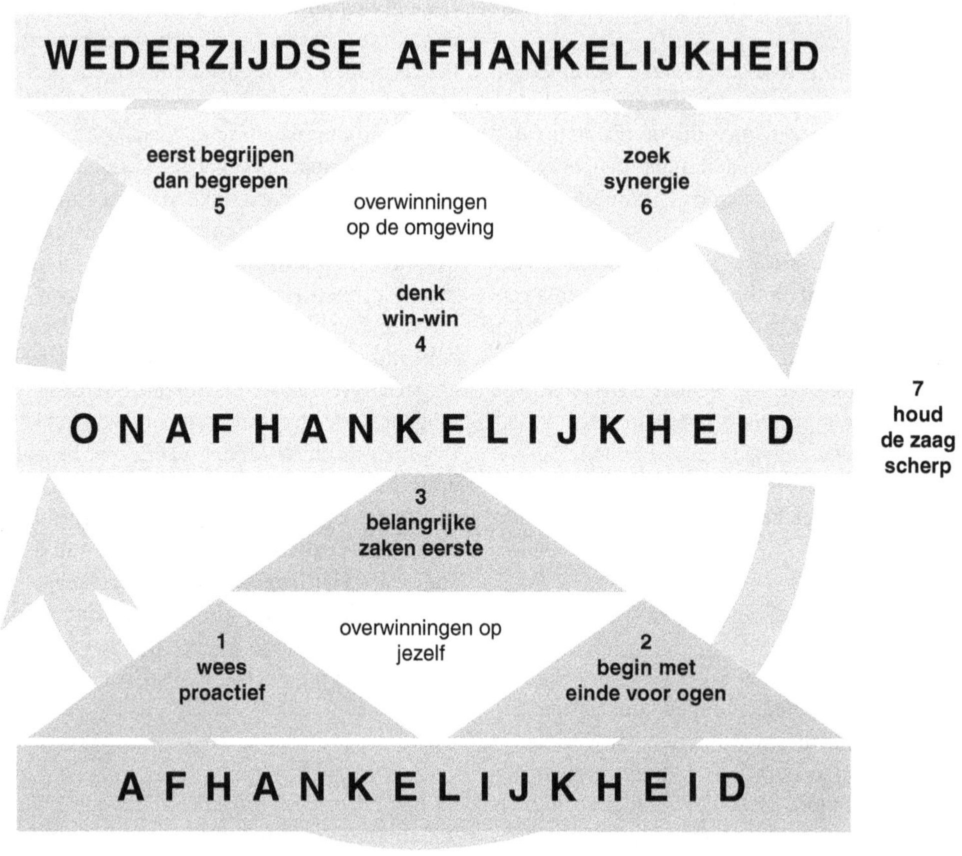

WEDERZIJDSE AFHANKELIJKHEID
eerst begrijpen dan begrepen 5
zoek synergie 6
overwinningen op de omgeving
denk win-win 4
ONAFHANKELIJKHEID
7 houd de zaag scherp
3 belangrijke zaken eerste
overwinningen op jezelf
1 wees proactief
2 begin met einde voor ogen
AFHANKELIJKHEID

Figuur 2.1 *De zeven eigenschappen van succesvolle mensen.*

cirkel van betrokkenheid
onszelf
standpunten
cirkel van invloed
keuze van reactie
STIMULUS RESPONS
fouten uit het verleden
beledigingen
ouders, opvoeding

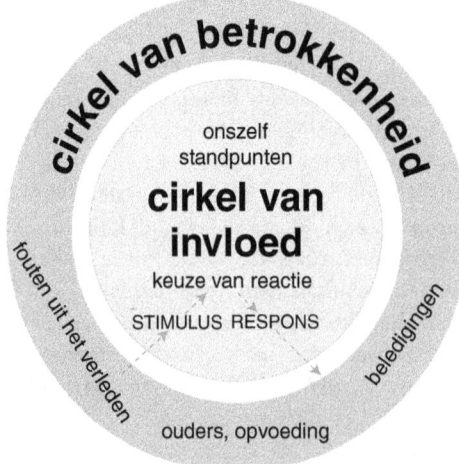

Figuur 2.2 *Cirkel van betrokkenheid.*

nen wel zelf bepalen hoe we reageren op dingen die ons gebeuren. Proactieve mensen realiseren zich dat ze zelf hun reactie kunnen kiezen op de dingen waarmee ze worden geconfronteerd. Tussen 'stimulus' en 'respons' zit altijd een ruimte waarin we zelf onze respons kunnen bepalen.

Eigenschap 2. Begin met het eind in gedachten
'Bepaal je eigen lot, of iemand anders doet het voor je.' Hoe richt je je leven, je team of je organisatie in? Leef je van dag tot dag of stel je duidelijke doelen en bepaal je je eigen toekomst? Effectieve mensen en teams werken van 'achter naar voren'. Zij hebben principes en een visie over wat zij willen bereiken. Zo bepalen zij hun eigen toekomst. 'Om de consequenties van onze keuzes in goede banen te leiden, moeten wij voortdurend gebruik maken van principes zoals rechtvaardigheid, vriendelijkheid, respect, eerlijkheid of integriteit,' aldus Covey. Dergelijke principes zijn universeel, dat wil zeggen: ze overstijgen tijd, plaats en cultuur. Zonder principes zijn mensen gedesoriënteerd. Met principes beschikken mensen over een kompasfunctie en weten zij waar 'het noorden' is. De boodschap luidt: denk na over de vraag waar je heen wilt. Ontwikkel een helder beeld van je bestemming. Covey stelt hiertoe de vraag: 'Wat zou je willen dat men tijdens je grafrede over je zegt?'

Eigenschap 3. Belangrijke zaken eerst
'Stel prioriteiten.' De wereld lijkt steeds drukker te worden. Alles moet meteen en gaat 24 uur per dag door. Om toch effectief te zijn, is het volgens Covey van het grootste belang om prioriteiten te stellen. Laat de belangrijkste dingen niet de dupe worden van allerlei urgente, maar onbelangrijke dingen. Deze eigenschap wortelt in het principe van integriteit en heeft betrekking op het doelgericht kunnen handelen. Effectieve mensen besteden hun tijd vooral aan zaken die belangrijk zijn. Ze laten zich niet leiden door de waan van de dag, maar plannen zelf hun leven.

Het is op dit punt dat de tweede trap van de raket in werking treedt: het leren van het besef van wederzijdse afhankelijkheid. Om op zinvolle wijze met anderen samen te werken, is wederom een overwinning nodig; nu niet op jezelf, maar op je omgeving. Deze overwinning is de resultante van wederom een drietal eigenschappen, die hierna worden besproken.

Eigenschap 4. Denk in termen van winnen-winnen
Om effectief te kunnen samenwerken, moet men niet denken in termen van concurrentie ('winnen-verliezen'), maar in termen van winnen-winnen. Aan de basis van deze vierde eigenschap staat volgens Covey het denken in termen van overvloed. Veel mensen denken in termen van schaarste; ze hebben weinig zelfvertrouwen en denken dat er niet genoeg voor hen zal zijn. Zij denken dat de ander moet verliezen, zodat zij kunnen winnen. Covey stelt hier tegenover dat van de mooiste dingen in het leven – zoals liefde, aandacht en geluk – genoeg is voor iedereen. Wees niet bang om andere mensen evenveel te gunnen als jezelf. Dit geldt ook in het zakelijke verkeer.

Eigenschap 5. Eerst begrijpen, dan begrepen worden
Wederzijds begrip, daar gaat het om. Pas als we echt luisteren, zullen we anderen begrijpen. Een mens heeft niet voor niets twee oren en één mond: daarmee kan hij twee keer zoveel luisteren als spreken. Volgens Covey komen bijna alle problemen voort uit gebrekkige communicatie. En dan vooral uit ons onvermogen om echt, met inlevingsvermogen te luisteren naar de ander, zonder dat we meteen zelf willen reageren. De mogelijkheid om zelf te spreken en begrepen te worden, komt vervolgens vanzelf. Veel leiders zijn echter niet in staat om te luisteren: 'Ze zijn te vol van zichzelf en luisteren niet. Ze moeten meer tijd besteden aan het luisteren en aan het toelichten van de achtergronden van hun acties.' Indien we elkaar werkelijk begrijpen, zullen we creatiever worden in het oplossen van gezamenlijke problemen.

Eigenschap 6. Synergie
Synergie is het vanuit creatieve samenwerking kiezen voor de derde weg: niet mijn of jouw manier, maar een derde en betere manier. Het gaat om het respecteren en waarderen van verschillen. Om de intentie om onderlinge verschillen te overwinnen door het zoeken naar oplossingen die recht doen aan ieders wensen. Een synergetisch team is een team waarin mensen elkaar aanvullen en waarin het geheel meer is dan de som der delen.

Onafhankelijkheid en wederzijdse afhankelijkheid worden gecompleteerd door de derde rakettrap: blijven leren en verbeteren en het vermogen om mensen te inspireren en om anderen tot het vinden van hun inspiratiebronnen aan te zetten.

Eigenschap 7. Houd de zaag scherp – continue verbetering
Deze eigenschap gaat over de continue vernieuwing met betrekking tot de vier dimensies van ons leven: fysiek, mentaal, emotioneel en spiritueel. Deze eigenschap is de 'laatste' van de zeven eigenschappen die lange tijd door Covey werden gepropageerd.

Eigenschap 8. Leef vanuit je kracht en leer anderen inspireren
Leef vanuit je volledige potentie en inspireer anderen om hetzelfde te doen. Dit vermogen heeft Covey (2005) uitvoerig beschreven in zijn onlangs verschenen boek *De 8ste eigenschap*.
De kritiek op Covey is dat zijn mensbeeld te optimistisch is. Hij veronderstelt dat een mens rationeel is maar in feite zijn de meeste mensen dat niet, zeker als zij zich afhankelijk van anderen voelen. Zijn ideeën moeten dan ook gezien worden als model dat kans van slagen heeft op de langere termijn, juist doordat zijn boeken zoveel verkocht worden. Het succes van het model heeft een taal gecreëerd waardoor mensen elkaar kunnen steunen bij het bereiken van doelen, het omgaan met conflicten en het zoeken van evenwicht tussen persoonlijke en professionele relaties.

Deze eigenschappen kunnen ervoor zorgen dat zorgtrajecten werkelijk aansluiten bij de noden van cliënten. Om ervoor te zorgen dat zorgtrajecten niet voortdurend aangepast moeten worden, moeten zij zo ontworpen worden dat ze duurzaam zijn (evidence-based) en zo goed mogelijk gebruik maken van de financiële en andere middelen (objectiviteit, efficiëntie en transparantie).

2.4 Efficiëntie en transparantie

De betaalbaarheid van zorgvoorzieningen krijgt steeds meer aandacht. Een van de belangrijkste manieren om het aanbod betaalbaar te houden is de efficiëntie van zorgprocessen te verbeteren. In dit kader horen ook allerlei innovatietrajecten, waarbij hele processen opnieuw vanuit de cliëntbehoefte worden vormgegeven. Dit soort verbeter- en innovatieslagen vergt een bedrijfskundige benadering. In die benadering is transparantie van de betreffende processen onontbeerlijk: doelstellingen, processtappen, bevoegdheden van de betrokken disciplines en dergelijke dienen ondubbelzinnig te worden afgesproken en vastgelegd. Transparantie biedt betrokkenen inzicht in de werkelijke gang van zaken en is op die manier weer voorwaarde voor verdere verbeteringen en innovaties. Transparantie biedt bovendien zicht op de (on)mogelijkheden om de processen van verschillende disciplines in het belang van de cliënt beter op elkaar aan te laten sluiten. De kennis en vaardigheden die hiervoor nodig zijn worden in de hoofdstukken 6 t/m 10 van dit boek beschreven.

2.5 Objectiviteit en evidence-based practice

Het ontwerpen of verbeteren van een zorgtraject betekent meestal dat er sprake is van een complexe interventie die invloed heeft op een complex sociaal systeem. Het effect van de interventie zal sterk afhangen van de context en de implementatie en dan zal het niet een-

voudig zijn om te achterhalen waarom de interventie gewerkt heeft of gefaald.
Pawson et al. (2005) doen een voorstel voor een methode om complexe beleidsinterventies te evalueren, waarbij het ontwerp zo beschreven is dat het alle elementen die noodzakelijk zijn voor evaluatie in zich heeft.

Om erachter te komen wat het was dat effect had, moeten causale verbanden gelegd kunnen worden. Een deel van het probleem is dat verbeteringen en vernieuwingen zeer complex zijn, omdat zij plaatsvinden in complexe omgevingen. Het effect van de interventie is afhankelijk van de context en het implementatieproces. Het ontwerp van de verbetering of vernieuwing moet dus zo zijn gemaakt dat het maximale kansen biedt om erachter te komen wat de causale verbanden zijn. Pawson stelt daarom de volgende ontwerpprocescriteria voor.

Stap 1: Duidelijkheid over het bereik/de omvang van de interventie
a Identificeer de vraag, de aard en inhoud van de interventie, de omstandigheden of context voor de toepassing en de beleidsplannen of doelen.
b Verfijn het doel van de vraag en ga na of er voldoende theoretische integriteit is: heeft de interventie het voorspelde effect? Theoretische toewijzing: welke theorie past het best? Vergelijking: hoe werkt de interventie onder verschillende omstandigheden? Voor verschillende groepen? Realiteitstest: hoe worden de beleidsplannen vertaald naar de praktijk?
c Beschrijf de theorieën die onderzocht worden. Maak een lijst met relevante programmatheorieën. Categoriseer of synthetiseer de theorieën en ontwerp een evaluatief raamwerk dat op de theorie gebaseerd is, zodat het gevuld kan worden met evidence.

Stap 2: Zoek evidence
Doorzoek de literatuur, zoek sleuteltheorieën, verfijn de inclusiecriteria, test een bepaald onderdeel van deze theorieën, zodat nieuwe hypothesen onderzocht kunnen worden en doe het laatste literatuuronderzoek.

Stap 3: Evalueer primaire studies en verzamel gegevens
Zorg voor oordeelkundig aanvullen van kritische checks, overweeg de mate waarin het doel past bij de middelen. Wordt in de literatuur de relevante theorie toegepast? Ondersteunt de literatuur de conclusies? Haal de voorspellende data eruit en de manier waarop de data geordend zijn, zodat ze dienen als raamwerk. Vul het evaluatieve raamwerk met evidence.

Stap 4: Synthese van evidence en conclusies
Zorg voor synthese van de data om de theorie te kunnen verfijnen: om erachter te komen wat werkt, voor wie en onder welke omstandigheden. Het doel moet de synthese sturen. Gebruik tegensprekende evidence om inzicht te verwerven over de invloed van de context. Presenteer de conclusies als een serie in de vorm: 'als A dan B', of: 'in het geval van C zal D niet werken' enzovoort.

Stap 5: Verspreid, implementeer en evalueer
Beschrijf en test de aanbevelingen en conclusies voor de stakeholders met speciale aandacht voor de mogelijkheden die de huidige beleidsplannen bieden om zaken aan te pakken. Betrek hulpverleners en beleidsmakers bij het implementeren van de aanbevelingen. Evalueer in termen van de reikwijdte van aanpassingen aan de interventie in het licht van de context. Dezelfde interventie kan in de ene setting uitgebreid worden, in de andere aangepast en in de derde helemaal niet toegepast worden.

Deze criteria zorgen voor duurzaamheid van implementatie en bieden vooral de mogelijkheid om op langere termijn steeds te blijven leren van kennis en besluiten die genomen zijn.

Een aspect van het ontwerp van zorgtrajecten wordt in bovenstaand stappenplan niet specifiek genoemd en dat is de mate waarin de interventie cultureel gevoelig is, dat wil zeggen: toepasbaar is voor mensen vanuit verschillende culturen.

Culturele sensitiviteit

Inschatten van de zorg die iemand nodig heeft is vooral besluitvorming gebaseerd op normen en waarden: wat is goede zorg, waar moet iemand zelf voor zorgen en wat wil de gemeenschap doen? Wat kan en wat moet?
De normen en waarden van elke cultuur bepalen dan ook de normen voor goede zorg. In een multiculturele samenleving zullen er veel verschillende opvattingen over zorg zijn en voor de zorgtrajectontwerper betekent dit dat hij/zij vooral culturele sensitiviteit moet ontwikkelen om vanuit verschillende culturele perspectieven besluiten te kunnen nemen. Vanuit culturele sensitiviteit kan men ook leren communiceren met mensen van verschillende achtergronden, waardoor de communicatie effectiever zal zijn.
In verschillende culturele settings worden gezondheidsproblemen anders gepresenteerd en wordt er ook een andere betekenis aan gegeven, waardoor een gezondheidsprobleem dat als ernstig gezien wordt in de ene cultuur (duizeligheid) in de andere cultuur gezien wordt als uiting van te veel hooi op zijn vork nemen (stress). Dit geeft verschillen in de manier waarop mensen daarmee om willen gaan en in de voorzieningen die nodig kunnen zijn om hen te ondersteunen.

Er zijn veel definities van cultuur die allemaal geldig zijn; samengevat kan geconcludeerd worden dat de culturele achtergrond een beïnvloedende factor is voor veel aspecten van het leven. Het gaat er niet om te achterhalen hoe men zou moeten denken binnen een bepaalde cultuur, maar wel wat het verschil is tussen hoe men zou moeten denken en hoe men in werkelijkheid denkt (voorbeelden: homoseksualiteit bestaat bij ons niet, meisjes moeten besneden worden, de dokter bepaalt wanneer ik het ziekenhuis mag verlaten). Het verschil veroorzaakt niet alleen spanning, maar zorgt er ook voor dat mensen moeten omgaan met problemen waarvoor zij geen rolvoorbeeld hebben en geen regels vanuit de cultuur en dat maakt hen minder zelfredzaam.

De cultuur waarin we opgroeien leert ons hoe we naar de veranderingen die zich in ons lichaam voordoen, kunnen kijken. In het algemeen kan gesteld worden dat er op vier gebieden verschillen worden gevonden (Helman, 2001):
– ideeën over de optimale vorm en grootte van het lichaam inclusief de kleren en sieraden/versierselen (een voorbeeld hiervan zijn de broodmagere fotomodellen in de westerse cultuur);
– ideeën over de persoonlijke grenzen, elke cultuur heeft zeer precieze virtuele grenzen voor de nabijheid tussen twee mensen en daarnaast zijn er vele symbolische grenzen die cultureel zijn vastgelegd (een bureau tussen hulpverlener en patiënt);
– ideeën over de innerlijke structuur van het lichaam. Men vergelijkt deze structuur met wat men kent; zo zal een agrarisch volk de innerlijke structuur van het lichaam vergelijken met dat van de dieren op de boerderij, een technologische maatschappij zal het lichaam eerder vergelijken met computers en auto's;
– het functioneren van het lichaam. In alle culturen wordt het functioneren van het lichaam uitgedrukt in termen van balans, zoals de balans tussen het innerlijke lichaam en daarbuiten. Die balans kan beïnvloed worden door eten en drinken, natuurlijke krachten (zonlicht), bovennatuurlijke krachten (waarom overkomt mij dit), interpersoonlijke krachten (sterke afgunst, ziek van het haten van iemand).

Beperkingen

In alle culturen vindt men een onderscheid tussen 'gezonde' en 'ongezonde' mensen. De term ongezond duidt op het hebben van een gemis of een stoornis aan het lichaam, zoals het missen van een been. Ziekte wordt gezien als het hebben van een ziekte en in onze maatschappij is het hebben van een ziekte afhankelijk van de arts die bepaalt welke ziekte de patiënt heeft. De ziekte levert allerlei maatschappelijke beperkingen op, zoals niet kunnen werken of niet voor de kinderen kunnen zorgen. In onze maatschappij heerst een dominant beeld dat mensen die een ziekte hebben vooral beperkingen hebben.

Cultuur en macht

Volgens Hoffman (2002) is het belang van macht te zien als iets wat iedereen heeft, er is in relaties altijd sprake van onderlinge afhankelijkheid, waardoor er een voortdurend verschuivende machtsbalans is. Hoffman haalt Elias aan die de metafoor van de samenleving schetst als een speelveld en een spel waarin elke deelnemer relatieve speelsterkte heeft. De inzet van het spel zijn de dingen die mensen belangrijk vinden, zoals bezit en aanzien, tolerantie, vrijheid en rechtvaardigheid en hier zou natuurlijk ook gezondheid aan toegevoegd kunnen worden. De spelregels worden bepaald door de gedragscodes van de samenleving (cultuur). De speelsterkte van de deelnemers is afhankelijk van hun maatschappelijke positie (bevoegdheid, verantwoordelijkheid en zeggenschap). Ieder lid kan het spel beïnvloeden en kansen kunnen soms keren. De cultuur van een samenleving of een sociaal systeem (gezondheidszorg, welzijn) is de cultuur die binnen dat sociaal systeem een gezaghebbende status bezit. In de gezondheidszorg en welzijn is de gezaghebbende speler de hulpverlener, niet de patiënt of cliënt. Een cultuur kan alleen blijven bestaan als de cultuurpatronen steeds opnieuw verworven worden. Wie de speelsterkte heeft, kan bepalen welke cultuur met overheidssteun wordt overgedragen en welke niet. De zorgtrajectontwerper, die immers reflecteert en kritisch is, moet zich steeds bewust zijn dat hij een speler is in dit veld waarin belangen gediend worden door het in stand houden van de bestaande cultuur.

Mei Li Vos en Karin van Doorn gaan in hun boek *Empowerment; over laten en doen* uit van *empowerment* (Vos & Van Doorn, 2004) als sturingsstrategie. Zij zeggen: 'Empowerment is een sturingsstrategie die uitgaat van kracht en kennis in de samenleving. Dat betekent dat de overheid minder stuurt en voorschrijft, maar ervoor zorgt dat burgers en bedrijven kunnen meedenken en meewerken aan oplossingen.' Het aanspreken van die kennis en kracht in de samenleving is volgens de auteurs nodig omdat de verzorgingsstaat niet meer goed functioneert. Zij zeggen hierover: 'In de verzorgingsstaat manifesteert de overheid zich als "de eigenaar van de publieke zaak" en wordt daarop ook aangesproken. Daarmee wordt een te groot beroep gedaan op de capaciteit van de overheid en te weinig recht aan het zelfregulerend vermogen van de samenleving. Door verantwoordelijkheden terug te leggen waar zij horen en betrokkenen in staat te stellen die verantwoordelijkheid ook te nemen, wordt dit zelfregulerend vermogen hersteld.' Ook hier komt het werkwoord 'in staat stellen' weer prominent terug. Hun redenering lijkt ingegeven door een disfunctioneren van de verzorgingsstaat, die zichzelf als het ware heeft opgeblazen. Los van wat de overheid allemaal wel en niet kan, is het echter ook interessant om de insteek te kiezen vanuit de behoefte van de mens aan meer controle en sturing van zijn eigen leven.

Empowerment is dus de voortdurende opdracht aan de zorgtrajectontwerper. Empowerment van patiënten in het licht van de wijzigingen in de zorgstructuur maar ook in het licht van samenhang tussen cultuur en macht en de wenselijkheid van samenwerking als gelijkwaardige partners. Cultuur en macht worden in stand gehouden door de symbolen van de dominante cultuur, waarbij het taalgebruik vaak het krachtigste symbool is van het *horen bij* een bepaalde groep.

ICF

Er zijn grote culturele verschillen in het benoemen van ziekten en het definiëren van de problemen die daaruit voortvloeien. De Wereldgezondheidsorganisatie (WHO) heeft verschillende pogingen gedaan om ziekten als zodanig te classificeren. In 2001 werd de International Classification of Functioning, Disability and Health (ICF) gepubliceerd door de WHO. Deze classificatie wordt gezien als een mijlpaal in de ontwikkeling van de visie op de gezondheid van mensen (Heerkens & Van Ravensberg, 2007). De ICF is niet alleen geschikt voor gebruik in de gezondheidszorg maar ook voor andere sectoren, zoals welzijn, arbeid, onderwijs en maatschappelijke dienstverlening. Alle WHO-lidstaten hebben zich bereid verklaard om met de ICF-geklasseerde gegevens over het functioneren van de bevolking aan de WHO aan te leveren. Voor het ontwerp van zorgtrajecten is dit een basistaal die de communicatie gunstig zal beïnvloeden en een goed instrument is voor de evaluatie van de implementatie van verbeteringen en vernieuwingen.

Competenties van de zorgtrajectontwerper
De criteria waaraan voorzieningen volgens de overheid moeten voldoen, vereisen dus nogal wat van de zorgtrajectontwerper. Die vereisten zijn vastgelegd in de competenties die zijn afgeleid uit de criteria:

1 *Assortimentsbeleid ontwikkelen?* De zorgtrajectontwerper beschouwt zorgvraagstukken en bijbehorende producten steeds met het oog op de optimale maatschappelijke participatie van de desbetreffende cliënten(groepen).
2 *Producten (her)ontwerpen?* De zorgtrajectontwerper analyseert zorgbehoeften/zorgvragen, ontwikkelt de criteria waaraan de oplossing moet voldoen, ontwerpt het beoogde zorgproduct door het kwalitatief en kwantitatief te beschrijven, implementeert het zorgproduct en/of de zorgorganisatie en ontwerpt een instrument om effectiviteit en efficiëntie te kunnen meten.
3 *Continuïteit waarborgen?* De zorgtrajectontwerper beheert en bestuurt producten op een bedrijfskundig verantwoorde manier. Dat wil zeggen dat zorgproducten binnen de geldende kaders (wet- en regelgeving, strategie en beleid en financiën) tot stand komen, waarbij planning & control als besturingsmodel wordt toegepast.
4 *Kritisch, analytisch, reflectief en creatief denken?* De zorgtrajectontwerper beschikt over kritisch-analytische vaardigheden (kritisch, analytisch, reflectief en creatief denken en formuleren), die hij inzet voor het dagelijks beroepsmatig handelen, maar ook voor het onderbouwen en verbeteren van het beroepsmatig handelen en voor de verdere ontwikkeling van het beroep.
5 *Wetenschappelijk onderbouwen van besluiten?* De zorgtrajectontwerper onderbouwt aan de hand van *best available evidence* zijn handelen.
6 *Methodische analyse van zorgproblemen?* De zorgtrajectontwerper analyseert op methodische wijze geaggregeerde (de eigen zorgverlening overstijgende) problemen gericht op het bereiken van de best mogelijke zorgverlening.
7 *Adviseren?* De zorgtrajectontwerper baseert zijn adviezen op vraagsturing, het aangaan en onderhouden van relaties, het toepassen van kennis en het behalen van duurzame resultaten.
8 *Veranderingen managen?* De zorgtrajectontwerper identificeert en waarborgt de vitale belangen van verschillende belanghebbenden, creëert transparantie, weet verschillende partijen te binden aan een gemeenschappelijk doel, werkt in een sfeer van integriteit en vertrouwen, maakt een beargumenteerde keuze uit innovatiestrategieën en waarborgt aldus de voortgang van de implementatie.
9 *Kennis managen?* De zorgtrajectontwerper laat anderen (individuen of groepen) leren door op een planmatige wijze hun leerproces te sturen. Daarvoor combineert hij op methodische wijze zijn vakinhoudelijke kennis met communicatieve en didactische vaardigheden. Leerprocessen zijn vooral gericht op kennisverwerving over de nieuwe processen en producten en bijbehorende deskundigheidsbevordering van be-

trokkenen zowel binnen als buiten de eigen organisatie (afdeling/instelling).
10 *Persoonlijke effectiviteit?* De zorgtrajectontwerper reflecteert op basis van metacognitieve modellen op het eigen gedrags(potentieel) en stuurt dit gedrag op grond van die reflectie efficiënt en effectief bij. Hij doet dit zowel tijdens zijn dagelijks werk als op de langere termijn met het oog op zijn verdere professionalisering.

In dit hoofdstuk is op basis van de criteria die aan zorgproducten gesteld worden een aantal kenmerken van de zorgtrajectontwerper toegelicht en op basis daarvan is een competentieprofiel tot stand gekomen.

Literatuur

Blaauwbroek bureau voor Vraaggestuurde Zorg. Vraagsturing: samenwerken aan goede zorg en dienstverlening. www.blaauwbroek.com.

Bobbe, L. & Reimerink, L. (2008). Empowerment in de volkshuisvesting, brandstof voor bewoners. http://www.reimerink.com/empowerment/index_bestanden/Page340.htm.

Covey, S.R. (2004). De zeven eigenschappen van effectief leiderschap. Amsterdam: Business Contact.

Covey, S.R. (2005). De 8ste eigenschap. Amsterdam: Business Contact.

Hamric, A.B., Spross, J.A. & Hanson, C.M. (2000). Advanced Nursing Practice – An integrative approach. Philadelphia: W.B. Saunders.

Heerkens, Y.F. & Ravensberg, C.D. van (2007). Toepassingsmogelijkheden van de multiprofessionele International Classification of Functioning, Disability and Health (ICF) in de paramedische zorg. Amersfoort: Nederlands Paramedisch Instituut.

Helman, C.G. (2001). Culture, Health and Illness. New York: Oxford University Press Inc.

Hoffman, E. (2002). Interculturele gespreksvoering. Houten/Diegem: Bohn, Stafleu van Loghum.

Pawson, R., Greengaigh, T., Harvey, G. & Walshe, K. (2005). Realist review – a new method of systematic review designed for complex policy interventions. Journal Health Services Policy. Vol 10. Suppl 1 July, 1-21.

Vos, M.L. & Doorn, K. van (2004) Empowerment; over laten en doen. Delft: Eburon.

Aansprakelijkheid – professionals tussen regeldwang en regeldrang

Michel Jansen

3.1 Inleiding

Professionals, in de moderne zin van het woord, bestaan nog niet zo lang. Samen met de industriële revolutie in de negentiende eeuw ontstond de moderne beroepsbeoefenaar die op een specifiek beroepsterrein maatschappelijke erkenning verwierf omdat hij, georganiseerd in beroepsorganisaties en werkend met actuele wetenschappelijke inzichten, een garantie kon geven van hoge kwalitatieve dienstverlening. Gepaard aan die maatschappelijke erkenning ontstond een duidelijke maatschappelijke positie, gebaseerd op binnen de beroepsgroep gecontroleerde autonome handelingsvrijheid (Van der Arend, 1992). De laatste decennia staat die autonome handelingsvrijheid, althans de manier waarop die in de loop van de twintigste eeuw vorm kreeg, ter discussie. Daar zijn verschillende redenen voor, zoals we zullen zien. Het gevolg is dat de positie van professionals, met name in welzijnswerk, onderwijs en gezondheidszorg hachelijk is. Hachelijk, zowel in de betekenis van delicaat als netelig.

3.2 Regels

In de moderne samenleving verwachten we van een professional dat hij adequaat handelt op grond van wetenschappelijk verantwoorde kennis, helder communiceert over zijn expertise, verantwoording aflegt over zijn keuzes en midden in de maatschappij staat. Dit alles vereist een hoog niveau van persoonlijke en professionele kwaliteiten. Het gevaar bestaat zelfs dat we te hoge verwachtingen van een professional hebben. Opleidingen besteden veel tijd aan de ontwikkeling van professionele kwaliteiten, maar zij zitten over het algemeen tot de rand van de Dublindescriptoren[1] vol met wetenschappelijke kennis en vaardigheden en kunnen daardoor weinig aandacht besteden aan de persoonlijke vorming van professionals. Een kenmerk van professionaliteit is dat men zich leert te houden aan allerlei regels. Het betreft regels die opgelegd worden vanuit de wet, werkverband, beroepsgroep, geloofsovertuiging of levensbeschouwing, maar ook vele regels die men zich vrijwillig oplegt, bijvoorbeeld vanuit een idee van orde of hygiëne, of om zich te kunnen verantwoorden. Al die regels hebben lang niet allemaal hetzelfde soortelijk gewicht. In het onderstaande be-

---

[1] In juni 1999 is in Bologna door ministers uit 29 Europese landen, waaronder Nederland, een verklaring ondertekend waarin zij zich committeerden aan de ordening van hun onderwijsstelsels volgens de lijnen van een 'undergraduate-graduate'model. Dit werd in een volgende vergadering te Dublin nader beschreven en vastgelegd. De Dublindescriptoren zijn algemene beschrijvingen voor het eindniveau van de eerste, tweede en derde cyclus in het hoger onderwijs, in Nederland voor de graden van Bachelor, Master en Doctor.

toog zetten we uiteen welke regels voor een professional kunnen gelden en welke bedreigingen en kansen ervan uitgaan.

Regels zijn belangrijk vanuit een oogpunt van kwaliteitsbewaking. Regels, althans duidelijke regels, geven precies aan waar men zich aan te houden heeft en bieden zo een helder kader voor verantwoording. Lange tijd hadden professionals een tamelijk vrije positie in onze samenleving. Op grond van hun opleiding en daarmee samenhangend aanzien in de maatschappij veronderstelde men dat professionals zelf, bij voorkeur verenigd in een beroepsgroep, hun eigen beroepshandelingen op kwaliteit konden bewaken en beoordelen. Inmiddels is de maatschappij ingewikkelder geworden, is het gemiddelde opleidingsniveau van burgers enorm toegenomen. Ook zijn maatschappelijke posities over het algemeen meer genivelleerd, waardoor het geloof in de morele superioriteit van professionals en dus het geloof in hun zelfsturend vermogen grotendeels is verdwenen. Er zit ook een nadeel aan de toegenomen regeldruk. De vrijheid van handelen is beperkt. Van professionals mag je verwachten dat zij op grond van hun kennis en vaardigheden complexe vraagstukken kunnen aanpakken en oplossen en dat zij daarin hun creativiteit en inzicht ten volle kunnen benutten. Juist op die punten regent het klachten van professionals in onderwijs, gezondheidszorg en maatschappelijke dienstverlening. Zijn we in onze maatschappij bezig de aantrekkelijkheid van complexe beroepen te verkleinen of is er terecht een grote regeldruk? Hoe kan een professional zich het best verhouden tot deze situatie? Zijn regels de toetsstenen voor aansprakelijkheid en verantwoordelijkheid of zijn ze onterechte beperkingen van creativiteit? De waarheid lijkt hier in het midden te liggen. De professional als morele entiteit en als kritische burger is de sleutel tot een antwoord op bovengestelde vragen.

3.3 Autonomie begrensd

De voormalige minister van Volksgezondheid, Welzijn en Sport, Hans Hoogervorst, stelde ooit vast dat er vier redenen waren die duidelijk maakten waardoor de autonomie van artsen beperkt is (NRC 16-12-2005):

1 De positie van patiënten is versterkt door wetgeving en grotere mondigheid.
2 De professionele standaard is verhoogd door protocollen die kwaliteit van zorg moeten garanderen.
3 Het is gewoon geworden dat professionals zich verantwoorden. Zij zijn aanspreekbaar geworden op hun professioneel gedrag.
4 Teamwerk, zowel disciplinair als interdisciplinair, is standaard geworden.

Deze vier redenen blijken ook van toepassing op andere professionals in de zorg, onderwijs en welzijn. Artsen hebben lange tijd de norm gesteld wat betreft de autonome handelingsvrijheid van een professional. Zij vormden daarmee een prototype van de professional die in de moderne gezondheidszorg bijna geen plaats meer heeft. Professionaliteit is bij hen het resultaat van een proces '...waarbij leden van een beroepsgroep op collectieve wijze, vooral gebruik makend van kennismacht, trachten een collectieve machtspositie te verwerven en/of te verdedigen, met het doel de gebruiks- en ruilwaarde van het beroep te beheersen' (Van der Krogt, 1981, 27). De motieven die ten grondslag liggen aan dit proces zijn echter niet louter op macht gebaseerd. Van der Arend (1992, 36) noemt er vier:
1 dienstbaarheid;
2 zelfontplooiing;
3 inkomen en prestige;
4 onafhankelijkheid en autonomie.

Alle vier motieven hebben onmiskenbaar een persoonlijke normatieve lading en alle vier verwijzen ze naar een gewenste marktwaarde. Het maatschappelijk aanzien van de professional is gebaseerd op specifieke kennis en vaardigheden die iedere burger vroeg of laat nodig heeft om beter te worden, of om een juridisch proces te winnen of iets te leren. Kenmerkend voor die specifieke kennis en vaardigheden is dat ze alleen door lange wetenschappelijke studie en training is te verkrijgen, waarbij een beroepsgroep de norm bepaalt voor de gewenste kwaliteit. Vele jaren is dit het model geweest van gewenste professionalisering, gekenmerkt dus door drie elementen: kwaliteit, aanzien en autonomie. Tegenwoordig ligt het accent vooral op kwaliteit en minder op maatschappelijk aanzien. Alle drie zijn met elkaar verbonden. Professionele autonomie kan worden gezien als een mandaat van de samenleving om op verantwoorde wijze – beter nog: te verantwoorden wijze – noodzakelijke diensten te verlenen. In het advies uit 2000 over professionals in de gezondheidszorg door de Raad voor de Volksgezondheid en Zorg aan de minister van Volksgezondheid, Welzijn en Sport lezen we dat in plaats van professionele autonomie beter gesproken kan worden over professionele standaard. Dat is het geheel van regels en normen waarmee de hulpverlener bij het uitoefenen van zijn werkzaamheden rekening behoort te houden (RVZ, 2000, 11). Professionele standaarden verschillen per beroepsgroep van elkaar. Die van artsen heeft in de gezondheidszorg de langste geschiedenis en is het meest ontwikkeld. De inhoud van deze standaarden is in principe bepaald door regels die vanuit de beroepsgroep zelf komen, maar ook 'externen', bijvoorbeeld de wetgever of het bevoegd gezag van een instelling, hebben er invloed op. Omdat de sociale context de laatste decennia is veranderd, waardoor de schijnbare onaantastbaarheid van professionals is gerelativeerd en hun autonomie is beperkt, is een kenmerk van moderne professionaliteit dat zij existeert in een spanningsveld tussen zelf opgelegde regels en extern opgelegde regels. De regels zijn bedoeld om de kwaliteit van de dienstverlening of zorgverlening te waarborgen. Tevens bieden die regels een kader voor verantwoording van professioneel optreden. Dat spanningsveld is bedreigend, als een professional de ervaring heeft dat dit kader vooral de individuele beslissingsruimte inperkt en daarmee een zekere creativiteit smoort. Het kader biedt echter kansen als het wordt gezien als een kader voor verantwoording en innovatie van het professionele image.

3.4 Soorten regels

We kunnen vier typen regels onderscheiden die een rol spelen in de professionele praktijk:
1. wet- en regelgeving;
2. standaarden en protocollen;
3. morele regels;
4. wetenschappelijke regels.

Zij verschillen onderling qua karakter en discretionaire ruimte. Dat wil zeggen dat de ruimte voor interpretatie en de daarvan afgeleide handelingsruimte per categorie verschilt. Met name bij de eerste twee lijken die ruimten beperkter dan bij de laatste twee. Laten we per categorie bekijken waar het om gaat.

3.4.1 WET- EN REGELGEVING

Binnen de gezondheidszorg zijn vele wetten van kracht (zie kader): wetten die gericht zijn op de belangen en bescherming van patiënten, wetten die gericht zijn op de kwaliteit van zorg, wetten gericht op besturing en financiering van de zorg. Iedere Nederlander wordt geacht deze wetten te kennen. In de praktijk is dat natuurlijk maar zeer gedeeltelijk waar. Toch dienen wij allemaal ons gedrag op deze wetten af te stemmen. Het optreden van professionals kan aan deze wetten getoetst worden. Van deze wetten zijn concrete gedragsregels te herleiden die ieder individu op zijn of haar eigen manier kan formuleren. Naarmate de wettelijke regels duidelijker zijn geformuleerd, is de interpretatieruimte beperkter. Dit geldt ook voor de beroepspraktijk. Wettelijke bepalingen dekken niet alle denkbare concrete situaties in de dienstverlening of zorgverlening. Er is dan ruimte voor interpretatie. Dat is de discretionaire ruimte van de professional. Dat is dus de ruimte om zelfstandig beslissingen te nemen wanneer concrete regels en procedures niet beschikbaar zijn of niet van toepassing. Dat is dus een kwestie van inschatting, van interpretatie. Een professional heeft die ruimte nodig wil hij kunnen werken, omdat per definitie wet- en regelgeving niet in staat zijn alle voorkomende en vaak complexe situaties met duidelijke gedragsregels of procedures te ondersteunen. Een tweede reden dat professionals discretionaire ruimte nodig hebben, heeft te maken met het communicatieve karakter van met name zorg- en hulpverlening. Echte communicatie wordt bepaald door rationaliteit, moraliteit en authenticiteit. Alleen op grond van deze kenmerken is echte hulpverlening mogelijk. Zonder die kenmerken zullen strategische belangen boven het wezenlijk contact met de ander uitgaan (Wegelin in: Schuyt & Steketee, 1998, p. 145). Zo kunnen hulpverleners komen tot eigengereide, originele en creatieve keuzes die soms tegen de stroom van wet- en regelgeving lijken in te gaan. De term 'discretionaire ruimte' wordt vooral gebruikt door ambtenaren die beleid moeten uitvoeren. De term is echter in brede zin van toepassing op alle personen die handelend moeten optreden binnen kaders van wet- en regelgeving.

Wetten die gericht zijn op de belangen en bescherming van patiënten, zoals:
- Wet bijzondere opnemingen in psychiatrische ziekenhuizen (Bopz);
- Wet op de geneeskundige behandelingsovereenkomst (WGBO);
- Wet klachtrecht cliënten zorgsector;
- Wet medezeggenschap cliënten zorginstellingen.

Wetten die gericht zijn op de kwaliteit van de zorg, zoals:
- Kwaliteitswet zorginstellingen;
- Wet op de beroepen in de individuele gezondheidszorg (BIG).

Wetten gericht op de besturing en financiering van de zorg:
- Algemene Wet Bijzondere Ziektekosten (AWBZ);
- Zorgverzekeringswet (voorheen Ziekenfondswet);

- Wet toelating zorginstellingen (WTZi) (voorheen de Wet ziekenhuisvoorzieningen);
- Wet marktordening gezondheidszorg (Wmg) (voorheen Wet tarieven gezondheidszorg).

Bron: VWS.

Toelichting
Besturingswetgeving
Centraal in de besturingswetgeving staan de Algemene Wet Bijzondere Ziektekosten (AWBZ) en Zorgverzekeringswet, die regelen welke zorg er is verzekerd. De AWBZ regelt ook via de indicatiestelling de toegang tot de zorg.
De Wet toelating zorginstellingen heeft als aangrijpingspunt de vraag wie de verzekerde zorg mag leveren (de toelating) en stelt voorwaarden aan het bestuur, de bedrijfsvoering en de bouw van voorzieningen. Deze wet beheerst de zorgaanbieders.
De Wet marktordening gezondheidszorg geeft de spelregels waaronder marktwerking in de zorg vorm krijgt en regelt de bevoegdheden van de Nederlandse Zorgautoriteit. Deze wet beheerst de prijs van zorg en schrijft voor welke prijs de zorgaanbieders bij de zorgverzekeraars en -kantoren mogen declareren. Gezamenlijk zijn deze drie wetten als een drieluik te beschouwen met in het hart de AWBZ of Zorgverzekeringswet. Gezamenlijk vormen ze ook de harde kern van de wetgeving waarmee de overheid de zorg stuurt. Met name de sturing via de Wmg (prijs) en WTZi (toelating, bouw en deels volume) staat bekend als aanbodsturing.
De financiële en beleidsmatige consequenties van de uitvoering van deze drie wetten worden jaarlijks zichtbaar in de Rijksbegroting van VWS (voorheen Financieel Overzicht Zorg (FOZ), later het Jaaroverzicht Zorg (JOZ), daarna Zorgnota genoemd en inmiddels geïntegreerd in de Rijksbegroting van VWS). Hierin worden de macrokaders aangegeven

waarbinnen de kosten zich mogen ontwikkelen. De Rijksbegroting/Zorgnota vormt met haar macrokaders de bodem onder het drieluik en is daar tot vandaag de dag onlosmakelijk mee verbonden.

In de overgang naar vraagsturing zou het sturen via deze 'aanbodwetten' zienderogen minder moeten worden en zou de daaraan gepaarde bureaucratie aanzienlijk moeten afnemen. Tot nu toe merken cliënten en zorgaanbieders daar weinig van.

Het drieluik

De drie typen besturingswetten vormen een samenhangend geheel. Besluiten op titel van de ene wet hebben vrijwel altijd consequenties in het kader van de andere wetten. Voorbeeld: een vergunning voor uitbreiding van capaciteit (WTZi) leidt tot wijziging van het budget (Wmg). Ander voorbeeld: de productieafspraak die het Zorgkantoor met de instelling maakt (AWBZ) is de grondslag voor berekening van het budget (Wmg), maar moet passen binnen de toelating van de instelling (WTZi).

De besturingswetgeving – het drieluik – staat al decennialang ter discussie.

De kabinetten Balkenende-I en -III hebben veel discussies beslecht en omgezet in nieuwe wet- en regelgeving waarvan de belangrijkste per 1 januari 2006 zijn ingevoerd.

3.4.2 STANDAARDEN EN PROTOCOLLEN

Standaarden en protocollen vormen regels die uitdrukking geven aan de 'best practice' in een bepaalde beroepspraktijk. Ze zijn per definitie praktisch. Zij zijn ook situatiegebonden, omdat ze slechts van toepassing kunnen zijn in specifieke situaties. Men moet de situatie kennen om te weten welke standaarden of protocollen van toepassing zijn. Standaarden en protocollen zijn praktisch omdat ze het handelen van professionals zowel aansturen als op elkaar afstemmen. Zo kunnen ze productief en kwaliteitsbevorderend zijn, want ze scheppen duidelijke kaders voor zorgdoelen en de daaraan te ontlenen handelingen en besluiten. Maar ze zijn contraproductief, wanneer er in bepaalde situaties zoveel standaarden geldig zijn dat het resultaat dramatisch anders kan zijn dan werd beoogd. Van der Schaaf en Van der Palen (2006) hebben over dit probleem een zeer verhelderend artikel geschreven. Zij benoemen dat contraproductieve effect als perversiteit. Een perversiteit ontstaat *als een op zich logische of legitieme regel, standaard of protocol wordt of moet worden toegepast in een situatie waar deze qualitate qua niet (meer) past.* We zien in de huidige maatschappij met haar overvloed aan regels, standaarden en protocollen een tendens om de botsende resultaten van standaarden en protocollen op te lossen door nieuwe regels en standaarden of protocollen. Dit leidt alleen maar tot meer perversiteiten en nog meer managementregels om te pogen deze te voorkomen. Perversiteiten zijn per definitie niet op te lossen. Alleen een ander denkraam en een andere houding van professionals, beleidsmakers en bestuurders kunnen helpen om ze zo min mogelijk te laten voorkomen. Dat andere denkraam en die andere attitude zijn precies het kernpunt van dit hele betoog over regels en de manier waarop we ermee omgaan.

> Een standaard en een protocol zijn niet hetzelfde. Een standaard is een door beroepsbeoefenaren overeengekomen uitvoeringsniveau. Het geeft een maatgevend peil aan, maar is niet altijd op schrift gesteld. Achter standaarden gaan richtlijnen schuil die 'de stand der wetenschap' weergeven. Het zijn geen dwingende voorschriften, maar eerder zwaarwegende adviezen die een handelwijze aangeven die in een beroepsgroep een breed draagvlak hebben. Men kan in specifieke gevallen van een richtlijn afwijken, mits goed gemotiveerd. Richtlijnen worden ontleend aan wetten en regelgeving. Een protocol is een meer gedetailleerde specificatie van een richtlijn. Formulering van protocollen is

afhankelijk van plaatselijke omstandigheden.

3.4.3 MORELE REGELS

Een klassiek kenmerk van professionalisering is de beroepscode. Daar werden vanouds twee doelen mee gediend. Het gaat om een stelsel van morele regels die duidelijk maken waaraan men zich dient te houden, wil men lid zijn en blijven van een bepaalde beroepsgroep. Er kunnen sancties op staan als men ervan afwijkt. De uiterste sanctie is uitsluiting. Beroepscodes dienen ook een moreel doel. Een beroepscode geeft uitdrukking aan waarden en normen die behulpzaam zijn om bij moeilijke of schijnbaar onmogelijke keuzes (zie de perversiteit van standaarden en protocollen hiervoor) een verantwoorde keuze te maken. De regels van een beroepscode geven uitdrukking aan historisch gegroeide beroepswaarden die steeds worden aangepast aan actueel maatschappelijk inzicht. Zie in dat verband hoe bijvoorbeeld de verpleegkundige beroepscode begon bij de zogenoemde 'Florence Nightingale Pledge' en in Nederland eindigt bij de huidige code van de LEVV. Een code drukt zich weliswaar uit in regels, maar is feitelijk een pleidooi voor een morele houding. Het verklaart dus iets over gewenste eigenschappen en karaktertrekken. Geen enkele beroepscode kan regels stellen die precies zijn toe te passen in concrete situaties. Je moet dus als het ware de regels leren lezen en interpreteren, bij voorkeur met collega's, maar ook in een publiek debat. Een beroepscode ontleent zijn waarde aan de mate waarin die code gebed is in een breder maatschappelijk kader.

De Graaf (1976) noemt beroepsethiek een vorm tussen individuele en sociale ethiek. 'Medisch handelen of politioneel optreden of maatschappelijk dienstbetoon geschiedt door mensen, maar deze mensen zijn met al hun individualiteit toch ook vertegenwoordiger van een collectief subject: de artsenstand, het politieapparaat, het gilde van maatschappelijk werkers.' We voegen daaraan toe: 'en lid van de maatschappij en de cultuur waarin zij leven'. De manier waarop een professional met zijn beroepscode omgaat, is mede bepaald door dat referentiekader. Dat betekent dat een beroepscode niet zozeer een lijst met gedragsregels is die men wel of niet eerbiedigt, als een lijst met regels die men 'leest' in de zin van: interpreteert. Dat kan vanuit verschillende gezichtspunten gebeuren, zoals Widdershoven (2000) en vele andere ethici hebben beschreven.

3.4.4 WETENSCHAPPELIJKE REGELS

Professionaliteit kenmerkt zich ook door wetenschappelijkheid. Dat wil zeggen dat het professioneel handelen volgens wetenschappelijke normen tot stand komt, dus het resultaat is van wetenschappelijk onderzoek van de praktijk. Dit noemen we 'evidence-based practice'. Het advies aan de minister van VWS over professionals in de gezondheidszorg (RVZ, 2000, 169) omschrijft dit voor geneeskundigen als 'het gewetensvol, uitdrukkelijk en oordeelkundig gebruik maken van het beste, actuele bewijs bij het nemen van beslissingen over de zorg voor individuele patiënten. Toepassing van evidence based medicine betekent het integreren van individuele klinische expertise en het beste beschikbare externe klinische bewijs, ontleend aan systematisch onderzoek.' Deze definitie is ook geldig voor een evidence-based practice van andere professionals in de gezondheidszorg en welzijn. Het doel is de formulering van normen voor goede zorg en behandeling. Goede standaarden en protocollen zijn gebaseerd op wetenschappelijke 'evidence'. Dat is overigens lang niet in alle gevallen mogelijk, omdat op vele terreinen van zorg en behandeling 'evidence' ontbreekt. In die gevallen worden richtlijnen ontwikkeld op grond van consensus van beroepsgenoten, wat gebaseerd is op een mix van klinische ervaring, literatuur en intuïtie. Er zijn nogal wat bezwaren tegen evidence-based practice in te brengen. Evidence-based practice is gebaseerd op vier niveaus van bewijs. Gerandomiseerde klinische experimenten (rct) gelden daarbij als het hoogste niveau, het oordeel van deskundigen op grond van praktijkervaringen als het laagste. Die rct's zijn kostbaar om uit te voeren en dat is een belangrijke reden dat ze niet waar mogelijk worden uitgevoerd, waardoor in een discipline als verpleegkunde nog veel klinisch bewijs ontbreekt. Ook ontbreekt het bij niet-medische professionals vaak nog aan epidemiologische kennis en aan faciliteiten om dergelijke onderzoeken uit te voeren. Ten tweede is in heel veel gevallen een bewijsvoering op het hoogste niveau niet mogelijk, bijvoorbeeld daar waar de te onderzoeken interventie niet los van de context is te onderzoeken, vooral als die context complex is. Hierbij kan gedacht worden aan onderzoek naar multimorbiditeit bij terminale patiënten. Ten derde zijn er in de zorg veel situaties waarin interventies en handelingen niet ter discussie staan, ondanks het gebrek aan harde evidentie voor de effectiviteit ervan. Bijvoorbeeld de betekenis van presentie en aandacht in de zorg is moeilijk zo niet onmogelijk met rct's vast te stellen (Willems et al., 2007). Wetenschap legt dus bepaalde regels op aan de professional, waardoor zij de samenstelling en structuur van interacties en ingrepen bepaalt en daarmee een kader voorschrijft voor verantwoording van kwaliteit.

Wetenschappelijkheid omvat overigens ook een bepaalde houding. De juiste wetenschapper is nieuwsgierig en op zoek naar waarheid, dat wil zeggen: op zoek naar de echtheid, de geldigheid of de juistheid van conclusies die uit onderzoek naar verschijnselen getrokken kan worden. Daarom neemt de wetenschapper niet zonder meer aan wat iemand beweert, daarom zal hij bij gebeurtenissen en verschijnselen zich altijd afvragen welk vooroordeel een rol speelt bij zijn observaties en interpretaties. In die zin heeft de zoektocht naar waarheid ook een morele component.

3.5 Regels als bedreiging of kans

Professionals zijn dus voortdurend omgeven door regels. Sommige regels zijn heel nauwkeurig geformuleerd en dwingend, andere algemeen en vrijblijvend. Regels, althans duidelijke regels, schrijven precies voor wat men moet doen of laten. Het zijn vertalingen van wettelijke bepalingen, contracten of overeenkomsten, afspraken of toezeggingen. Regels worden door anderen bepaald of worden door de persoon zelf gemaakt. Men stelt zichzelf regels om structuur te geven aan het leven. Deze persoonlijke regels zijn vaak simpel, zoals 'ik sta iedere ochtend om acht uur op' of 'ik mag bij het avondeten één glas wijn', of fundamenteel, zoals 'ik houd me aan de Nederlandse wet' of 'ik houd me aan de tien geboden'. Ieder individu is verantwoordelijk en aansprakelijk voor de mate waarin en de manier waarop men zich aan regels houdt. Het kenmerkende van regels is dat zij weliswaar voorschrijven wat je moet doen of laten, maar dat bijna alle regels een zekere ruimte aan interpretatie kennen. Zelfs de duidelijke verkeersregel 'je moet rechts rijden' zal in een gegeven situatie bij strikte toepassing tot ongelukken kunnen leiden en moet dus al naar gelang de omstandigheden worden geïnterpreteerd. Het spanningsveld tussen een gegeven regel en de concrete situatie waarin hij moet worden toegepast, geldt dus voor iedereen. Het specifieke voor professionals is dat zij door hun publiek en verantwoordelijk werk heel bewust met dit spanningsveld moeten omgaan op alle vier terreinen die hierboven zijn beschreven. Op die manier zijn ze letterlijk aan te spreken op het resultaat van hun handelen en in sommige gevallen zelfs op de intenties die aan dat handelen ten grondslag liggen. Regels lijken een beperking van professionele autonomie te zijn. Dat is maar gedeeltelijk waar en – voor zover het waar is – goed te verdedigen vanuit het oogpunt van maatschappelijke verantwoordelijkheid. De mate van beperking die een professional ervaart is mede afhankelijk van de manier waarop de professional zijn positie waardeert als dienaar van de publieke zaak of als dienaar van zijn eigen belang. Een zeer belangrijke reden dat professionals last hebben van regels en zich erdoor beperkt voelen is het feit dat

door de toenemende ingewikkeldheid van onze samenleving talloze regels ontstaan die elkaar tegenspreken of eenvoudigweg niet tegelijkertijd zijn te realiseren.
Van der Schaaf en Van der Palen (2006) beschrijven dit als volgt:

> De filosoof Arnold Cornelis omschrijft de toenemende complexiteit van de wereld in zijn boek Logica van het gevoel (A. Cornelis, Logica van het gevoel; Stabiliteitslagen in de cultuur als nesteling der emoties, ISBN 90-72258-02-9). We gaan daar niet uitvoerig op in, maar hij beschrijft dat na de ontwikkeling van het 'natuurlijk systeem' (gezin, familie, groep, dorp), we vervolgens te maken kregen met het 'sociaal regelsysteem' (justitie, verzekeraars, zorgorganisaties, inspecties), en daarna de 'zelfsturende mens' (als klant, patiënt, cliënt die erkenning wil en invloed op de processen waarin hij betrokken is). Dit nu zijn drie 'sociale systemen' met ieder een eigen kwaliteit en een eigen manier van werken. Zowel wat betreft 'doel' als de techniek 'om dat te bereiken'. Zo heeft het natuurlijk systeem als belangrijkste doel het leveren van 'veiligheid'. En het hanteert daartoe regels met een 'alleen dit en zeker niet dat'-kwaliteit. Faalt dit systeem dan ontstaat er 'angst'. Het regelsysteem is er voor het organiseren van 'rechtvaardigheid'. Het hanteert daartoe regels met 'of dit of dat'-kwaliteit. Faalt dit systeem dan ontstaat er 'boosheid'. Wat betreft de zelfsturende mens, die is uit op 'erkenning': we willen wat betreft onze kwaliteiten of specialiteiten 'gezien' en daarnaar behandeld worden. Hoe dat altijd precies moet is nog niet geheel duidelijk. De nieuwe regels daartoe zijn nog volop in ontwikkeling. Maar ze zullen naar verwachting een 'én dit én dat'-kwaliteit kennen. Faalt dit systeem dan hebben we last van 'verdriet'. We leven momenteel in een wereld met drie tegelijk bestaande logische systemen, die ieder hun eigen eisen stellen, hun eigen methoden hanteren en hun eigen vorm van falen kennen. Dat is soms op zich al moeilijk genoeg. Ook al blijf je met je regels steeds binnen één van deze systemen. Maar als je, om wat voor reden dan ook, vanuit de manier van werken van het ene systeem een regel moet toepassen in de manier van werken van een ander systeem, laat staan in alle drie tegelijk, dan is de kans dat er iets mis gaat groot.

We geven een voorbeeld uit de zorgpraktijk.

Vannacht is een mevrouw bevallen van haar eerste kind. De bevalling zelf verliep zonder al te veel problemen, maar met de baby ging het al snel minder goed. Er waren allerlei complicaties en het kind moest hals-over-kop in een couveuse naar het Academisch Ziekenhuis. De kersverse vader ging mee. Al gauw kwamen er berichten dat het niet goed ging: De baby zou het waarschijnlijk niet halen. Ondanks dat ze net is bevallen en daar nog knap last van heeft, wil ook de moeder naar 'het academisch'. Naar haar kind. Er is echter een probleem: eigenlijk zou een ambulance nodig zijn om haar te vervoeren. Maar aangezien de reden voor haar vervoer 'medisch' gezien niet nodig is, er is voor de moeder geen medische reden om naar het academisch te gaan, mag dat niet. Of ze moet de kosten zelf betalen. Een taxi dan? Ook hier is geen indicatie voor. En dat mag dus ook niet, tenzij alweer voor eigen rekening. Overigens: welke taxichauffeur durft een zojuist bevallen vrouw mee te nemen in z'n auto. Een verpleegkundige meesturen kan ook niet. Je zit als ziekenhuis 's nachts al met een minimumbezetting. Het dienstdoende nachthoofd zit zo klem tussen de regels. Bij het vaststellen van de 'regels' is in deze situatie niet voorzien, en ze geven dus geen oplossing voor dit probleem. De enige mogelijkheid die zich nu voordoet is, dat de vader op eigen kosten met een taxi uit het academisch ziekenhuis terugkomt en vervolgens met eigen auto z'n vrouw mee terugneemt. Hun kind intussen achterlatend. Dat is stervende. De moeder heeft haar kind niet meer levend gezien. De medisch specialist die dit alles 's nachts van dichtbij had mogen meemaken komt de volgende morgen zijn relaas vertellen. Zijn gezicht spreekt boekdelen. En terecht.

In het citaat van Van der Schaaf en Van der Palen is sprake van een situatie waarin op zich juiste en begrijpelijke regels, en daarvan af te leiden protocollen, niet passen in een concrete situatie. In dit voorbeeld is er weinig handelingsruimte voor de betrokken professionals. Het maakt vooral duidelijk hoe wij in het algemeen met regels in onze moderne samenleving te maken kunnen krijgen. Het is niet moeilijk om voorbeelden, zoals de volgende casus, te vinden die het dilemma van tegenstrijdige regels bij professionals duidelijk maken.

'Ik (een sociaal-psychiatrisch verpleegkundige) heb een patiënt, een vrouw van 42 jaar met een ernstige borderlinepersoonlijkheidsstoornis. Zij heeft enkele malen bijna geslaagde suïcidepogingen gedaan. Zij heeft grote moeite met recente uithuisplaatsing van haar kinderen. Vanwege de spanningen die dat oplevert, slikt zij veel medicijnen, deels voorgeschreven, deels vrij te verkrijgen, zoals paracetamol. Vanwege onjuiste hoeveelheden en gevaarlijke combinaties van inname is reeds diverse malen hiervoor haar maag gespoeld. Zij is verschillende keren zowel vrijwillig als gedwongen opgenomen op een psychiatrische afdeling waar zij weigert haar medicijnen in te leveren. Zij wil zelf bepalen wat zij gebruikt en hoe ze met de hoeveelheid omgaat. Het beleid is dat zij op eigen verzoek opgenomen kan worden en dat de inname van paracetamol haar eigen verantwoordelijkheid is. De andere medicijnen moet zij inleveren. Op een avond dat ik crisisdienst heb, krijg ik haar aan de telefoon. Zij is in de war en zegt een sterke drang te voelen al haar medicijnen in te nemen om van alles af te zijn. Zij wil opgenomen worden, maar weigert haar medicijnen in te leveren. Volgens de afspraken die met haar gemaakt zijn kan ik niets voor haar doen.'

Hier blijkt de regel die voortkomt uit afspraken in het behandelteam in strijd te zijn met een persoonlijke professionele regel om wel te doen en optimale zorg te geven.

Regels zijn bedreigend als zij iets opleggen wat je niet wilt. Ze bieden echter kansen als zij structuur bieden in keuzes die je moet maken of als rationele leidraad voor verantwoording van keuzes. Traditioneel vond verantwoording van keuzes uitsluitend binnen de beroepsgroep plaats en bij voorkeur volgens wetenschappelijke criteria, zo laten verschillende sociologische studies naar professionaliteit zien (Van der Arend, 1992). De laatste jaren zien we de nodige veranderingen in dat beeld. In recente publicaties wordt gezocht naar nieuwe fundamenten voor professionaliteit (Kunneman, 1996; Van Houten, 1999; Jacobs et al., 2008), waarin andere kennisbronnen dan wetenschap en een breder begrip van morele verantwoording een plaats vinden. Een hernieuwde kijk op professionaliteit en een andere beroepshouding lijken noodzakelijk om tussen bedreiging en kans positie te kiezen. Beroepshouding verwijst naar een morele oriëntatie die afwegingen tussen botsende waarden en tegengestelde normen mogelijk maakt. Het centrale kenmerk daarbij is verantwoording en aansprakelijkheid, niet zozeer in strikt juridische zin als vooral in bredere morele zin. Het gaat letterlijk om de mate waarin je bent aan te spreken op je motieven en je keuzes, je besluiten en handelingen.

3.6 Publieke professionaliteit

Het voorafgaande betoog heeft betrekking op professionals die dienstbaar zijn aan de publieke zaak, zoals artsen, paramedici, verpleegkundigen, leraren enzovoort, althans die dienstbaar willen zijn. Het kan ook gelden voor advocaten en notarissen. Het gaat hier dus allereerst om beroepen die zich onderscheiden van andere doordat zij voorzien in behoeften aan hulp, zorg of goede raad die alleen door hooggeschoolde en gespecialiseerde personen kan worden geleverd. Maar het gaat hier ook om beroepen die zich bewust plaatsen in het publieke domein. Professionaliteit in die zin is zowel noodzakelijk als wenselijk voor een fatsoenlijke maatschappij (Freidson, 1994, p. 9). Het algemeen belang van hun taak en het feit dat bijna iedereen er vroeg of laat van afhankelijk is, betekent dat professionals hun taken uitvoeren voor een betere samenleving. Die professional is niet primair gericht op status, aanzien en autonomie omwille van een bepaald soort eigenbelang, maar onderscheidt zich juist door zich primair te richten op dienstbaarheid en het algemeen maatschappelijk goed. Sullivan en Benner (2005) omschrijven dat aldus: 'focusing on the quality of their craft and the inventiveness of their practice' to 'provide an alternative model of what work can be: a contribution to public value, as well as a source of motivation and deep personal satisfaction.' In die zin zijn moderne professionals veel meer dan kenniswerkers, zoals dat in het actuele debat rond kenniseconomie wordt gedefinieerd. Kenniswerkers worden omschreven als personen die kennis creëren, toepassen en gebruiken en zo een belangrijke bijdrage leveren aan innovatie. Kenmerkend voor kenniswerkers is dat zij relatief onafhankelijk zijn, zelf sturend en niet gebonden aan bepaalde organisatorische structuren. Zij willen dat hun werk wordt beoordeeld op resultaat. Zij voelen zich primair verantwoordelijk tegenover zichzelf, hun werkgever en hun klanten. Daarbij speelt het algemeen maatschappelijk goed geen of amper een rol.

3.7 Conclusie

De professional die zich bewust opstelt in het publieke domein, kent de regels waaraan hij dient te gehoorzamen. Die regels reguleren zijn autonomie, structureren de kwaliteit van zijn werk en maken die enigszins meetbaar. Deze professional stelt ook zichzelf regels, om de doodeenvoudige reden dat hij, door een duidelijk besef van maatschappelijk belang, zich realiseert dat wet- en regelgeving lang niet alle praktijksituaties dekt (gelukkig maar!) en dat een essentieel kenmerk van zijn verantwoordelijkheid is dat er verantwoording wordt afgelegd. In die zin voelt hij zich aansprakelijk, namelijk aanspreekbaar op wat hij doet of nalaat. Niet alleen op microniveau, dus in de relatie met zijn cliënt of patiënt, maar ook op mesoniveau, dus (inter)collegiaal en institutioneel, en op macroniveau. Dat is een kwestie van moreel bewustzijn, van verantwoordelijkheidsgevoel. Daarvoor is meer nodig dan kennis en vaardigheden alleen, zoals in het volgende hoofdstuk wordt uitgewerkt.

Literatuur

Arend, A. van der (1992). Beroepscodes. Morele kanttekeningen bij een professionaliseringsaspect van de verpleging. Nijkerk: Intro.

Freidson, E. (1994). Professionalism Reborn. Theory, Prophecy and Policy. Chicago: The University of Chicago Press.

Graaf, J. de (1976). Elementair begrip van de Ethiek, derde druk. Utrecht: Bohn, Scheltema & Holkema.

Houten, D. van (1999). De standaardmens voorbij. Over zorg, verzorgingsstaat en burgerschap. Maarssen: Elsevier/De Tijdstroom, Humanistische bibliotheek.

Jacobs, G., Meij, R., Tenwolde, H. & Zomer, Y. (red.)

(2008). Goed werk. Verkenningen van normatieve professionalisering. Utrecht: Humanistic University Press.

Krogt, Th. van der (1981). Professionalisering en collectieve macht – een conceptueel kader. 's-Gravenhage: Vuga-Uitgeverij.

Kunneman, H. (1996). Van theemutscultuur naar walkman-ego. Contouren van postmoderne individualiteit. Amsterdam/Meppel: Boom.

Raad voor de Volksgezondheid en Zorg (2000). Professionals in de gezondheidszorg. Advies aan de minister van Volksgezondheid, Welzijn en Sport. Zoetermeer: RVZ.

Schaaf, H. van der & Palen, J. van der (2006). Ken je dat land achter de regels, standaarden en protocollen? www.huisartsvandaag.nl.

Sullivan W. & Benner, P. (2005). Challenges to professionalism: work integrity and the call to renew and strengthen the social contract of the professions. Am J Crit Care, 14(1),78-84.

Wegelin, M. (1998). De zandbak van de hulpverlener: over discretionaire ruimte in de jeugdhulpverlening. In Th. Schuyt & M. Steketee. Zorgethiek. Ruimte binnen regels. Utrecht: Uitgeverij SWP.

Widdershoven, G. (2000). Ethiek in de kliniek. Hedendaagse benaderingen in de gezondheidsethiek. Amsterdam: Boom.

Willems, D., Vos, R., Palmboom, G. & Lips, P. (2007). Passend bewijs. Ethische vragen bij het gebruik van evidence in het zorgbeleid. Den Haag: Centrum voor Ethiek en Gezondheid.

4 Tussen regeldwang en regeldrang – deugdelijkheid

Michel Jansen

4.1 Inleiding

Aansprakelijkheid in morele zin is een kenmerk van professionaliteit die nodig is in de gezondheidszorg en het welzijnswerk van de eenentwintigste eeuw. In het verlengde daarvan ligt aansprakelijkheid in juridische zin, maar daar gaan we hier niet verder op in. Aansprakelijkheid krijgt reliëf door een specifieke opvatting van professionaliteit, zoals in het vorige hoofdstuk is beschreven. Aansprakelijkheid impliceert bepaalde persoonlijke kwaliteiten die verder gaan dan karakter of aanleg. Laten we die buiten beschouwing, dan bestaat het gevaar dat we een professional louter en alleen aanspreken op wat hij doet en niet op de intenties die aan zijn handelen ten grondslag liggen. Met andere woorden: deugt een professional als hij het juiste doet, op het juiste moment en volgens de geldende regels of gaat het om meer? Het gevaar is dat we door een nadruk op het juiste handelen uitsluitend aandacht geven aan technische en wetenschappelijke competenties. Het gaat echter ook om morele competenties. Dat wil zeggen: niet alleen het 'wat' en 'hoe' maar ook het 'waarom' en 'voor wie' en 'door wie' zijn van belang (Jansen, 2007). Zo meten we professionele deugdelijkheid niet alleen aan de hand van protocollen en standaarden, maar ook aan de hand van morele criteria. Hier bestaat echter het gevaar van een benepen soort moraliseren, dat wil zeggen: het gevaar dat professionaliteit wordt genormeerd aan de hand van algemene waardeoordelen zonder acht te slaan op specifieke omstandigheden of bedoelingen.

Er bestaat ook een positieve variant van moraliseren die onder andere door Tonkens et al. (2007) is uitgewerkt. Moraliseren is in die variant: 'het ontwikkelen en uitdragen van een visie op het goede leven en de goede samenleving'. Moraliseren in die zin is essentieel voor de professional van nu. Dat is de kern van het volgende betoog. Eerst wordt het begrip deugdelijkheid in morele zin onderzocht. Vervolgens zal daarop aansluitend het concept normatieve professionaliteit worden uitgewerkt. Ten slotte zullen we uitwerken wat dit betekent voor de beroepsidentiteit. Aansprakelijkheid in morele zin is alleen te realiseren door een professional die weet waar hij voor staat, een professional met een sterk besef van zichzelf en een sterk besef van wat hij met zijn beroep wil bereiken, voor zichzelf en voor anderen. Aansprakelijkheid is uiteindelijk verbonden met een idee van 'goed leven' in aristotelische zin.

4.2 Deugdelijkheid

De momenteel in de tertiaire sector populaire besliskunde met zijn promotie van behandelprotocollen lijkt te veronderstellen dat mensen rationele beslissers zijn. De vraag is of dat zo is. Mensen, en dus ook hulpverleners, zijn over het algemeen minder vatbaar voor rationele argumenten dan we graag willen geloven. Onze ratio staat stevig onder invloed van ons gevoel. Irrationele argumenten kunnen een belangrijk deel van onze keuzes bepalen. Standaarden en protocollen zijn gebaseerd op rationele argumenten. Zij geven aan wat een professional in gegeven omstandigheden dient te doen of te laten en hoe hij zich dient te gedragen. Toch levert het slaafs uitvoeren van dit soort richtlijnen niet zonder meer de kwaliteit van zorg op die verwacht mag worden. Een professional ontleent zijn specifieke identiteit niet alleen aan het door hem uitgevoerde takenpakket, maar ook aan de wijze waarop hij zich als persoon engageert in zijn werk (Gastmans, 2000). Effectonderzoek naar het welslagen van hulpverleningsprocessen toont aan dat de aspecifieke factoren – te weten eigenschappen als authenticiteit en eerlijkheid – van grote betekenis zijn, naast specifieke factoren – namelijk kennis en vaardigheden. Deugdelijkheid bepaalt de kwaliteit van een beroepshouding en bepaalt daarmee de kwaliteit van de dienstverlening of hulpverlening (Jansen, 2007). Deugdelijkheid heeft te maken met doelmatigheid en effectiviteit. Iets deugt als het doet waarvoor het bedoeld is. Een mes deugt als het goed snijdt, een stoel deugt als hij goed zit. Zo gauw we echter meer abstracte zaken op die manier bevragen, wordt het een stuk ingewikkelder. Bijvoorbeeld: zorg deugt als... de zorg goed is? Onderwijs deugt als... het goed onderwijst? Nog ingewikkelder wordt het als we het antwoord willen geven op de vraag wanneer een mens deugt. Een mens deugt als... hij of zij goed menst? Maar wat is dat precies? Aristoteles zocht al naar een antwoord op die vraag. Deugdelijkheid heeft bij hem te maken met het streven naar *eudaimonia*. Het doel van het leven is goed leven en goed handelen, hetgeen samenvalt met gelukkig zijn. Hij bedoelt dit vooral als een activiteit en niet als een gemoedstoestand (Graste, 1997).

We kunnen vijf kenmerken van deugdelijkheid onderscheiden en baseren ons daarbij op de ideeën van Aristoteles daarover (Jansen, 2007). Allereerst is deugdelijkheid niet iets wat je op een gegeven moment 'bereikt', waarna je als deugdzaam mens op je lauweren kunt rusten. Deugdelijkheid is bij Aristoteles een project dat een heel mensenleven omspant. Zijn begrip van geluk en welzijn is aldus veel minder momentaan dan de gangbare hedendaagse invulling ervan. Geluk en welzijn worden je niet in de schoot geworpen.

Een tweede kenmerk, dat met het eerste samenhangt, is dat een mens door aanleg of opvoeding toevallig eens deugdzaam kan handelen, maar dat is niet wat Aristoteles bedoelt met deugdelijkheid. Echte deugdelijkheid is gebaseerd op een innerlijke wil en keuze. Zij komt tot stand door oefening, waardoor je niet afhankelijk bent van voorbijgaande emoties en verlangens. Daarom zegt hij ook dat deugdzaam handelen wordt geleid door 'praktische wijsheid'. Praktische wijsheid of *phronèsis* is een essentieel element in de aristotelische deugdenleer. Aristoteles vindt praktische wijsheid van belang om in een bepaalde situatie te zoeken naar het juiste midden tussen twee uitersten. Deugdzaam handelen is dus afgewogen handelen. Deugden gaan in tegen impulsen en neigingen. Deugden beoefenen is kiezen. Dergelijke keuzes vereisen oordeelsvermogen om het juiste te doen op de juiste plaats, op het juiste moment, op de juiste manier. Dus het is nooit routine. Elke praktijk heeft regels nodig om de werkzaamheid ervan te stroomlijnen. Op kleine schaal zijn dat afspraken, op grote schaal zijn dat wetten en regels. Om je aan de afspraken of wetten te houden, moet je deugdzaam zijn, maar goede afspraken en wetten komen ook uit een deugdzame houding voort. Ergens tussen 'niet goed genoeg handelen' en 'niet volgens de wet handelen' zit een grijs gebied. Daar dien je overeenkomstig de juiste regel te handelen, dat wil zeggen: min of meer tussen de twee uitersten in die elke deugd vergezellen.

Er is nog een derde kenmerk aan deugdelijkheid te onderscheiden. Essentieel is dat deugdelijkheid als geïsoleerde eigenschap van een individu niet veel voorstelt. Deugdelijkheid van een individu heeft altijd betrekking op de gemeenschap waarin hij leeft. Een deugd is dus niet alleen gericht op het goede voor mij of voor een of enkele anderen. Het goede waarnaar men streeft, heeft alles te maken met het goede voor een hele gemeenschap. Er is dus een relatie tussen wat voor mij goed is en wat voor de gemeenschap goed is. Daarin zit ook precies het verband tussen deugden die betrekking hebben op een individu en wetten en regels die een gemeenschap in stand houden. Gemeenschap is hier bedoeld als een concrete entiteit. De omvang ervan kan verschillend zijn. De omvangrijkste vorm is de wereldgemeenschap van mensen, de kleinste is de familie- of vriendenkring.

Om uitleg te geven aan de betekenis die deugden voor een gemeenschap hebben, gebruikt Aristoteles de term 'praktijk', en dat brengt ons bij het vierde kenmerk van deugdelijkheid: deugdelijkheid kan zich niet beperken tot juiste bedoelingen, maar moet tot uitdrukking gebracht worden in een activiteit. Het moet gedáán worden en het moet goed gedaan worden. Het begrip 'praktijk' maakt dat duidelijk. Deugden bevorderen de onderlinge samenwerking, versterken de onderlinge band en helpen de deelnemers van een praktijk zo goed mogelijk de doelstellingen van die praktijk te realiseren: uitstekende muziek, verdieping van kennis, excellente zorg. Dus die praktijken kunnen pas gedijen, als het beste resultaat wordt nagestreefd, als de deelnemers niet alleen over adequate kennis en vaardigheden beschikken maar ook over morele kwaliteiten om het beste eruit te halen. Het niveau van kennis en vaardigheden blijkt dan 'waardenvol', dus moreel van betekenis te zijn. Immers, een zo goed mogelijke toepassing van kennis en vaardigheden genereert de beste praktijksituatie. Met andere woorden: het streven naar excellentie is moreel relevant, omdat het goede voor mij en het goede voor de gemeenschap optimaal wordt gerealiseerd. Het begrip gemeenschap is overigens heel concreet. Het verwijst niet naar een ahistorische universele gemeenschap van mensen, maar naar de groepen en sociale verbanden waarin we leven.

Ten slotte is er een vijfde kenmerk te onderscheiden. Deugdelijkheid is meer dan het bezit van één enkele goede eigenschap. Het gaat bij deugdelijkheid, zoals we hebben gezien, om een leven dat in zijn geheel genomen als goed beschouwd moet kunnen worden. Dat kunnen we slechts bereiken door middel van praktijken, door concreet handelen samen met anderen. Die praktijken vereisen meer dan één deugd. Eerlijkheid zonder trouw is mager, moed zonder mededogen kil. Men moet over verschillende deugden beschikken die allerlei, zo niet alle, facetten van het leven dekken. Dit is dus een vijfde kenmerk van deugdelijkheid.

Aristoteles onderscheidt zo acht gebieden waarin sprake is van optimaal functioneren. Dit betreft terreinen waarop iedereen hoe dan ook een bepaalde houding moet innemen. Het is naar zijn mening essentieel een middenpositie in te nemen tussen twee uitersten. Die middenpositie is voor iedereen verschillend. Zo is moed het midden tussen overmoed en lafheid, maar wat moed is in de ene situatie kan in een andere situatie overmoed of lafheid zijn. Zo kan matigheid worden beschouwd als het juiste midden in ons streven naar genot, maar die middenpositie ligt voor iedereen op een ander punt van het continuüm tussen te veel en te weinig genot. Aristoteles' deugdenleer heeft al eeuwenlang zijn invloed op ons zedelijk denken uitgeoefend. Het maakt duidelijk dat deugdzaam menselijk gedrag altijd te maken heeft met het zoeken van een juist evenwicht tussen twee uitersten. Nog belangrijker dan dat is het feit dat zijn deugdenleer duidelijk maakt dat moraal aangeleerd wordt door oefening en dat juiste bedoelingen pas tellen als zij gerealiseerd worden of dat ten minste de intentie bestaat ze te realiseren.

Deugdenschema van Aristoteles

Aristoteles hanteert een schema waarin de volgende deugden het juiste 'midden' beschrijven tussen twee uitersten. Het gaat om moed, gematigdheid, vrijgevig-

gebied	teveel	midden	tekort
zelfvertrouwen/angst	overmoedigheid	moed	lafheid
genot/pijn	losbandigheid	gematigdheid	ongevoeligheid
geven/ontvangen van geld	verkwisting	vrijgevigheid	gierigheid
eer/oneer	verwaandheid	grootsheid	bekrompenheid
woede	lichtgeraaktheid	zachtmoedigheid	onaangedaanheid
sociale omgang	opschepperij	waarachtigheid	geveinsde onwetendheid
schaamte	verlegenheid	schaamtegevoel	schaamteloosheid
pijn/genot	afgunst	morele verontwaardiging	leedvermaak

heid, grootsheid, zachtmoedigheid, waarachtigheid, besef van schaamte, morele verontwaardiging.

4.3 Normatieve professionaliteit

Deugdelijkheid als moreel principe, zoals hierboven is uiteengezet, is een sturende factor voor professionele kennis en vaardigheden. Niet de manier waarop professionals kennis verwerven maar de manier waarop zij openstaan voor kennis en deze kennis gebruiken, heeft een morele component, net zoals de manier waarop zij handelen. Professionaliteit als een specifieke combinatie van kennis, kunde, persoonlijkheidskenmerken en ethos krijgt zo een normatieve betekenis. Normatieve professionaliteit is te omschrijven als: 'de bewustwording van het krachtenveld van verschillende normen (maatschappelijk-organisatorische, professionele en persoonlijke) waarin de professional zich bevindt en het zoeken naar de juiste rechtvaardigheidsgrond voor het professionele handelen, die per situatie kan verschillen en om een afweging (vooraf, tijdens en achteraf) vraagt' (Jacobs et al., 2008).

Onder de noemer normatieve professionaliteit kunnen we drie aspecten onder de aandacht brengen die de hachelijke positie van professionals tussen regeldwang en regeldrang verduidelijken:

1 verbreding van de kennisbronnen die de professional ten dienste staan;
2 aandacht voor de waardegeladenheid van professionele keuzes, handelingen en beslissingen;
3 nadruk op de betekenis van reflectie voor professionele en persoonlijke ontplooiing.

De rationaliteit van het professioneel handelen lijkt verzekerd te zijn doordat zij zich voegt naar het regime van de 'wetenschap van de professie', maar dat is een te beperkte kijk op de wereld van de professionals. Meij (2008, 94) noemt in dat verband vijf problemen. Ten eerste zien we in de moderne maatschappij dat de exclusiviteit van specifieke wetenschappelijke kennisdomeinen afneemt door bredere en fundamentelere spreiding van kennis. Het gemiddelde kennisniveau van mensen is de laatste decennia enorm toegenomen, evenals de mogelijkheden om tot allerlei kennisbronnen door te dringen. Ten tweede verandert de productie van kennis. Werd die voorheen exclusief in universiteiten binnen een wetenschappelijke discipline ontwikkeld, nu gebeurt dat steeds vaker in het 'dagelijks leven' en is toepassingsgericht, contextueel en interactief van karakter. Ten derde verdwijnt in toenemende mate het vertrouwen in het exclusieve recht van professionals om de geldigheidsclaims van professionele oordelen exclusief bij zichzelf te leggen. We zien een toenemende eis tot publieke verantwoording. Ten vierde zien we steeds meer aandacht en waardering voor niet louter empirisch getoetste of toetsbare kennis als basis voor de professionele praxis. Andere niet academische kennisbronnen krijgen zodoende meer ruimte, hetgeen onder andere betekent dat we inzien dat het professioneel handelen zelf kennis genereert. Ten slotte, de nadruk op de wetenschappelijke grondslag van de professionele rede leidt tot verwijdering van morele vragen uit de professionele praxis of de reductie van deze vragen tot een beroepsethiek die alleen door de professionals zelf zou zijn te beoordelen.

Deze vijf problemen rond de aard en werking van professionaliteit dienen tot gevolg te hebben dat de relatie tussen professionaliteit en wetenschap en de relatie tot cliënten, burgers en politici opnieuw worden geformuleerd. Deze taak ligt niet uitsluitend maar wel principieel bij de professional zelf. Uitvoering van deze taak gebeurt niet door persoonlijke reflectie binnen de veilige muren van de professionele beroepsgroep maar publiekelijk, door middel van verantwoording van inzichten en bedoelingen en van methoden en technieken, zowel in wetenschappelijke tijdschriften als ook door deelname aan het publieke debat, om zo professionele gezichtspunten te verbinden met actuele maatschappelijke vraagstukken.

Meij pleit er vervolgens voor aan iedere professionele handeling drie vragen te stellen: is de handeling pragmatisch doeltreffend, leidt zij esthetisch tot een geslaagde professionele levensstijl en is zij moreel juist. Daarmee verbindt hij drie rationaliteitsdomeinen – pragmatiek, esthetiek en moraal – waarbij drie criteria horen: effectiviteit, authenticiteit en morele juistheid. Op die manier weet hij een verbinding te leggen tussen drie elementaire aspecten van moderne professionaliteit die een duidelijk normatief karakter hebben. Effectiviteit verwijst naar betrouwbaarheid in oordeelkundigheid en vaardigheid. Esthetiek verwijst naar beroepsvervulling ofwel naar de mate waarin een professional zichzelf kan realiseren in zijn beroep. Dat heeft te maken met persoonlijke identiteit(sontwikkeling) en beroepsidentiteit, met idealen en visies. Morele juistheid heeft te maken met gerechtigheid, want een professioneel oordeel is uiteindelijk niet juist omdat een professional integer is, of professionele waarden realiseert of volgens de regels der kunst handelt of omdat zijn cliënt het met hem eens is, maar omdat het rekening houdt met de rechten, belangen en wensen van alle betrokkenen. Hiermee is het adagium in de gezondheidszorg gerelativeerd dat er patiëntgericht gewerkt moet worden, in die zin dat patiëntgericht werken slechts weloverwogen in strijd mag zijn met belangen van andere patiënten of betrokkenen. Meij (2008, 101) legt dit laatste uit:

> Een moreel oordeel ziet er als volgt uit: 'ik doe handeling h, en dat is moreel juist, omwille van argument a_{1-n}, ondanks argument b_{1-n}.' Het tweede deel van deze formulering laat zien dat een moreel oordeel altijd in meer of mindere mate schade aan anderen toebrengt. 'Moreel juist oordelen' van professionals betekent kortweg anderen schade toebrengen die rechtvaardig is.
> Elke keuze die je in verband met een concrete hulpvraag maakt, gaat op een of andere manier ten koste van een andere hulpvraag. Al is het maar uit het oogpunt van tijdsbesteding of het gebruik van hulpmiddelen die niet voor een ander zijn in te zetten.

4.4 Beroepsidentiteit

De esthetische kant van professionaliteit heeft betrekking op schoonheid en begrippen als 'mooi' en 'lelijk'. Als iemand zegt dat hij een mooi beroep heeft, dan bedoelt hij waarschijnlijk dat hetgeen die beroepsuitoefening hem levert, een vervulling is van zijn verwachtingen. Die verwachtingen zullen zowel een concrete waardecomponent hebben, zoals status en inkomen, als een idealistische, zoals aanzien, bevrediging, gevoel van nut. Een mens is het gelukkigst met een beroep dat hem of haar helpt zich als mens te verwezenlijken. Dat wil zoveel zeggen als: een beroep dat invulling geeft aan 'goed leven' in de aristotelische zin van het woord. In die zin raakt esthetiek aan het begrip deugdelijkheid, dat hiervoor is uitgelegd.

> Aristoteles schrijft in Ethica Nicomachea:
>
> Elke vaardigheid en elke wetenschap – evenals elke handeling en elke keuze – is, zo meent men algemeen, gericht op iets goeds. Daarom heeft men terecht het goede gedefinieerd als datgene waarop alles afgestemd is. [...] Omdat er allerlei handelingen, vakbekwaamheden en wetenschappen bestaan, zijn er ook allerlei doeleinden: het doel van de geneeskunde is de gezondheid, van de scheepsbouw een schip, van de strategie overwinning en van de economie rijkdom. [...] Gegeven dat alle kenmerken en willen afgestemd is op een goed, wat is dan het goed waarop volgens ons de politiek gericht is? Wat is met andere woorden het hoogste van alle goede dingen die we door ons handelen kunnen bereiken? Over de naam van dit goed is iedereen het wel ongeveer eens: de meerderheid zo goed als de meer ontwikkelden noemen dit goede geluk.
>
> Uit: Ethica, 25-27, vertaald door Christine Pannier en Jean Verhaeghe.

De esthetiek van professionaliteit bedoelen we hier normatief. Het heeft te maken met levensverwachtingen, met echtheid of authenticiteit, met de mate waarin een persoon in staat is zichzelf tot uitdrukking te brengen in zijn beroep. De vraag is vervolgens: wat is dat precies, jezelf tot uitdrukking brengen? Het wijst naar een sterk zelfbesef. Maar is dat dan een voorwaarde voor professionaliteit of bereik je dat zelfbegrip pas door de manier waarop je je beroep uitoefent? Beide, zoals we zullen zien.

Zelfbesef heeft een opmerkelijke dynamiek. Het heeft tegelijk te maken met verandering en stabiliteit. Wij zijn dezelfden die we tien, twintig, dertig jaar geleden zijn, maar eigenlijk ook niet. Je loopt in de stad en opeens word je aangesproken door iemand die jou kent van de middelbare school, en jij herkent haar ook van die tijd. Toch zijn jullie niet dezelfde personen als toen, op die middelbare school. Je bent tegelijkertijd dezelfde als niet dezelfde uit die middelbareschooltijd. Door gebeurtenissen en ervaringen ben je veranderd. Je hebt andere inzichten dan vroeger. Zelfs als je in grote lijnen hetzelfde denkt als vroeger ben je niet dezelfde als toen. Dwars door de tijd heen kun je desondanks trouw gebleven zijn aan idealen uit je jeugd en aan de mensen om wie je geeft.

Maar, hoe weten we dan wie we zijn als er een veranderend deel en een onveranderd deel in ons zit? Het antwoord op die vraag kunnen we alleen geven door een verhaal te vertellen. Dat is de reden dat we elkaar nadat we elkaar een (lange) tijd niet gezien hebben, vragen: Hoe gaat het met je? Daar kun je alleen op reageren door een verhaal te vertellen van gebeurtenissen en belevenissen die duidelijk maken dat je zowel dezelfde bent als x jaar geleden als een ander, omdat het leven je veranderd heeft. We hebben dus als mens een verhalende identiteit. Daarom bedoelen we met 'mens' dat het om meer gaat dan de biologische soort. Met 'mens' bedoelen we hier 'persoon'. Vorstenbosch (2005, 98) legt dat als volgt uit:

> 'Persoon' staat voor de speciale manier waarop mensen hun bestaan leiden en hun identiteit beleven, namelijk als een in de tijd zich ontwikkelend 'verhaal', waarvan zij zelf voor een belangrijk deel de auteur en vormgever zijn en dat van binnenuit betekenis krijgt. De mens is volgens deze 'narratieve' benadering veel meer dan een biologisch organisme. Een persoon onderscheidt zich van alle andere

wezens door een bijzondere manier waarop gedragingen, gevoelens en behoeften vorm en inhoud krijgen, door de manier waarop een persoon ze zin en betekenis kan geven, er afstand van kan nemen, kan ordenen en waarderen volgens normen of een eigen opvatting van wat goed is. [...] Maar niet alle mensen zijn personen. Persoon-zijn veronderstelt verstandelijke, emotionele en praktische vermogens, zoals redeneren, kiezen, denken, liefhebben en zorgen, die niet ieder mens die uit een mens geboren is heeft. Of meteen heeft, of nog heeft, of in dezelfde mate heeft. Kortom, iedere persoon is een mens, maar niet ieder mens is een persoon.

De notie 'verhaal' maakt duidelijk hoe veranderlijkheid en stabiliteit in een persoon bij elkaar komen en zo zijn identiteit bepalen. Ik ben dezelfde als twintig jaar geleden en toch ben ik veranderd. Door mijn ervaringen heb ik nieuwe inzichten, opvattingen, ideeën gekregen. Ik kan door ziekte en ouderdom er anders uitzien, me anders voelen en toch ben ik ook nog dezelfde persoon als toen. Persoonlijke identiteit heeft dus altijd te maken met twee aspecten: onveranderlijkheid en dynamiek. Toch kunnen we niet volstaan met deze uitleg. Volgens de Franse filosoof Ricoeur (1994, 165) is identiteit in essentie ook een morele identiteit, want identiteit is niet alleen het antwoord op de vraag 'Wie ben ik?' maar zal ook het antwoord moeten zijn op de vraag 'Waar sta ik voor?' Ricoeur verantwoordt die uitbreiding van het identiteitsbesef door een verschil te maken tussen narratieve identiteit en ethische identiteit.

Zelfbegrip is een kwestie van interpreteren en in de vorm van het verhaal vinden we alle elementen die zich ook in een mensenleven aandienen en die als een tekst te interpreteren zijn. Iemand blijft een abstractie, ook voor zichzelf, zolang hij niet gezien wordt als een figuur in een verhaal. Een verhaal is een geheel, terwijl het tevens een samenraapsel lijkt van toevallige gebeurtenissen. Een verband tussen losse gebeurtenissen enerzijds en het geheel van een mensenleven anderzijds is niet logisch; we kunnen niet het een uit het ander afleiden, maar het is ook niet puur toevallig. Gebeurtenissen worden in een verhaal verbonden met andere gebeurtenissen en zo ontstaat een zinvol verband. Wat een persoon overkomt in zijn leven krijgt aldus iets van een bestemming. Men raakt, als in een intrige, verwikkeld in gebeurtenissen. Die intrige produceert een zekere eenheid in de verschillende elementen van het verhaal (De Boer, 1999, 394). Een belangrijk effect van narratieve identiteit is dat we mensen niet meer zien als geïsoleerde entiteiten. Volgens Ricoeur is dat echter niet het enige aspect van identiteit. Een persoon is vooral een morele identiteit. Dat is een vorm van identiteit die de narratieve identiteit overstijgt. De mens maakt zich aanspreekbaar en is aansprakelijk voor zijn daden. 'Ik' neem verantwoordelijkheid voor degene die 'ik' ben (geworden). Daarin word 'ik' mijzelf en 'ik' doe dit ten overstaan van anderen. We kunnen het beschouwen als een statement: *hier ben ik!* Dat heeft niets met stoer doen te maken, met een hoge borst opzetten, maar met zorg en aandacht voor de ander, want identiteit, onze zelfheid, is alleen te begrijpen in relatie met andere identiteiten. Een mensenleven is verweven met dat van anderen. Daarom past een term als verantwoordelijkheid hier. Het gaat om zowel 'rekenen op' als 'aansprakelijkheid voor'. Dit komt overeen met wat Baart (2000, p. 828) in zijn theorie van de presentie het trouwe aanbod van zichzelf noemt, waar hij de essentie van normatieve professionaliteit beschrijft.

Er zijn volgens Ricoeur nog twee aspecten aan identiteit te onderscheiden die onze aandacht verdienen. Allereerst wijst het feit dat we onszelf kennen als dezelfde én als niet dezelfde van x jaar of x maanden geleden, op identiteit als het resultaat van inspanning. *Hier ben ik* is een fundamenteel moreel statement. Een persoon, elke persoon, is te typeren als een identiteit die zich manifesteert in trouw aan zichzelf en aan anderen. Mensen hebben elkaar daarbij nodig. Als zodanig moeten we identiteit beschouwen als een levensopdracht die we samen met anderen dienen te realiseren. Baart bedoelt met zijn notie 'presentie' vooral de presentie van de professional aan de patiënt/cliënt. Hij doet daarbij een beroep op een kwaliteit van menselijkheid die overeenkomt met Ricoeurs appèl. Ricoeur bedoelt zijn presentie als een algemeen menselijke opdracht. Vertaald naar de professionele praktijk in zorg, welzijn en onderwijs zou je kunnen zeggen: in moreel opzicht is de taak van een professional: zorg dragen voor het vermogen van de cliënt, patiënt of student/leerling om zich als een individu te presenteren, zoals de cliënt, patiënt of student/leerling moreel verplicht is te zorgen dat de professional zich als individu kan presenteren.

4.5 Aansprakelijkheid

Aansprakelijkheid betekent jezelf aanspreken en je door anderen laten aanspreken. Aansprakelijkheid gaat verder dan het loutere feit dat je iets gevraagd kan worden. Als moreel begrip wijst het niet alleen op verantwoordelijkheid voor je daden, maar ook op doelmatigheid van een hogere orde. Deze doelmatigheid heeft immers betrekking op ideeën over het goede leven. Volgens Aristoteles vallen goed leven en goed handelen samen met gelukkig zijn. We moeten dat gelukkig zijn niet zien als een gevoelstoestand, maar als een activiteit die een heel leven omspant. We kunnen dan ook beter spreken van welzijn en voorspoed (Graste, 1997, 103). Ricoeur wijst erop dat ons persoonlijk geluk, of welzijn en voorspoed, altijd verbonden is met dat van anderen. Anderen die we kennen, onze naasten, maar ook de onbekende anderen, de gemeenschap van mensen. Hij brengt een verbinding tot stand tussen de vraag naar een goed leven op individueel niveau met de vraag naar een goed leven voor alle mensen. Van den Ende & Kunneman (2008, 73) geven de complexiteit van het goede leven weer als in figuur 4.1.

Met dit figuur maken zij de morele lading van normatieve professionaliteit duidelijk. Het geeft op de verticale as uitdrukking aan de spanning tussen systeemwereld en leefwereld, ofwel het onderscheid tussen het menselijk functioneren in systemen en instituties enerzijds en het directe persoonlijke contact met anderen anderzijds; op de horizontale as wordt uitdrukking gegeven aan de spanning tussen privébelang en solidariteit. Het gaat hier om bewustwording van het feit dat je als professional altijd binnen deze spanningsvelden functioneert en dat je dus altijd te maken hebt met normatief geladen keuzes. En dat niet alleen! Belangrijk is dat er niet eenzijdig een accent gelegd wordt op aandacht voor zorg en compassie of op dat we gefocust zijn op het belang van een patiënt of cliënt, maar dat we ook aandacht hebben voor humanisering en het versterken van de morele betekenis en werkzaamheid van systemen. Publieke professionaliteit kent daarom twee aspecten: ze is gericht op de noden en behoeften van mensen en ze is gericht op het opbouwen en onderhouden van rechtvaardige instituties die dat mogelijk maken.

De kwadrant linksonder in figuur 4.1 heeft te maken met aandacht en presentie, met jezelf onbevooroordeeld beschikbaar stellen voor de ander, het trouwe aanbod van jezelf. Baarts presentietheorie (2000) past hierin, een theorie die tegenwoordig heel veel aandacht krijgt in de gezondheidszorg en het welzijnswerk. De kwadrant linksboven brengt de humanisering van institutionele structuren in de samenleving in zicht, zoals versterking van mensenrechten, verbetering van sociale voorzieningen en maatschappelijk verantwoord ondernemen. De relatie tussen die twee kwadranten is in de presentietheorie van Baart amper uitgewerkt. Ricoeur wijst daar wel een weg.

Bij Ricoeur is liefdevolle zorgzaamheid en toewijding een houding die correspondeert met een essentieel moreel doel in een mensenleven. De algemene morele doelstelling van ieder mens is volgens hem samen te vatten

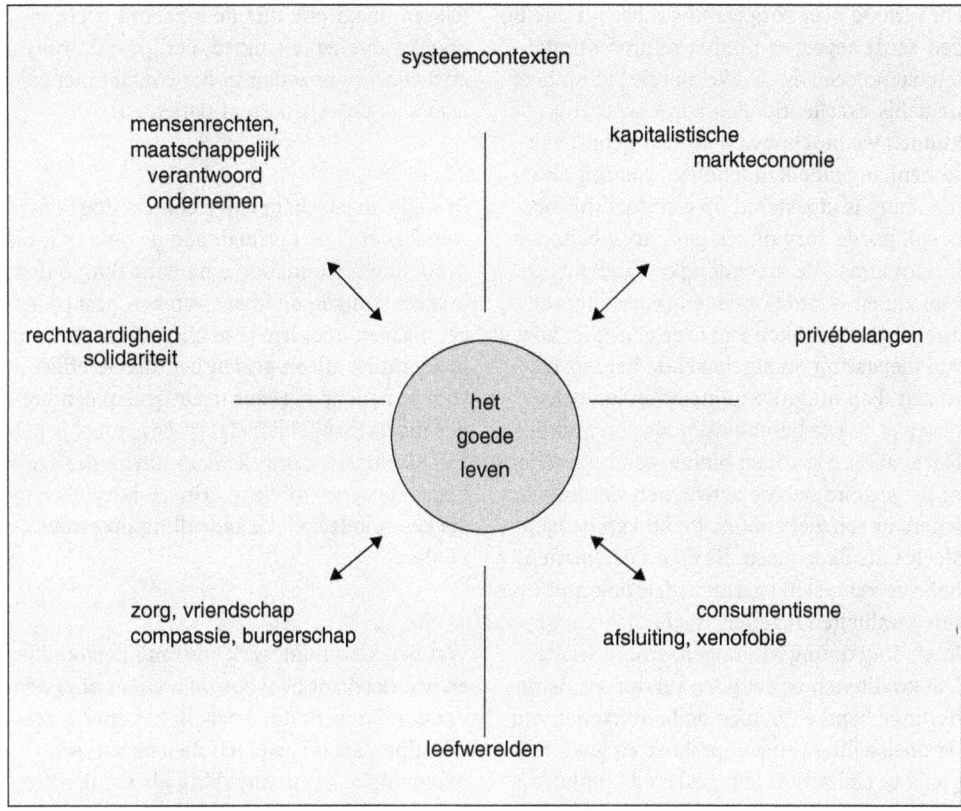

Figuur 4.1 Het goede leven.

Naar: Ende, T. van & Kunneman, H. (2008, 73).

in de uitspraak: *richt je op goed leven, met en voor anderen, in rechtvaardige instituties*. Gericht zijn op goed leven komt overeen met de opvatting van Aristoteles over deugdzaamheid. Door daaraan toe te voegen dat je dat 'met en voor anderen' dient te doen, stelt Ricoeur vast dat iedere persoonlijke invulling van 'goed leven' getoetst moet worden aan ideeën van anderen daarover. Dit gebeurt bij voorkeur in openbaar debat, want het moet uiteindelijk leiden tot zoiets als in rechtvaardigheid samenleven. Tegen die achtergrond is zorgzaamheid of toewijding (te vergelijken met Baarts presentie) een eigenschap die als het ware op drie niveaus moet worden toegepast. Slechts op basis van zelfachting zal respect voor de ander plaats kunnen vinden in de vorm van zorgzaamheid en toewijding en in de vorm van gelijkwaardigheid op het niveau van samenleven. Omgekeerd is zelfachting het resultaat van de zorgzaamheid van anderen en van het respect van anderen als je zelf gelijkwaardig en rechtvaardig behandeld wordt (Ricoeur, 1994, p. 174). Ricoeur maakt hiermee duidelijk dat zorgzaamheid als houding altijd verbonden is met jezelf en de ander die je kent, die je tegenkomt, die een gezicht voor je heeft, en de ander die je niet kent. Alleen vanuit een besef van samenhang tussen die drie aspecten van humaniteit is een relatie te maken tussen de twee linkerkwadranten uit figuur 4.1, omdat de ene kwadrant voorwaardelijk voor de ander is.

Dit vertoog over zorgzaamheid brengt ons bij een derde aspect van publieke professionaliteit dat ook een duidelijke morele lading heeft, namelijk excellentie. Een beroepspraktijk kunnen we beschouwen als een geheel van samenhangende handelingen, waarbij de samenhang is afgestemd op een doel (bijvoorbeeld: goede zorg of een geslaagde behandeling) waaraan de afzonderlijke handelingen hun zin en waarde ontlenen (Vorstenbosch, 2005, 23). Praktijken zijn overigens niet alleen van toepassing op afgebakende beroepsterreinen. Een multidisciplinaire onderzoeksgroep is ook te beschouwen als een praktijk. Net zoals een lectoraat binnen een hogeschool of de gecoördineerde activiteiten van hulpverleners in een ziekenhuis. Praktijken gedijen slechts als de mensen die eraan deelnemen behalve kennis en vaardigheden ook hun morele kwaliteiten inzetten, zoals moed, eerlijkheid, doorzettingsvermogen, trouw, liefde. Die kwaliteiten of deugden versterken de onderlinge band en helpen de betrokkenen om de doelstelling van een praktijk zo goed mogelijk te realiseren. Een geslaagde praktijk is die praktijk waarin de deelnemers zich inzetten om er letterlijk het beste van te maken. Excellentie dus. Professionaliteit en drang tot excellentie zijn onlosmakelijk met elkaar verbonden volgens de aristotelische opvatting over goed leven.

4.6 Conclusie

Als je als professional wilt vaststellen hoe het staat met de kwaliteit van je werk, kun je jezelf met de volgende vier vragen aanspreken en laten aanspreken.

1 Hoe doe ik mijn werk?

Het antwoord op deze vraag heeft niet alleen betrekking op het wetenschappelijk karakter van een evidence-based practice, dus op adequate kennis en de daarmee samenhangende vaardigheden, maar ook op drang tot excellentie. Excellentie heeft hier qualitate qua te maken met de noodzaak om de meest verantwoorde wetenschappelijke inzichten toe te passen, maar ook met de inzet om persoonlijke kwaliteiten als moed, eerlijkheid, trouw enzovoort in te zetten in het contact met collega's en met cliënten of patiënten.

2 Wat doe ik?

In welke maatschappelijke context doe ik mijn werk? Hier is niet primair aan de orde of je als professional handeling a na handeling b doet overeenkomstig de logica van een best practice, maar in hoeverre je te allen tijde weet wat je doet, niet alleen gezien het directe effect voor je patiënt of cliënt maar gezien een breder maatschappelijk belang. Beschouw je jezelf slechts als een bekwaam uitvoerder van bepaalde acties of zie je kritisch burgerschap als een noodzakelijke aanvulling op professionaliteit?

3 Waarom doe ik het?

Wat betekent mijn werk voor mij persoonlijk en wat betekent het voor mijn cliënt of patiënt dat ik mijn werk doe zoals ik het doe? Professionaliteit staat zowel ten dienste van een persoonlijke levensvervulling als ten dienste van het welzijn en het geluk van anderen. Wat betekent zo gezien welzijn, geluk en gezondheid voor mij?

4 Wie ben ik?

In hoeverre weet ik wie ik ben door het werk wat ik doe? Persoonlijke levensvervulling kan pas slagen als je weet wie je als persoon bent, in de zin die verbonden is met de betekenis van het begrip 'persoon' ten opzichte van het algemenere begrip 'mens'. Men leert zichzelf kennen in de beroepsuitoefening en tegelijkertijd is zelfkennis een essentiële voorwaarde voor professionaliteit. Dit is aldus een levensomvattend project.

Literatuur

Baart, A. (2000). Een theorie van de presentie. Utrecht: Lemma.
Boer, Th. de (1999). De beproevingen van het zelf. In K. Boey, A. Cools, J. Leilich & E. Oger (Eds.) Ex

Libris van de filosofie in de 20ste eeuw. Deel 2: van 1950 tot 1998. Leuven/Amersfoort: Acco.

Ende, T. van den & Kunneman, H. (2008). Normatieve professionaliteit en normatieve professionalisering. Een pleidooi voor conceptuele verdieping. In G. Jacobs, R. Meij, H. Tenwolde & Y. Zomer (red.). Goed werk. Verkenningen van normatieve professionalisering. Utrecht: Humanistic University Press.

Gastmans, C. (2000). Morele houdingen in de verpleegkunde. In C. Gastmans & B. Dierckx de Casterlé (red.). Verpleegkundige excellentie. Verpleegkunde tussen praktijk en ethiek. Maarssen: Elsevier Gezondheidszorg.

Graste, J. (1997). Zorg voor de psyche. Een archeologie van psychotherapie. Nijmegen: Nijmegen University Press.

Jacobs, G., Meij, R., Tenwolde, H. & Zomer, Y. (red.) (2008). Goed werk. Verkenningen van normatieve professionalisering. Utrecht: Humanistic University Press

Jansen, M.G.M.J. (2007). Presentie en Prestatie. Sleutelbegrippen in een verpleegethiek. Utrecht: Universiteit voor Humanistiek.

Meij, R. (2008). Post-professionaliteit? In G. Jacobs, R. Meij, H. Tenwolde & Y. Zomer (red.) (2008). Goed werk. Verkenningen van normatieve professionalisering. Utrecht: Humanistic University Press.

Pannier, Ch. & Verhaeghe, J. (1999). Aristoteles' Ethica. Groningen: Historische uitgeverij.

Ricoeur, P. (1994). Oneself as Another. Chicago: University of Chicago Press.

Tonkens, E., Uitermark, J. & Ham, M. (2007). Handboek moraliseren. Burgerschap en ongedeelde moraal. Amsterdam: Van Gennip.

Vorstenbosch, J. (2005). Zorg. Een filosofische analyse. Amsterdam: Nieuwezijds.

Wet- en regelgeving van gezondheid en participatie – sociale constructie van gezondheidszorgbeleid

Juul van Ogtrop

5.1 Inleiding

Wat moeten zorgontwerpers met wet- en regelgeving? Alles. Ze moeten de regels heel goed kennen en weten hoe ze door wie worden geïnterpreteerd en waarom op die manier. Hoe een indicatieorgaan ertegen aankijkt en hoe een advocaat van een cliënt in een beroepszaak. Hoe een beleidsmaker schrijft, wat hij ermee bedoelt en wat je dus, in de geest van de wet, kunt bewerkstelligen. Maar ook en vooral, hoe je je tegen regels kunt wapenen, je collega's kunt beschermen en bewerkstelligen dat je kunt ontwikkelen wat je wilt ontwikkelen, vanuit het oogpunt van je klant, je organisatie, je collega's, de samenleving als geheel. Het betekent in de eerste plaats dat je de 'geest' van de wet moet aanvoelen. Waarvoor is hij in het leven geroepen, wat probeert men ermee te regelen, in te perken, af te stemmen. Daarna verdiep je je in hoe de wet uitpakt bij de diverse gremia waar jij mee te maken hebt. Wat doet de Nederlandse Zorgautoriteit met de wet, hoe gaat de Inspectie met de wet om, waar kijken gemeenteambtenaren naar en wat denkt het College voor Zorgverzekeringen? Welke belangen spelen een rol en wie zijn de vertegenwoordigers daarvan? Kijk naar collega-zorgondernemers, de issues van patiënten-cliëntencollectieven, mantelzorgplatforms. Wat gebeurt er in de publiciteit: wat komt op de televisie? Kijk ook naar de 'Dappere Dodo's': mensen die vanuit hun functie hun nek uitsteken en bewust ongehoorzaam of buiten het tuinhekje aan het spelen zijn. Hoe vergaat het hun? En last but not least: wat betekent de wet in het dagelijks leven van klanten: je moeder, je grootmoeder, je buurman? En de vraag is dan: hoe verhoud jij je als zorgontwerper tot de wet?

In dit hoofdstuk worden de achtergronden beschreven van de collegereeks 'wet- en regelgeving en participatie', gestart in oktober 2008 voor de Master Zorgtraject Ontwerp van de Hogeschool Utrecht. De theoretische onderbouwing hiervan vindt plaats in de volgende onderdelen:

1 Participatie: ICIDH, ICF, de sociale constructie van de handicap: aandacht voor gevolgen van ziekte is slechts dertig jaar oud.
2 Empowerment en inclusie – van exclusie naar inclusie: kwaliteit van leven versus kwaliteit van zorg.
3 De sociale constructie van wet- en regelgeving: visie, perspectieven, belangen. En dan de uitvoering: de bedoeling en het dilemma van de bureaucratie.
4 De master aan het werk: conclusies met betrekking tot een nieuwe professie.

5.2 Casus

Er was eens... een gezin bestaand uit vader, moeder, Pauline van 15 en Rosa van 8. Ze wonen met zijn allen in een klein dorp in het westen van het land. Vader werkt fulltime in het middelbaar onderwijs en moeder halftime als fysiotherapeut, Rosa zit op de basisschool, Pauline heeft het syndroom van Down. Rosa is geen 'gemakkelijk' kind. Ze vraagt en krijgt veel aandacht van de ouders, die bang zijn haar tekort te doen. Zij lijkt zich hier haast van bewust en kan manipulatief gedrag vertonen, waardoor de ouders, vooral de moeder, zich klemgezet voelen. Pauline is een vrolijk, gelijkmatig gehumeurd meisje, ze is klein voor haar leeftijd, ze houdt van paardrijden. Ze gaat graag naar de zmlk-school en heeft verder een druk programma met allerlei activiteiten.

Het beeld van een 'gewoon' gezin?
Waarschijnlijk niet. We kunnen gaan invullen: voor het werken van beide ouders in combinatie met twee opgroeiende kinderen moeten er zaken worden geregeld. Dat is niet uitzonderlijk. Wat natuurlijk uitzonderlijk is, is dat er voor een van beide kinderen, Pauline, wel veel moet worden geregeld. In Nederland wordt dat traditioneel binnen het domein van de gezondheidszorg opgepakt.
Is dat vreemd? Nee, oppervlakkig gezien niet; Pauline heeft immers een gezondheidsprobleem in enge zin, dat invloed heeft op haar dagelijks functioneren, om het mild uit te drukken.
Zij heeft een IQ minder dan 50, lichte beperkingen van de motoriek, het gezichtsvermogen en het gehoor en zij spreekt moeilijk. Ook heeft zij interne aandoeningen die vaak voorkomen bij het syndroom, zoals een schildklierprobleem, een groeistoornis waarvoor zij dagelijks een injectie krijgt en een darmaandoening waardoor zij zich aan een dieet moet houden. Ze is daar goed aan gewend. Met medicatie en een dieet heeft zij van de interne klachten geen beperkingen. Zij is wel klein voor haar leeftijd. Zij heeft ook de bij het syndroom vaak voorkomende hartafwijking, waarvoor zij twee operaties heeft ondergaan. Zij is daardoor blijvend licht beperkt bij inspanning. Buiten het syndroom om heeft zij terugkerende longklachten, waarvoor zij voortdurend medicatie gebruikt die vaak aangepast moet worden.
Hiermee is het medisch beeld van Pauline ongeveer geschetst, maar hebben we daarmee een beeld van haar?

De ondersteuning die de samenleving organiseert rond een gezin met dergelijke problematiek is in de loop der jaren nogal eens van aard, vorm en omvang veranderd. Deze situatiebeschrijving dient om te illustreren hoe wet- en regelgeving van de participatie vanaf de opbouw van de verzorgingsstaat vanuit de gezondheidszorg is geconstrueerd, dat wil zeggen dat we het gezondheidsprobleem als uitgangspunt nemen en van daaruit maatregelen bedenken die het dagelijks functioneren moeten optimaliseren. Deze maatregelen hebben in Nederland nogal vaak een institutioneel 'zorg'karakter, waarmee bedoeld wordt dat dit perspectief niet per se gedeeld hoeft te worden door de betrokkenen zelf. Dat het vanuit het oogpunt van kwaliteit van leven weleens te verkiezen zou kunnen zijn om belemmeringen op het gebied van de participatie van burgers met beperkingen op te heffen vanuit die domeinen waarop die belemmeringen zich bevinden. Te denken valt aan ondersteuning bij de activiteiten van het dagelijks leven (ADL), bij wonen, onderwijs, vervoer, werk, sociale contacten, ontplooiing en ontwikkeling.
De module die ten grondslag ligt aan dit hoofdstuk is opgebouwd volgens de lijn van de gezondheidszorg, via ondersteuning van participatie naar eigen wijsheid van de burger en een samenleving die dat verwelkomt. Van exclusie naar inclusie.

5.3 ICD, ICF en de sociale constructie van de handicap

Al langere tijd leeft bij de Gemeenschappelijke Medische Diensten (GMD)[1] de idee dat klanten geen gezondheidsprobleem hebben maar een deelnameprobleem. Dat is een logisch idee voor een organisatie die zich bezighoudt met de beoordeling van de mate van arbeidsgeschiktheid en de noodzaak van het verstrekken van levensvoorzieningen voor mensen met beperkingen. Voor medewerkers die afkomstig waren uit de gezondheidszorg, eind jaren tachtig, was dit een eyeopener. Een wijkverpleegkundige was vooral bezig mensen te verzorgen. Zelfredzaamheid was gereduceerd tot de persoonlijke verzorging: zelf naar de wc kunnen en zelf je rug afdrogen.

Onderzoek bij de afdeling Voorzieningen van de GMD leverde een model op dat 'de sociale constructie van de handicap' werd genoemd:[2] Op basis van de ICIDH (International Classification of Impairments, Disabilities en Handicaps, 1981) en het belasting-belastbaarheidsmodel (Van Dijk et al., 1990) dat werd

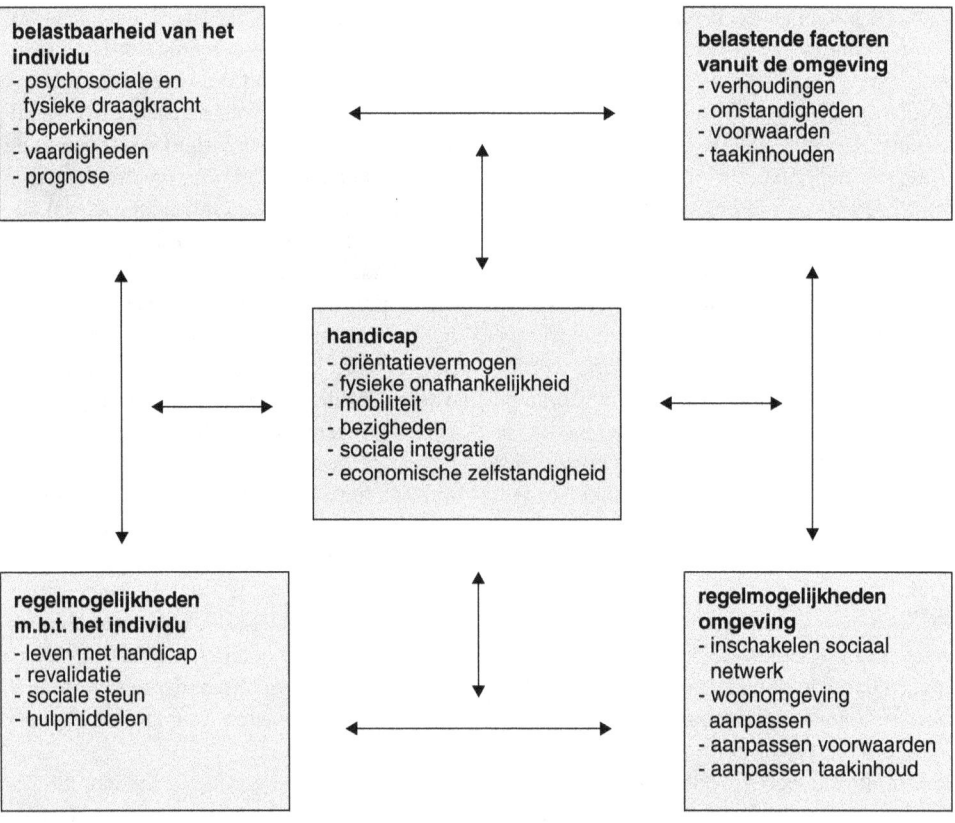

Figuur 5.1 Sociale constructie van de handicap.

1   Tot 1994 de landelijke organisatie die tot taak had de mate van arbeids(on)geschiktheid te beoordelen in het kader van de (toenmalige) Wet op de arbeidsongeschiktheidsverzekering (WAO) en de Algemene Arbeidsongeschiktheidswet (AAW).
2   Krogt, M. van der & Ogtrop, J.P.H.M. van (1994). Geïntegreerde indicatiestelling, een nieuw sturingsinstrument voor wonen, zorg en welzijn. Den Haag: VUGA.

gebruikt voor de beoordeling van arbeidsongeschiktheid, is het model van figuur 5.1 ontwikkeld om de parallel aan te geven tussen niet meedoen in arbeid en niet meedoen in het leven. Tegenwoordig zouden we dat participatie noemen.

De kern van dit model is: het ervaren van beperkingen in het dagelijks leven is een multidimensionale, dynamische aangelegenheid; er is nooit sprake van een status-quo. Omgevingsfactoren zijn net zo belangrijk als factoren gelegen in de persoon, maar de kunst is: hoe schakel je beperkende factoren (vanuit omgeving-persoon) uit en hulpbronnen (idem) in. Mensen streven voortdurend naar een balans tussen wat ze ervaren aan beperkingen en wat ze in huis hebben aan steun.

Als zij in 1900 was geboren, zou Pauline waarschijnlijk de leeftijd van 5 niet hebben gehaald.

Het medische model, waarin de ziekte centraal staat, heeft tot ver in de twintigste eeuw gezorgd voor een enorme vooruitgang op het terrein van de diagnosticering en behandeling van ziekten. De eeuwen voor de dramatische vooruitgang in de medische wetenschappen hadden deze aandoeningen wellicht nog tot een vroege dood geleid. Armoede in combinatie met een handicap was een fatale aandoening. Samen met – meer nog: door – verbeteringen in de welstand, hygiënische omstandigheden, voeding, opleiding heeft dit geleid tot grote verbeteringen in de levensverwachting van mensen met beperkingen. Overlijden of herstel (medisch model) maakte plaats voor de aandacht voor de gevolgen van chronisch ziek-zijn en het daaraan gekoppelde (gebrek aan) kwaliteit van leven (sociaal model).

De ICIDH (1980) en ICF, zoals de classificatie van het menselijk functioneren anno 2004 heet, zijn voorbeelden van integrale classificaties. Kern van de ICIDH is naast aandacht voor oorzaken (aandoening, ziekte, ongeval – het medische domein) ook aandacht voor de nadelige gevolgen van die ziekte op het functioneren in het dagelijks leven – de beperkingen en handicaps. Die specifieke aandacht is nodig omdat beperking en handicap een eigen logica en domein van handelen verdienen en niet – zoals te doen gebruikelijk – een verlengstuk/afgeleide zijn van het medische. Problemen inventariseren met behulp van de ICF levert een (serie van) momentopnamen op, waarin (steeds) de onderlinge wisselwerking van de relevante factoren in beeld wordt gebracht. In het echte leven veranderen beelden en wisselwerkingen natuurlijk voortdurend.

5.4 Empowerment en inclusie

Indien men aandacht heeft voor de kwaliteit van leven met een handicap, krijgen ook omgevingsfactoren de aandacht die ze verdienen. In de ICF heten ze externe factoren, ze zijn van invloed op of bepalend voor het functioneren: fysieke barrières en sociale omstandigheden, producten en voorzieningen, ondersteunende of belastende relaties, rolinhouden, beeldvorming en vooronderstellingen, financiële hulpbronnen of beperkingen. Deze externe factoren zijn ondersteunend of juist belemmerend aanwezig. Een handicap wordt niet meer gezien als een (fysiek) gebrek, maar (ook) als een product van de omstandigheden. De wijze waarop de samenleving aankijkt tegen mensen met beperkingen bepaalt de mate waarin functioneren (gewoon) mogelijk is. Het betoog in dit hoofdstuk is dat de wijze waarop de zorg is georganiseerd exclusie in de hand heeft gewerkt.

In de klassieker *Zorg en de staat* beschrijft Abram de Swaan (1988) de geschiedenis van de verzorgingsstaat, als een proces van toenemende verstatelijking van private arrangementen waarmee burgers zich beschermen tegen de ongemakken van ziekte en armoede. Buitensluiting van ongewenste elementen aan de ene kant en opvoeding tot werkzame burger aan de andere kant vormen daarin de essentiële elementen. In de Nederlandse geschiedenis van de armen- en ziekenzorg loopt vanaf 1600 een rode draad van onderscheid tussen de werkwillige arme die buiten zijn schuld, bijvoorbeeld door ziekte of gebrek, in de ellende is geraakt en de lamlendige niksnut die kiest voor leegloop en misbruik. Het lijkt erop dat deze noties, sterk geïnspireerd vanuit het christelijk gedachtegoed, doorschemeren in het huidige wantrouwen dat de regelgeving rond voorzieningen domineert.

> Zoals we eerder al zagen, zou Pauline vroeger waarschijnlijk geen hoge levensverwachting hebben gehad. Maar als ze haar kleutertijd had overleefd, zouden wellicht barmhartige christenen zich over haar ontfermd hebben. Misschien zou ze in een dolhuis – voor zwakzinnigen, geestesziekeen, armen, landlopers – opgenomen zijn. Wellicht kon ze nog wel wat eenvoudig werk verrichten, in een werkhuis.

Evelien Tonkens (2003) benoemt vier aspecten van de zorg in Nederland:
1 zorgzaamheid (christelijk) gericht op zorgzame relatie: veiligheid en geborgenheid bieden, met respect voor verstandelijk gehandicapte als ander (nl. object van zorg);
2 deskundigheid: methodisch verantwoorde zorg bieden, op basis van wetenschappelijk gefundeerde kennis;
3 zelfontplooiing: ruimte bieden om verstandelijk gehandicapten zichzelf te laten zijn; helpen eigen mogelijkheden te ontplooien;
4 zelfbeschikking: autonoom burger worden tussen andere burgers; zelf kiezen, zeggenschap over eigen leven, rechten (en plichten) en zelfstandigheid.

In zekere zin geeft Tonkens hier ook een historische volgordelijkheid in dominante oriëntaties aan, hoewel zij deze aspecten in meer of mindere mate nog steeds ziet in de huidige zorg. Langzaam maar zeker gaat het van betuttteling en zorgen voor naar ondersteuning van zelfredzame burgers; het kwalificeert de inzet van professionals.

De Algemene Wet Bijzondere Ziektekosten (AWBZ) is vanaf 1968 het kader geweest waarbinnen het hele spectrum aan ondersteuning op de diverse levensgebieden wordt verleend.

> Pauline wordt in een instelling verzorgd. Ze zou daar wonen, leren, sporten, toneelspelen en medische zorg ontvangen. Meer kennis zou leiden tot medisch en (ortho)pedagogisch geavanceerd ingrijpen. Vanaf de jaren zeventig van de vorige eeuw zou men zich buigen over haar mogelijkheden om buiten de instelling te wonen, en dan zou ze begeleid worden bij het zelfstandig wonen en aangepaste dagbesteding. Die zou overigens nog wel in het activiteitencentrum van de instelling plaatsvinden.

Behalve dat de kosten voor de AWBZ de pan uit rijzen, is er een toenemend besef in de samenleving en de politiek (bijvoorbeeld 'Zeker van zorg, nu en straks', brief aan de Tweede Kamer van juni 2008) dat misschien niet alle ondersteuning op alle levensdomeinen vanuit de gezondheidszorg moet worden georganiseerd. 'Paardrijden op kosten van de AWBZ'[3] beginnen we vreemd te vinden. Nadelig effect van het 'all inclusive' pakket van de AWBZ (heel het leven in één stelsel inclusief dagbesteding en aangepaste arbeid) is dat de andere domeinen – wonen, werken, leren, welzijn – steeds minder verantwoordelijkheid zijn gaan dragen voor de burger met beper-

---

3 Bedoeld wordt met begeleiding vanuit de AWBZ.

kingen. De AWBZ werd voor iedereen (klant, professional, organisatie, gemeente, verzekeraar) dé plek waar succesvol een beroep op ondersteuning kan worden gedaan. Meer dan andere landen om ons heen, zitten we nu in een fuik: om als burger met beperkingen te kunnen functioneren, moet je je voortdurend presenteren als patiënt.

In hoofdstuk 1 van dit boek schrijft Pieter Vos over de ontwikkelingen in de zorg. De Wet maatschappelijke ondersteuning (Wmo) (2007) heeft als overalldoelstelling dat alle burgers, met of zonder beperkingen, mee kunnen doen in de samenleving. Gemeenten hebben daarin een zogenoemde 'compensatieplicht': de beperkingen die burgers ondervinden, moeten worden gecompenseerd, opgeheven dus. Ze geven daar op heel diverse wijzen praktische uitwerking aan.

Casus Sneeuwruimen

'Maandagochtend ligt hier een berg sneeuw, ik kan in mijn rolstoel geen kant meer op en hetzelfde geldt voor de buren links en rechts en tegenover me (zorgcentrum). Gemeente gebeld: nieuwjaarsreceptie tot 11.00 uur. 11.00 uur gemeente gebeld. Voor sneeuwruimen moest ik bij vrijwilligerscentrale van het welzijnswerk zijn. Centrale gebeld, voicemail: de centrale is bereikbaar iedere dinsdag en donderdag van 10.00-12.00 uur. Dus gewacht tot dinsdagochtend. Om 10.00 uur gebeld. Coördinator aan de lijn. Of vrijwilligers sneeuw wilden/ mochten ruimen (re-integratie) wist hij niet, daarover moest vergaderd worden door een commissie. Die commissie kwam toevallig 's middags bij elkaar. Die middag werd ik teruggebeld: ja, een vrijwilliger kwam sneeuwruimen. Om 17.00 uur ging de deurbel. Staat er een man voor de deur. Hij komt inspecteren wat er aan sneeuw geruimd moet worden. Ik laat het hele traject zien. Hij verzucht dat het wel veel werk is (krijgt hij 4 euro per uur voor: voorschrift gemeente). Hij wist niet of hij dit voor elkaar kreeg. Alleen al op maandag heb ik vier mensen op het pad tegenover mijn huis – waar een huisartsenpraktijk, de thuiszorgorganisatie en het zorgcentrum aan grenzen onderuit zien gaan, op hun rug zien vallen, en twee ouderen kwamen vast te zitten met hun rollator. Dit heb ik per e-mail doorgegeven aan de gemeente. Zouden zij over vergaderen. Niets meer van gehoord.'(januari 2009, Wmoklant)

De burger wacht af tot de rook is opgetrokken. De Wmo heeft het tij mee: meedoen van burgers betekent vooral: burgers moeten het zelf doen en de Wmo creëert kansrijke omgevingen, ondersteunt eigen initiatieven. In deze transitie van geïnstitutionaliseerde zorg naar leven in de buurt met ondersteuning, zijn het de goede voorbeelden van enkele gemeenten die de rest moeten inspireren. De Wmo is een samenlevingswet, waarin maatwerk kan worden geleverd: inspelen op de persoonlijke situatie van burgers in plaats van de regels voorschrijven.

In 2008 heeft Pauline van haar AWBZ, persoonsgebonden budget, intensieve een-op-eenbegeleiding ingekocht, waarmee haar mogelijkheden om te leren, wonen, spelen, leven optimaal worden benut. Met de begeleiding die zij daarnaast krijgt vanuit haar 'rugzakje', persoonsvolgend budget op school, doet zij het relatief gezien goed. Doel is dat zij als volwassene in staat zal zijn begeleid zelfstandig te wonen.
In 2009 zal veel begeleiding die gericht is op 'meedoen' uit de AWBZ verdwijnen. De ouders van Pauline zullen waarschijnlijk meer ondersteuning dan voor-

heen uit eigen middelen moeten bekostigen.

De insteek van 'meedoen' vereist een type mens dat in al zijn genen gericht is op onafhankelijkheid. Professionals kunnen daarbij terzijde staan en faciliteren. Empowerment van een mens met chronische gezondheidsproblemen start met de bewustwording van het eigen vermogen om de ziekte en de dokter uit het centrum van het universum te werken en het eigen (levens)programma daarvoor in de plaats te zetten. Het leren *leven* met je beperkingen, zo'n eenvoudige kreet, van toepassing op alles en iedereen, wordt een fulltimebaan. Netwerken van ervaringsdeskundigen als bondgenoten/collega's en een onuitputtelijke energie (belastbaarheid) zijn de echte hulpbronnen. Naarmate je, door ontberen van eigen hulpbronnen zoals vervoer en inkomen, meer aangewezen bent op de arrangementen van de gezondheidszorg en maatschappelijke ondersteuning, wordt het disabilitymanagementwerk intensiever.

Empowerment van de burger gaat over hoe je woont, wie je dag indeelt, hoe de aard is van de relatie tot je zorgverleners, of de focus op beperkingen ligt of op mogelijkheden, hoe je als (doel)groep met een specifiek probleem of als persoon met een eigen leven wordt bejegend, of je je eigen keuzen kunt maken. Dit model van empowerment onderscheidt zich van een medisch en een ontwikkelingsmodel zoals door Tonkens geschetst, waarbij vooral de interventie van professionals wordt gekarakteriseerd. De rol van professionals in het faciliteren van empowerment van de klant begint bij het erkennen van de eigen empowermentervaringen en de daarvoor bevorderende en belemmerende factoren. Naast een medeburger 'met makke' staan, vergt een professionele houding, waarbij de eigen verantwoordelijkheid van de klant voor het eigen welzijn voortdurend op de voorgrond staat. Tenslotte geldt voor velen: 'Independent Living is not doing things by yourself, it is being in control of how things are done'.[4]

Behalve de 'push' vanuit de 'empowered-e' burger is er ook 'pull', kracht, vanuit de samenleving vereist om aan inclusie te werken. Inclusie is het tegenovergestelde van uitsluiting. Uitgangspunt vormt: kwaliteit van bestaan van mensen met verschillende mogelijkheden en beperkingen. Het ondersteu-

Tabel 5.1 Ondersteuningsparadigma en inclusie			
richting	*medisch model*	*ontwikkelingsmodel*	*kwaliteit van bestaan*
klant	mens met beperkingen	mens met potenties	mens met rechten en plichten
rol van de klant	Patiënt	leerling	burger
interventie	verzorgen/behandelen	ontwikkelen/ trainen	ondersteund wonen/werken
wonen	Instituut	speciale voorziening	gewone voorziening/huis
maatschappelijke richting	Segregatie	normalisatie	inclusie
rol van de professional	Expert	leraar/opvoeder	partner

Bron: Kröber, 2008.

---

4 De filosofie van de Independent Living beweging, ontstaan in de jaren zestig in de VS, uitgesproken door Judy Hueman, woordvoerder.

ningsparadigma vormt de context voor inclusie, zoals weergegeven in tabel 5.1.

Het vormgeven van het ondersteuningsparadigma is een belangrijke opgave voor zorginstellingen die zich laten inspireren door het inclusiegedachtegoed. De bijdrage die zorgorganisaties kunnen leveren aan inclusie is onder andere afhankelijk van de wijze waarop wet- en regelgeving adequaat kan worden gehanteerd. In het laatste deel van dit hoofdstuk komen de diverse perspectieven van gezondheidszorgbeleid aan bod.

5.5 De sociale constructie van wet- en regelgeving: visie, perspectieven, belangen

Manou van Eerten (2007) heeft in haar boek *Vele gezichten van de Wmo* de verschillende perspectieven uitgewerkt waarmee het beleid wordt vormgegeven. De ontwerpers van de wet, de ambtenaren, de politici, de belangengroeperingen, de koepels, de wethouder, de gemeenteraad en de cliëntenpanels, iedereen heeft visies, belangen, beelden die uiteindelijk leiden tot wat er in concrete gevallen in de ene gemeente wel en in de andere niet wordt gecompenseerd. Van Eerten onderscheidt vijf verschillende perspectieven: financieel (kostenbeheersing), juridisch (wetswijziging), bestuurlijk (belangenafweging), maatschappelijk (meedoen), en organisatorisch (afstemming). Al die perspectieven maken het tot stand komen van gezondheidszorgbeleid in Nederland tot een complexe aangelegenheid.

Voor het schrijven van een wetsvoorstel kunnen verschillende organisaties en organen worden geraadpleegd. Het is van belang gangbare kennis en opvattingen over het te formuleren beleid in de maatschappij te kennen. Onderzoeksinstellingen en adviescolleges brengen inhoudelijk, bestuurlijk en financieel advies uit. Belangengroepen van cliënten en koepels van verzekeraars en zorginstellingen leveren gevraagd en ongevraagd commentaar.

De belangrijkste hobbel bij participatie is het onderscheid tussen kwaliteit van zorg (aanbod) en kwaliteit van leven (vraag). Een goede kwaliteit van zorg zegt nog niets over de kwaliteit van het functioneren in het dagelijks leven – u ligt de hele dag tegen uw zin op bed maar u wordt wel regelmatig gecontroleerd op doorligwonden. Oud-staatssecretaris Ross van Dorp heeft in de Tweede Kamer gezegd dat wat haar betreft kwaliteit van zorg ondergeschikt is aan en ten dienste staat van kwaliteit van leven. Deze (principiële) keuze zien we echter niet terug in de praktijk van wetten en regels. Gezondheidszorg neemt ongeveer een kwart van de Rijksbegroting, zo'n 60 miljard euro, in beslag, waarvan 20-25 miljard voor langdurige zorg.

> Als de groei voor de zorguitgaven op de huidige voet doorzet, zal het zorgbudget binnen afzienbare tijd het grootste collectieve budget zijn. Wij (RvZ) hebben berekend dat, als al het andere gelijk blijft, vrijwel de gehele economische groei naar de zorgsector moet. (...) afwikkeling van onmachtige burgers op de collectieve ruif. In de jaren zeventig noemden we dat medicalisering.[5]

De regelgeving van de gezondheidszorg is van een ongekende complexiteit. Er bestaat een politieke reflex om bij iedere nieuwe maatregel direct controlemaatregelen in te bouwen. De kaders worden vervolgens bewaakt door de Inspectie voor de Gezondheidszorg. Er is een marktmeester (Nederlandse Zorgautoriteit), een pakketbeheerder op inhoud (College voor zorgverzekeringen), een toegangsbewaker (Centrum Indicatiestelling Zorg). Ze maken zelf regels en verschuilen zich er vervolgens achter.

En dan de uitvoering: de sleutel bij regels op regels, toezicht op toezicht, heet: discretio-

---

5   P. Vos, zie hoofdstuk 1 van dit boek.

naire ruimte, of liever: inherente afwijkingsbevoegdheid. Het licht aan het einde van de tunnel van de uitvoerder. Uiteindelijk bepaalt de uitvoerder hoe de regels uitpakken. Het geeft de uitvoerder macht en ook ruimte voor zijn professionele inzet.

En dan: de burger, waar het allemaal om gaat. (Gezondheidszorg)beleid is georganiseerd volgens de logica van de bureaucratie, niet volgens de logica van de klant.

Bureaucratie was een verworvenheid, een kwaliteit van het systeem, een vooruitgang in een zich ontwikkelende staat: de rationeel opgezette organisatie zoals Weber die bedoeld heeft,[6] die gelijke behandeling van gelijke gevallen garandeert. Procedures, verdeling van verantwoordelijkheid, taken, hiërarchie en onpersoonlijke relaties maken dat er een efficiënt, effectief apparaat staat dat uitvoering geeft aan 'wat *we* met elkaar hebben afgesproken'. Niemand wordt voorgetrokken. Bureaucratie staat ook voor de scheiding tussen politiek en ambtenarij. Ambtenaren zijn volgens Weber objectief. Politieke besluitvormers nemen beslissingen en de ambtenarij voert deze uit. Dat alles ter bescherming van de burger. Maar hoe pakt dat uit?

Het is 1990, geschiedenis om van te leren: Romke van der Veen (1990) beschrijft in de *Sociale grenzen van het beleid* de volgende drie soorten strategieën om tot besluitvorming in sociaal beleid te komen. Het gaat hierbij om de besluitvorming en de effecten ervan bij de toenmalige Gemeenschappelijke Medische Dienst, het GAK (nu UWV) en de Gemeentelijke Sociale Dienst (nu DWI). Het is heel interessant om te zien hoe we door middel van verschillende strategieën in Nederland hebben geprobeerd de rechten en plichten van burgers eerlijk te verdelen. En wat dat betekent voor het gedrag van burgers.

1 De strategie van de discretionaire bevoegdheid van de ambtenaar, vanuit de gedachte dat het onmogelijk is alles dicht te regelen. De opdracht is: formuleer doelstellingen die de discretionaire ruimte moeten sturen. Het probleem is: vaak hebben we dubbelzinnige doelstellingen en dan gaan informele normen de boventoon voeren.

2 Dan is er een mogelijkheid alles tot op twee cijfers achter de komma te regelen. Daardoor proberen we de discretionaire ruimte zo veel mogelijk te elimineren. Het gevolg daarvan is: veel fouten, onvolledigheid, vertragingen. Medewerkers worden 'dommer', zijn vaak blij met uitvoerige regelgeving: daar kunnen ze zich achter verschuilen, dat is de bescherming van de functionaris.

3 De beslissing overlaten aan professionals, met hun professionele kennis. Die professionals zijn tot op heden vrijwel altijd medici. Alleen de medische wetenschap wordt gezien als voldoende doortimmerd door de verstrengeling van de inhoudskennis en de juridische inkadering. Dan hebben we het in termen van Mintzberg over een professionele bureaucratie.

De formele structuur, betoogt Van der Veen, is er één, maar de informele structuur is minstens zo invloedrijk. Uiteindelijk is de beslissing vooral een sociaal en minder een logisch deductief proces.

Dit typeert de positie van de *streetlevel-bureaucrat* (SLB), een begrip dat door Lipsky (1980) is geïntroduceerd. Verpleegkundigen, politieagenten, leraren in het middelbaar onderwijs, maatschappelijk werkers, indicatiestellers zijn het fundament van de bureaucratie. SLB's kennen een aantal gemeenschappelijke kenmerken, zoals:
– chronisch gebrek aan geldmiddelen en mankracht;
– grote vraag naar de diensten, die het aanbod overtreft;
– vaak ambigue en ambivalente doelstellingen van de beleidsopstellers;
– moeilijk meetbare prestaties.

---

6   Weber, M. (1904/05). *Die protestantische Ethik und der Geist des Kapitalismus*. Belts Athenëum.

Moeilijk meetbaar? Sinds 1990 hebben we een flinke weg afgelegd. Van de relatieve autonomie van de uitvoerende professional komen we, via kwaliteitssystemen, borging en transparantie uit in een verantwoordingscultuur die de kern van de zaak dreigt te verstikken. Ondanks de gedetailleerde regels van beleidsmakers, blijken de situaties in de werkelijkheid toch steeds complexer en gevarieerder te zijn dan de wetgever heeft voorzien. De professionals nemen voortdurend beslissingen over het al dan niet toepassen van regels en de manier waarop deze in dat specifieke geval geïnterpreteerd moeten worden. Zowel door die formele beleidsvrijheid als door de feitelijke beoordelingsruimte krijgen professionals macht om het beleid naar eigen inzicht in te vullen. Dit is toe te juichen en het is ook gevaarlijk.

'Grote mannen als Mintzberg en Weggeman – zomaar twee – heb ik horen zeggen dat wantrouwen de oorzaak is van regelzucht' (Evelien Tonkens, column 2008). Het gaat om wantrouwen, zowel naar de berekenende klant als naar de leverende zorginstelling. Is er in een sector waarin professionaliteit hoogtij viert, niet meer vertrouwen mogelijk?
Samenlevingen die van oudsher investeren in het opbouwen van vertrouwen en in het samenwerken met de verschillende belangengroepen in de maatschappij, blijken – bezien over een langere periode – welvarender te zijn dan samenlevingen die dat minder doen of gedaan hebben.[7]
De opdracht zal zijn: meer vrijheid met een transparantie- en verantwoordingsplicht, overeenkomstig de gestelde doelen. Professionele autonomie aan de top en aan de basis. Ook voor burgers geldt: rechten, maar ook plichten. Dit geldt voor alle niveaus waarop we regels maken, want regels worden niet alleen in Den Haag gemaakt.
Pauline Meurs (2006) heeft als hoogleraar bestuur in de gezondheidszorg aan de Erasmus Universiteit veel geschreven over de bureaucratie. Het lijkt erop dat de bureaucratie is verworden tot een systeem waarin niemand meer verantwoordelijk is voor het geheel. 'Maak de professional verantwoordelijk – wat niet hetzelfde is als maak de professional autonoom (…) Zorg verder voor slim toezicht.' (Meurs, 2006). Warme dienstverlening zou je het ook kunnen noemen.

5.6 Zorgontwerper

Dit hoofdstuk eindigt met een aantal uitdagingen voor de zorgontwerpers. De zorgontwerper heeft het volgende doel voor ogen:

> Pauline en haar familie leven een leven dat naar hun eigen maatstaven en in overeenstemming met de eigen hulpbronnen optimaal gefaciliteerd wordt door collectieve regelingen. De samenleving is ingericht op allerlei mensen met allerlei mogelijkheden en beperkingen. Eigen initiatief van burgers wordt bevorderd, niet afgestraft. Zorg op maat is altijd mogelijk.

1 De zorgontwerper werkt aan de autonomie van cliënten. Dat betekent anno 2009: zoeken naar mogelijkheden om de eigen inzet van cliënten te vergroten en barrières die het eigen initiatief in de weg staan te slechten.
2 De zorgontwerper is steeds gefocust op het verbeteren van de dienstverlening: vergroten van de betrouwbaarheid van organisaties betekent het inrichten van organisaties volgens het principe van eigenaarschap van het totaal over de grenzen van de eigen taakomschrijving.
3 De zorgontwerper ontwikkelt voortdurend expertise en invloed, in de breedte en in de diepte. Hij is expert, bouwer, facilitator, onderzoeker.

---

7 F.Fukuyama (1995). Trust: the social virtues and the creation of prosperity. New York.

4 De zorgontwerper is een 'change-agent', lerend, ontwikkelend, veranderend. De zorgontwerper heeft voldoende afstand om de shift tussen de perspectieven te maken wanneer dat noodzakelijk is om het doel te bereiken. De zorgontwerper is daarin zowel een gesprekspartner voor de cliënt als voor de Raad van Bestuur.

5 De zorgontwerper is een moedig mens in de strijd tegen het zuur.

Literatuur

Dijk, F.J.H. van, Dormolen, M. van, Kompier, M.A.J. & Meijman, T.F. (1990). Herwaardering model belasting-belastbaarheid. Tijdschr Soc Gezondheidsz, 68, 3-10.

Eerten, M. van (2007). Vele gezichten van de Wmo, maatschappelijke ondersteuning tussen wet en werkelijkheid, 's-Gravenhage: Reed Business.

Kröber, Hans R.Th. (2008). Gehandicaptenzorg, inclusie en organiseren. Proefschrift. Tilburg: Pameijer Stichting (ISBN 978-90-9023130-3).

Krogt, M. van der & Ogtrop, J.P.H.M. van (1994). Geïntegreerde indicatiestelling, een nieuw sturingsinstrument voor zorg, wonen en welzijn, 's-Gravenhage: VUGA (ISBN 90-5250-745-7).

Lipsky, M. (1980). Street-level bureaucracy, Dilemmas of the individual in public services. New York: Russel Sage Foundation.

Meurs, P. (2006). Hoe kunnen we de kwaliteit van de publieke dienstverlening verbeteren? Professionaliteit, dienstbaar management en goede voorbeelden! Sociale Agenda 2006, Het Betoog, 4 februari 2006, de Volkskrant.

Swaan, A. de (1988). Zorg en de staat. Amsterdam: Bert Bakker (ISBN 90-351-1664-x).

Tonkens, E. (2003). Abstracts: De geschiedenis van de zorg voor mensen met een verstandelijke handicap. http://actiefburgerschap.nl/publicaties/pub_tonkens.php

Veen, R.J. van der (1990). De sociale grenzen van het beleid, een onderzoek naar de uitvoering en effecten van het stelsel van sociale zekerheid. Leiden: Stenfert Kroese (ISBN 90 207 1979 3).

WHO FIC Collaborating Centre, ICF (2001). Nederlandse vertaling van de International Classification of Functioning, Disability and Health. Bilthoven (ISBN 978 90 313 5098 8).

6 De strategisch beleidsondersteuner – van laveren naar navigeren

Roelof Ettema

6.1 Inleiding

Wellicht de meest basale vragen die de leiding van een organisatie, een organisatieonderdeel of een afdeling zich kan stellen zijn: 'Waartoe zijn wij op aarde?', 'Wat voegen wij aan wie in onze omgeving toe?', 'Waarin onderscheiden wij ons van anderen met een soortgelijke dienstverlening?' en 'Waartoe willen wij in de toekomst op aarde zijn?' Enkele tientallen jaren geleden was men vooral in het bedrijfsleven gewend dergelijke legitimiteitsvragen te stellen. In de non-profitsector bleef dit meestal beperkt tot de directeur, die zich daar het hoofd over brak. Daarom sijpelde dit legitimiteitsbesef meestal nauwelijks naar beneden door. Inmiddels zijn financieringsstromen naar non-profitorganisaties in het algemeen minder vanzelfsprekend en is de cliënt veeleisender geworden in termen van flexibiliteit, kwaliteit en klantgerichtheid. In de rollen van de Raad van Bestuur tot aan de medewerker in het operationele proces moeten wijzigingen worden aangebracht. In dit hoofdstuk zullen wij zien dat aan dit legitimiteitsbesef door strategisch beleid invulling kan worden gegeven. Ook wordt een visie gepresenteerd over de wijze waarop de zorgtrajectontwerper ondersteuning kan bieden bij het tot stand brengen van het strategisch beleid en het invullen van wijzigingen in rollen in non-profitorganisaties in het kader van strategisch beleid.

6.2 De plek van strategie in de organisatie

Het hierboven beschreven legitimiteitsniveau wordt in veel bedrijfskundige literatuur als de bovenste laag van strategie beschouwd. Vooral omdat het in de non-profitsector steeds meer aan de orde is, worden in dit hoofdstuk legitimiteit en strategie juist losgekoppeld. Een uitgangspunt hierbij is de gedachtegang dat in de missie de 'huidige' toegevoegde waarde is verwoord en in de visie de 'toekomstige'. Missie en visie geven een antwoord op het 'waarom' van de organisatie. Het verschil tussen beide, de zogenoemde 'gap-analysis', leidt tot de strategische doelen. Deze *gap-analysis* is echter geen sinecure. Het ontwikkelen van een goede en passende strategie is veel werk, waar vakmanschap voor is vereist. Het resultaat van een eenduidige strategie is een serie doelen waarin verwoord is 'wat' de organisatie de komende strategische periode gaat doen. In veel definities van strategie wordt ook de tactische laag opgenomen in termen van: 'wat wij gaan doen' (strategie) en 'langs welke weg' dat zal worden bereikt (tactiek) (Douma, 2007). Voor een beter begrip wordt in dit hoofdstuk ook hierin onderscheid gemaakt. De tactiek is het activiteitenplan waarin de keuzes voor het 'hoe' zijn gemaakt. Vervolgens worden de activiteiten in de uitvoering ingepland, waarmee het 'wanneer' ook duidelijk is.

Het niveau van legitimiteit en het niveau van strategie van een organisatie gaan over de lange termijn en bestrijken doorgaans een periode van drie jaar. Het niveau van tactiek betreft als jaarlijkse aangelegenheid de middellange termijn en het operationele niveau betreft de korte termijn.

Het woord 'strategie' is afkomstig uit defensiekringen, waar het wordt gebruikt als synoniem voor: 'Wat vallen wij aan?' (bijvoorbeeld Engeland of Frankrijk). Daarnaast wordt het woord 'tactiek' gebruikt. Dit staat voor: 'Hoe vallen wij aan?' (bijvoorbeeld over land - dan moeten wij de landmacht inschakelen - of vanuit de lucht (dan moeten wij de luchtmacht inschakelen). In dat 'hoe' is ook verankerd dat men exact de activiteiten bepaalt en voortdurend nagaat of men het doel (de strategie) bereikt. Indien dat niet het geval is, wordt de tactiek bijgesteld of veranderd. Men stuurt dus bij op geleide van de praktijk.

In bedrijfskundige termen is de strategie het uitgangspunt voor het algemeen beleid van een organisatie. Het is de richting die de organisatie de komende jaren gaat volgen. Belangrijke keuzes zullen worden gemaakt. Dit houdt ook in dat een aantal zaken uitdrukkelijk *niet* wordt gedaan.

Het algemeen beleid volgt de route van 'strategie', 'activiteiten' en 'sturen' om de strategische doelstellingen te bereiken. Hierbij horen activiteiten en sturen bij de 'tactiek' van de organisatie. Om te komen tot organisatiebreed beleid, is het maken van een strategie alleen dus niet voldoende.

Organisatiebreed gezien zijn de taken idealiter verdeeld. De Raad van Bestuur bewaakt de legitimiteit en neemt daarvoor beslissingen in overleg met voor de organisatie belangrijke marktpartijen buiten de organisatie en het hoger management binnen de organisatie. Het hoger management neemt besluiten rondom de strategie in overleg met de Raad van Bestuur en het middenkader. Het middenkader op zijn beurt neemt besluiten over de tactiek in overleg met het hoger management en het lager kader. Het lager kader neemt besluiten over de uitvoering in overleg met de medewerkers en het middenkader (zie tabel 6.1).

Tabel 6.1 geeft natuurlijk een ideaalplaatje, want in de meeste non-profitorganisaties neemt de Raad van Bestuur zowel de besluiten rondom de legitimiteit als de strategie en de tactiek en soms zelf over de uitvoering. Hierin is een machtsgerichte cultuur herkenbaar. Juist in het licht van recente maatschappelijke ontwikkelingen is die reactie van de Raad van Bestuur te begrijpen. Immers, onstuimige markten zijn bedreigend en verhogen de drang tot controle. Het leidt echter tot een starre organisatie die juist het tegenovergestelde nodig heeft, namelijk flexibiliteit, om adequaat op de markt te kunnen reageren. Voor een beter begrip wordt hier eerst inge-

Tabel 6.1 Sturingsniveaus in de organisatie.

niveau	uitgewerkt in	basisvraag	initiatief bij	vaststelling in overleg met
legitimiteit	missie en visie	Waarom	Raad van Bestuur	marktpartijen en hoger management
strategie	doelen	Wat	hoger management	Raad van Bestuur en middenkader
tactiek	acties	Hoe	middenkader	hoger management en lager kader
operationeel	uitvoering	Wanneer	lager kader	middenkader en medewerkers

gaan op de een nieuwe maatschappelijke realiteit.

6.3 Een nieuwe maatschappelijke realiteit

De laatste decennia is een aantal maatschappelijke ontwikkelingen te herkennen. Wellicht de meest prominente daarvan is de nieuwe informatiemaatschappij, ontstaan door een netwerk van informatietechnologie binnen organisaties en gecreëerd door de interactieve informatiewereld op het internet met e-mail. Door deze snelle informatieontwikkeling en informatieglobalisering heeft ook een aantal andere maatschappelijke ontwikkelingen een vlucht genomen. Het is immens veel makkelijker geworden om niet alleen informatie mondiaal uit te wisselen, maar ook tastbare producten en niet-tastbare diensten. Veel landen hebben daarop gereageerd met deregulering, om met eigen creativiteit de concurrentiepositie te verstevigen (Kottler & Keller, 2009). Dit geldt niet alleen voor de commerciële sector. In het hoger onderwijs is in Nederland het internationale bachelor-master-(bama-)systeem ingevoerd. In de gezondheidszorg is binnen Nederland de Kwaliteitswet zorginstellingen een voorbeeld. (Dit is een raamwet die op slechts enkele A4'tjes past.) Daarnaast zijn, om de concurrentiepositie te verbeteren en schaalgroottevoordelen te behalen, de meeste kleinere organisaties inmiddels opgeslokt door grote organisaties. In alle publieke sectoren is dit inmiddels gewoonte geworden.

Deze ontwikkelingen hebben ook gevolgen voor de mogelijkheden van cliënten die non-profitdiensten afnemen. Consumenten hebben gemiddeld genomen steeds meer te besteden. Zo zijn cliënten inmiddels gewend geraakt aan variëteit en hoge kwaliteit van diensten en producten uit de commerciële wereld. Waar vroeger diensten en producten vooral gericht waren op het invullen van basisbehoeften, zijn cliënten nu veel veeleisender geworden. Diensten en producten worden met steeds meer variëteiten en vaak zelfs met industrieel maatwerk aangeboden. De wensen van cliënten zijn opgeschoven van (basis)behoeften naar eisen. Deze zelfde eisen worden ook aan de publieke sector gesteld. (De cliënt aan de balie bij de ggz-instelling verwacht met dezelfde klantgerichtheid te worden geholpen als bij de Efteling.) Bovendien is via het internet over zo goed als alles informatie beschikbaar. De cliënt weet het vaak even goed en soms zelfs beter dan de dienstverlener. Ook is de cliënt via internet en e-mail gewend geraakt om de klok rond, 365 dagen per jaar, meteen als hij dat wil informatie te kunnen krijgen en diensten of producten te kunnen vergelijken en zelfs te kunnen bestellen. In de zorg is daarop geantwoord met sites als 'kiesbeter.nl'.

In de jaren zeventig ging men in de zorg, het welzijn en onderwijs uit van het productconcept: de dienst die men leverde moest zo goed mogelijk zijn, omdat de cliënt de beste kwaliteit wilde. Later, toen de vraag steeg, ging men meer naar het productieconcept waarbij de organisatie streefde naar een hoge productie. Deze oude productie- en productconcepten in zorg, welzijn en onderwijs zijn niet meer afdoende om te voldoen aan de toegenomen vraag naar het aantal diensten, de variëteit in diensten en de hoge kwaliteit. Toch zijn veel zorg- en welzijnsorganisaties nog vooral productiegericht. Denk hierbij aan de steeds weer terugkerende productiecijfers in organisaties.

Binnen deze maatschappelijke realiteit moeten zorg- en welzijnsinstellingen niet alleen standhouden, maar ook steeds weer voldoen aan nieuwe eisen, die vaak vertaald worden in nieuwe wet- en regelgeving vanuit de overheid. Zorg en welzijn dienen transparanter en efficiënter te werken en daarvoor verantwoording af te leggen. Voorbeelden hiervan zijn de doelmatigheidskorting en de prestatie-indicatoren die vanuit de Inspectie worden opgelegd. In een dergelijk roerige omgeving is het nastreven van strategische doelen onontbeerlijk. Immers, wanneer men duidelijke strategische doelen hanteert, dan kan men gemotiveerd voorstellen voor ontwikkelingen afwijzen die niet binnen de strategie passen en de organisatie dus ook niet ondersteunen in waar men naartoe wil. Bij het nastreven van strategische doelen, is een gebalanceerde visie op de verhouding tussen doel en middelen belangrijk. Het richten van de organisatie met het hanteren van doelen is weliswaar belangrijk, maar hun onwrikbaarheid mag er niet toe leiden dat men alleen nog bezig is met de middelen. De doelen dienen een anker aan de horizon te zijn dat aangeeft waarvoor men de relatief weinig beschikbare ontwikkelcapaciteit van een organisatie wel en waarvoor allemaal niet aanwendt. Dit is nodig om de continuïteit van de organisatie ook in de toekomst te waarborgen. De zorgtrajectontwerper zal zich begeven in het smalle gebied van de ontwikkelcapaciteit van de organisatie. Indien de strategie niet concreet genoeg is, kan de zorgtrajectontwerper zorg dragen voor het urgentiebesef dat de strategie van de organisatie aangescherpt dient te worden en aangeven op welke wijze dat kan worden aangepakt. Daarnaast dient de zorgtrajectontwerper in de gaten te houden dat alle ontwikkelingen passen binnen de strategie van de organisatie. Immers, ontwikkelingen en innovaties dienen de continuïteit van de organisatie.

6.4 Strategische routes

In zijn boek *Strategisch denken. Op zoek naar nieuwe helden* beschrijft René ten Bos (2007) uitvoerig vier routes waarlangs men een strategie kan ontwikkelen: strategische schema's. Hij doet dit op basis van de matrix van Whittington. Hierin zijn te onderscheiden: het klassieke schema, het evolutionaire schema, het procesmatige schema en het institutionele schema.

Het *klassieke schema* volgend gaat men ervan uit dat strategie ontwikkelen en uitvoeren geheel bestaat uit bewuste keuzes en dat de wereld om ons heen maakbaar is. Het *evolutionaire schema* volgend gaat men ervan uit dat strategie ontwikkelen en uitvoeren een meer spontane aangelegenheid is. Beide schema's zijn ontstaan vanuit een gerichtheid om geld te verdienen, vooral voor de aandeelhouders.

Net als het evolutionaire schema is strategie ontwikkelen en uitvoeren in het *procesmatige schema* vooral een spontane aangelegenheid. Strategie ontwikkelen en uitvoeren volgens het *institutionele schema* is, net als volgens het klassieke schema, het maken van bewuste keuzes. Zowel het procesmatige schema als het institutionele schema is ontstaan vanuit een gerichtheid op geld verdienen voor alle betrokken actoren.

Achtergronden van enkele strategische schema's
1 Intellectuele achtergronden van het klassieke schema zijn:
 • militair denken;
 • maakbaarheid van het proces volgens helder beschreven procedures;
 • voorspelbare uitkomsten (*wiskunde*);
 • homo economicus als mensbeeld (*klassieke economie*);
 • uniformisme en liberalisme.
2 Intellectuele achtergronden van het evolutionaire schema zijn:
 • de organisatie moet zich aanpassen aan de omgeving (*biologie*);
 • de organisatie moet overleven in een vijandige en gevaarlijke wereld;
 • de markt selecteert de winnaar (*evolutieleer*);
 • de markt is een genadeloze jungle (*population ecology*);
 • de organisatie zoekt een niche in de markt.
3 Intellectuele achtergronden van het procesmatige schema zijn:
 • doen en denken zijn met elkaar verbonden;
 • de rationele planning is een gevolg van de strategie en niet andersom (*politicologie*);

- de strategie is een weg die moet worden gevolgd;
- als het organisaties niet lukt om te zijn die ze willen zijn, ligt dat aan de mentaliteit die er heerst, onder in de organisatie, maar vooral boven in de organisatie (*psychologie*);
- strategie is een ambacht en spontaan.

4 Intellectuele achtergronden van het institutionele schema zijn:
- organisatiestrategie veronderstelt een vrije wil;
- strategie is slechts belangrijk in rationele omgevingen (*sociologie*);
- de roep om krachtig leiderschap is ondemocratisch en een uiting van totalitaire verleiding;
- de gedachte dat individuen de leiding hebben in organisaties is misleidend;
- langetermijnvisies zijn iets voor high trust cultures, zoals in Japan en enigszins Duitsland; kortetermijnvisies zijn iets voor low trust cultures, zoals in de VS, Engeland, Frankrijk (*antropologie*).

Welk van de bovenstaande schema's men ook volgt voor het ontwikkelen en uitvoeren van een strategie, de organisatie moet het wel willen. In zorg, welzijn en onderwijs is het besef nog niet zo lang aanwezig dat het hebben en volgen van een strategie belangrijk is voor de continuïteit van de organisaties. Lange tijd waren de geldstromen naar non-profitorganisaties en de vraag naar diensten van deze organisaties stabiel en naar het leek gegarandeerd. In een dergelijke omgeving is de continuïteitsvraag niet snel aan de orde. Echter, inmiddels zitten wij alweer jaren in roerige tijden en onstuimige markten. Het besef van het stellen van de continuïtsvraag is steeds vaker prominent aanwezig, in termen van een missie (Waartoe zijn wij met onze organisatie op aarde?) en een visie op de toekomst (Waartoe willen wij in de toekomst met onze organisatie op aarde zijn?). Dit maakt een keuze voor een van de bovengenoemde strategische schema's ook opportuun. De vraag is daarom aan de orde welk schema er gevolgd moet worden.

Hiervoor kunnen wij kijken naar de *shared values* (cultuur) van een organisatie. In non-profitorganisaties is van oudsher een type leiderschap bij leidinggevenden aanwezig dat gericht is op het handhaven van de status-quo. Het is immers nog maar enkele tientallen jaren geleden dat de geldstromen naar deze organisaties en de vraag naar de diensten van deze organisaties stabiel waren. Tegenwoordig is vooral de gedifferentieerde vraag gestegen, de geldstromen zijn echter nog steeds in grote mate stabiel in vergelijking met het bedrijfsleven. Daar kan het wegvallen van een grote klant of het inzakken van een (deel)-markt ineens leiden tot het kwijtraken van een kwart van de omzet. Het bedrijf in kwestie zal hier flexibel op moeten reageren, wil het overleven. Dit geeft aan dat non-profitorganisaties weliswaar transparanter moeten zijn in hun bedrijfsvoering, maar dat de noodzaak tot flexibiliteit in de bedrijfsvoering niet vergelijkbaar is met het bedrijfsleven. Hoewel minder geprononceerd dan vroeger worden leidinggevenden in dergelijke non-profitomgevingen gesocialiseerd in het 'behouden' van de situatie zoals die was en niet in het 'flexibel' inspelen op marktveranderingen. Er is immers minder noodzaak tot transparantie en verantwoording van de bedrijfsvoering dan in het bedrijfsleven. Vroeger was leidinggeven vooral een aangelegenheid van de juiste *shared values* onder de medewerkers vasthouden.

De vraag rijst waarom de non-profitorganisaties of delen ervan niet gewoon commercieel kunnen worden georganiseerd. Dit zal leiden tot veel meer bedrijfsvoeringsbewuste *shared values* in de organisatie: meer klantgericht, lagere prijzen enzovoort.

6.5 De noodzaak van non-profit

In Nederland en de ons omringende landen is een vrijemarkteconomie. Dit wil zeggen dat vraag en aanbod (kwantitatief en kwalitatief) de prijs bepalen. Vrij ondernemerschap wordt gestimuleerd, zodat er veel initiatieven zijn om aan de vraag te voldoen. Bovendien wordt concurrentie bevorderd, zodat de klant kan kiezen, de prijs zo veel als mogelijk wordt beteugeld en de kwaliteit zo veel mogelijk wordt bevorderd. De reden dat wij de huidige collectieve goederen, zoals gezondheidszorg, welzijn, onderwijs en openbaar vervoer, niet geheel door de vrije markt laten verzorgen, ligt in het solidariteitsbeginsel. Voor een goede samenleving heeft ieder mens in die samenleving op een gelijkwaardige basis toegang nodig tot de bovengenoemde diensten. Als deze diensten voor iedere deelnemer op een gelijk en hoog niveau moeten worden georganiseerd, zoals dat nu het geval is, dienen er zeer grote initiële investeringen te worden gedaan. In een vrije markt wil de investeerder graag weten wat de terugverdientijd is en hoeveel winst er gemaakt kan worden. Indien de terugverdientijd meer dan enkele tientallen jaren is, zal nog maar een handjevol toevallige rijke ideële investeerders overblijven, een aantal dat veel te laag is voor het breed opzetten van deze diensten. Dit principe wordt ook wel 'marktfouten' genoemd (Groot & Van Helden, 2007).

Door deze diensten op te zetten zonder winstoogmerk, grotendeels gefinancierd met overheidsgeld, kan dit veel breder en op een hoger niveau georganiseerd worden dan in een vrije markt mogelijk zou zijn. Ondanks dat de afgelopen regeringen met wet- en regelgeving marktwerking in de non-profitsector hebben gepoogd te introduceren, is marktwerking slechts op beperkte schaal mogelijk. De non-profitsector zal daarom (wellicht deels) non-profit blijven en nooit geheel commercieel worden.

Inmiddels zijn daarom de eisen van transparantie en verantwoording door wet- en regelgeving en de Inspectie flink opgeschroefd. Men beseft dat er snel een goede strategie ontwikkeld en uitgevoerd moet worden (groot urgentiebesef), omdat dit voor een deel gekoppeld is aan de geldstromen naar de non-profitorganisaties. Men beseft vooral dat een goede en passende strategie zorgt voor het optimaal benutten van de beperkte ontwikkelcapaciteit van een organisatie. De noodzaak te kiezen voor een route voor het ontwikkelen en uitvoeren komt daarmee in beeld.

6.6 De keuze voor een strategisch schema

Zoals eerder aangegeven was de urgentie voor het geprononceerd ontwikkelen en uitvoeren van een goede en passende strategie voor de organisatie nauwelijks aanwezig. Daarmee was een keuze voor een strategisch schema ook nauwelijks aan de orde. Echter, wanneer wij ons de hypothetische situatie voorstellen dat er pakweg 25 jaar geleden wel een behoorlijke noodzaak was om een strategisch schema te kiezen, evenals het besef van die noodzaak, welk schema zou dan overwegend de voorkeur hebben gehad in non-profitorganisaties? Een antwoord op deze vraag zouden wij kunnen vinden in de *shared values* van een organisatie. In hun boek *Projectmatig creëren* geven Jo Bos en Ernst Harting (2006) een viertal organisatieculturen aan: machts-, rol-, taak- en persoonscultuur. In de machtscultuur domineert de leiding van de organisatie en deze controleert de interne en externe omgeving. Men probeert concurrentie weg te vagen. In de rolcultuur streeft men naar een grote mate van ordelijkheid. Correct gedrag wordt meer gewaardeerd dan effectief gedrag. In een taakcultuur dient een hoger gelegen doel te worden bereikt. Niets mag dit eigenlijk in de weg staan. In een persoonscultuur ten slotte worden primair de behoeften van de mensen in de organisatie bediend.

Voor een cultuur in het algemeen geldt dat wanneer de druk op de organisatie groter wordt, in welke vorm dan ook, er een groter appèl wordt gedaan op de *shared values* van de medewerkers. Dit versterkt het cultuurbesef: het besef van de gedeelde waarden. Men spreekt dan van een sterke cultuur (Bos, 2007).

Het type leiderschap dat eerder beschreven werd als 'status-quo handhaven', leidt in het algemeen tot een machtscultuur waarin iedereen op z'n plaats moet blijven functioneren. In non-profitorganisaties is het geen uitzondering medewerkers tegen te komen die al dertig, soms wel veertig jaar in de organisatie werkzaam zijn, terwijl ze slechts een- of tweemaal, of zelfs helemaal geen promotie hebben gemaakt. Van de hiervoor genoemde strategische schema's hebben de kernmerken van het klassieke schema wellicht de meeste overeenkomsten met deze situatie. De vraag is natuurlijk of wij dat moeten willen. Het risico zit erin dat het ontwikkelen en uitvoeren van een strategie volgens het klassieke schema deze cultuur nog verder versterkt. Daar kan tegenover gesteld worden dat het klassieke schema waarschijnlijk het enige schema is dat een dergelijke sterke cultuur kan ombuigen als dat nodig is. Als een strategie van flexibiliteit op een klassieke wijze wordt uitgevoerd, volgens een vast dogmatisch stappenplan, dan is de kans aanwezig dat een sterke behoudende cultuur wordt aangepast. Om die reden is ervoor gekozen in dit hoofdstuk alleen het klassieke schema uiteen te zetten.

6.7 Het klassieke schema

Voor het ontwikkelen van een strategie bestaat geen standaardrecept. Er zijn boeken vol geschreven over strategische modellen. Vanuit de (klassieke) gedachte dat de omgeving maakbaar is, kan een doordachte inzet van modellen bijzonder behulpzaam zijn bij de ontwikkeling van een strategie (Pietersma et al., 2007).

Zoals gezegd (par. 6.2): het algemeen beleid volgt de route van 'strategie', 'activiteiten' en 'sturen' om de strategische doelstellingen te bereiken. Hierbij horen activiteiten en sturen bij de 'tactiek' van de organisatie. Om te komen tot organisatiebreed beleid, is het maken van een strategie alleen dus niet voldoende. Het strategisch beleid behelst de missie, de visie, de strategische doelen, de activiteitenplannen, het meten met indicatoren en het bijsturen.

Een voorbeeld van een klassiek strategisch proces is dat volgens Berenschot (Pietersma et al., 2007) (zie figuur 6.1). Dit schema start met het bepalen van het strategisch venster (stap 1 in het schema). Wat doen wij nu en wat kunnen wij allemaal doen en welke risico's lopen wij per keuzerichting? Na een analyse van de externe omgeving (stap 2), samengevat in 'kansen' en 'bedreigingen' en een analyse van de interne organisatie (stap 3), samengevat in 'sterktes' en 'zwaktes', kan met de SWOT-confrontatiematrix een synthese (stap 4) van de organisatie met haar omgeving worden gemaakt. Deze synthese eindigt in een centrale probleemstelling waarbij oorzaken en gevolgen worden benoemd. Oorzaken zijn niet voldoende krachtige 'sterktes' en te zwakke 'zwaktes', die leiden tot het onvoldoende benutten van 'kansen' en het onvoldoende kunnen afwenden van 'bedreigingen'. Vanuit de centrale probleemstelling formuleert men opties voor strategisch beleid (stap

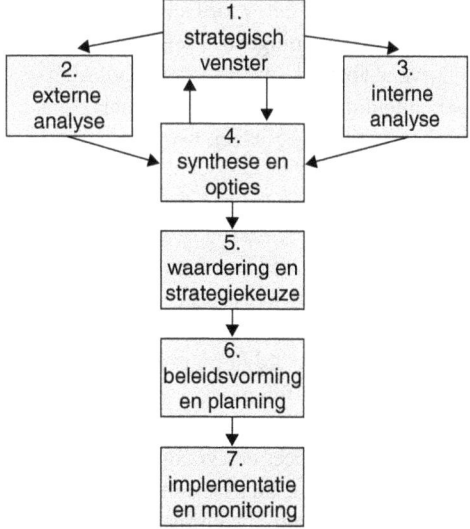

Figuur 6.1 *Het klassieke schema volgens Berenschot.*

4). Daarbij geldt voor iedere optie dat het pas een optie is als het voor alle oorzaken (in meer of mindere mate) een oplossing biedt. Dat wil zeggen dat men kan kiezen voor een speerpunt in de oplossingen. Zo ontstaan ook de verschillende opties. Iedere optie kent een speerpunt, maar heeft voor de andere oorzaken ook een oplossing. In het kader van het creëren van draagvlak worden deze opties voorgelegd aan de organisatie en kan men kiezen (stap 5). In een dergelijke 'optiediscussie' zijn vaak meerdere ronden nodig, waarin argumenten van verschillende geledingen over en weer worden beoordeeld. De uiteindelijk gekozen optie kan vertaald worden in gebalanceerde strategische doelen (stap 5). Dan worden deze doelen vertaald naar de verschillende organisatorische onderdelen en ieder onderdeel maakt een actieplan: het zogenoemde 'policy deployment': in werking zetten van beleid. Tot zover stap 1 tot en met 5 in het schema.

Deze hele strategische exercitie is tot nu toe beschreven vanuit de organisatie als geheel. Er kan echter ook een kleinere *scope* worden gekozen. Een dienst of een afdeling kan dit klassieke schema volgen; de grotere organisatie waar de dienst of de afdeling een onderdeel van is wordt dan beschouwd als de externe omgeving. Een voordeel hiervan is dat uit deze externe omgeving veel eenvoudiger gegevens voor de analyse kunnen worden verzameld dan wanneer het een markt met veel verschillende partijen betreft.

Enkele strategiemodellen

Modellen zijn bedoeld om te ordenen, zodat de werkelijkheid zodanig eenvoudig wordt weergegeven dat de betrokkenen elkaar begrijpen. Het behoeft geen betoog dat een model zinvol moet worden ingezet. Niet iedere ordening is even functioneel, gegeven de situatie die beschreven wordt. Zo zal passend bij de stap in het proces een vraag gesteld moeten worden. In stap 2, analyse van de externe omgeving, wil men bijvoorbeeld weten welke ontwikkelingen er gaande zijn die van belang zijn voor de organisatie. Maar men kan zich ook de vraag stellen hoe de macht en hoe het geld in de omgeving is verdeeld. Het antwoord op de eerste vraag is beter te verkrijgen met een beschrijvend model, terwijl het antwoord op de tweede vraag beter is te verkrijgen met behulp van een analysemodel. Na het ordenen met een model dient als conclusie de vraag te worden beantwoord. Pas dan is er sprake van het functioneel gebruiken van een model. Dit geldt natuurlijk voor ieder model apart.

Vanuit de gedachte dat de toekomst voorspelbaar is en het proces maakbaar, wordt bij uitstek in het klassieke schema veelvuldig gebruik gemaakt van modellen.

Zo kan in stap 1, bepalen van het strategisch venster, gebruik worden gemaakt van het model van Abel, waarin eerst de bestaande cliënten met hun bestaande behoeften worden geïnventariseerd. Vervolgens wordt inzichtelijk gemaakt met welke technologie (methode of aanpak van de diensten) de cliënten door medewerkers van de organisatie worden bediend. Op deze wijze wordt inzicht verkregen in de huidige positie van de organisatie (*business scope*). Door een box te tekenen wordt deze *business scope* grafisch weergegeven.

Dit kan ook worden gedaan voor toekomstige cliënten, de behoeften van die toekomstige cliënten en de toekomstige behoeften van huidige cliënten en eventuele toekomstige technologieën. Hiermee wordt inzicht verkregen in de strategische mogelijkheden van de organisatie (*business domain*) (zie figuur 6.2). Welke risico's men loopt bij verschillende keuzes kan men grofweg inventariseren met het model van Ansoff (zie figuur 6.3). Dit is een spreidingsdiagram waarin gekeken wordt naar producten versus markten. Bij marktpenetratie, waarbij in bestaande (bekende) markten meer bestaande diensten worden aangeboden, is er doorgaans een slagingskans van circa 65 procent. Bij diversificatie, waarbij in een nieuwe markt (met onbekende cliënten) nieuwe diensten worden aangeboden, is de onzekerheidsfactor hoog, met een bijbehorend algemeen slagingspercentage van circa 5.

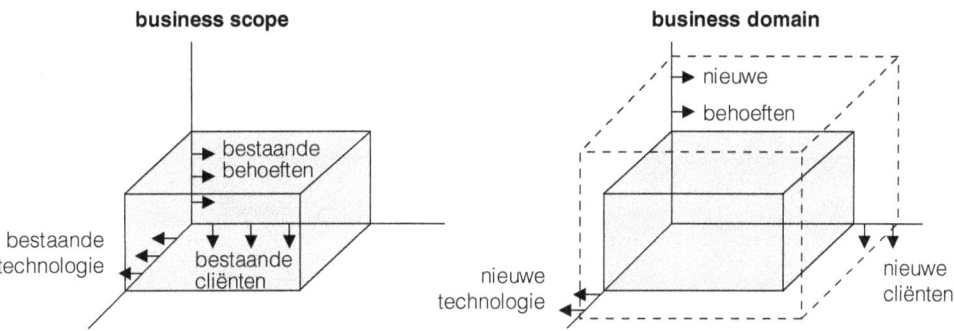

Figuur 6.2 *Het strategisch venster met behulp van het model van Abel.*

In stap 2, analyse van de externe omgeving, kan men gegevens verzamelen (marktkarakteristieken) met behulp van de bestaande databanken van het CBS, sites van betrokken ministeries, provinciale en gemeentelijke overheden en jaarverslagen van soortgelijke organisaties. Het is daarbij van belang trends te herkennen. Dit kan pas wanneer cijfers van meerdere jaren achter elkaar gezet worden, bijvoorbeeld in een lijngrafiek. Ook kan men een globale analyse maken van machtsverdeling en de geldverdeling in de markt, met behulp van het vijfkrachtenmodel van Michael Porter (zie figuur 6.4). Het model bestaat uit twee assen: een horizontale as met de leveranciers, het concurrentieveld en de klant en een verticale as met de nieuwe toetreders in de markt, het concurrentieveld en substituten voor de dienstverlening. Eerst beschrijft men de functie van de organisatie in de omgeving en gaat met na welke andere organisaties dat ook in meer of mindere mate doen. Er zijn daarbij toetredings- en uittredingsbarrières te benoemen, zoals het verkrijgen van licenties of de bescherming die uitgaat van een contract met een zorgverzekeraar. Met de partijen die aan de functies voldoen vult men het middengebied: het concurrentieveld. Dan beschrijft men links van het concurrentieveld welke partijen allemaal leveren aan het concurrentieveld. Leveranciers kunnen kennis leveren, geld, cliënten (toeleiding) en middelen. Rechts van het concurrentieveld beschrijft men de klanten. Dit kunnen primaire maar ook secundaire klanten zijn. Er kunnen dezelfde partijen zitten aan de leverancierszijde en de klantzijde. Zo kunnen verzekeraars zowel geldleverancier zijn als secundaire klant die op zijn beurt de eigen klant van goede zorg wil verzekeren. Deze drie vakken beschrijven de as van de macht: wie bepaalt hier wie wat moet doen?

Boven het concurrentiegebied beschrijft men de nieuwe toetreders op de markt. Dit zijn toekomstige concurrenten in het concurrentieveld. Onder het concurrentieveld beschrijft men de substituten voor de dienstverlening, bijvoorbeeld bepaalde medicatie. In plaats van een behandeling bij een psycholoog kan men bijvoorbeeld ook antidepressiva voorgeschreven krijgen. Zowel de nieuwe toetreders als de substituten trekken aan het geld dat in het concurrentiegebied ontvangen wordt. De verticale as is dan ook de as van het geld: hoe is de verdeling en hoeveel druk staat er op het

	producten	
	bestaand	nieuw
bestaand markt	markt-penetratie 65%	product-ontwikkeling 35%
nieuw	markt-ontwikkeling 15%	diversificatie 5%

Figuur 6.3 *Het model van Ansoff.*

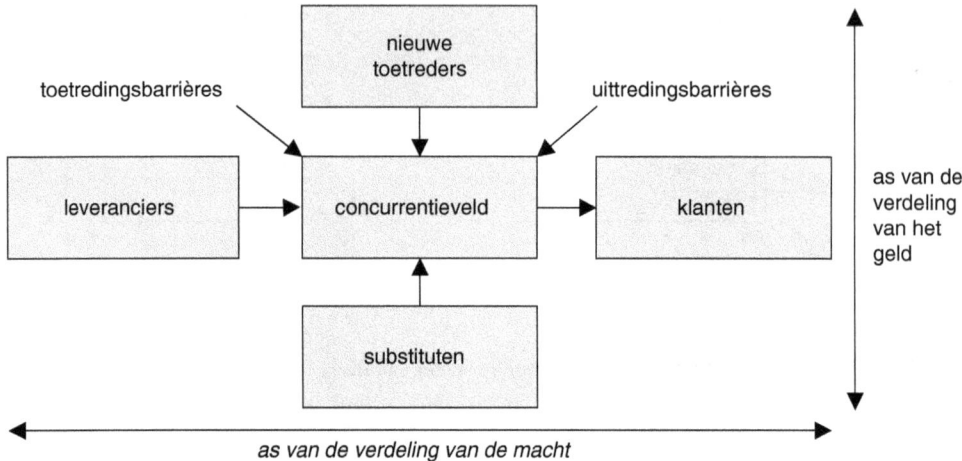

Figuur 6.4 *Het vijfkrachtenmodel van Porter.*

concurrentieveld. Tel hierbij veranderende wet- en regelgeving op, meestal vertaald in krimpende budgetten, en het probleem wordt (enigszins) duidelijk. Tot slot wordt voor de analyse van de externe omgeving ook vaak het beschrijvende DESTEP-model gebruikt, waarbij gegevens in de omgeving worden verzameld op gebieden als Demografie, Economie, Sociaal-cultureel, Technologie, Ecologie/Epidemiologie en Politiek. Deze stap sluit men af met het formuleren van 'kansen' en 'bedreigingen' in de markt.

In stap 3, analyse van de interne organisatie, kan men met een 'value chain' de black box van de organisatie inzichtelijk maken. Van de hoofdprocessen worden de stappen beschreven, waarin per stap de waardetoevoeging van begin tot aan de cliënt wordt beschreven. Ook worden financiële gegevens bekeken. Zo wordt de 'liquiditeit' bepaald. Dit is de mate waarin een organisatie op korte termijn aan haar financiële verplichtingen kan voldoen. Dit kan worden berekend door het banksaldo en de uitstaande facturen die op korte termijn betaald zullen worden (vlottende activa) te delen door de kortdurende leningen (kort vreemd vermogen). De ratio hiervan moet 1 of groter zijn, wat wil zeggen dat de op korte termijn beschikbare gelden de kortetermijnkosten van leningen dekken. Ook wordt de solvabiliteit bepaald. Dit is de mate waarin een organisatie op de lange termijn aan haar financiële verplichtingen kan voldoen. De berekening is: eigen vermogen delen door het totale vermogen. Het totale vermogen bestaat uit het eigen vermogen en het vreemde vermogen (leningen). Dus de teller kan nooit groter zijn dan de noemer en de uitkomst wordt daarmee een getal tussen 0 en 1. Om uit het geïnvesteerde vermogen geld vrij te maken, dient het eerst te worden verkocht (geliquideerd). Bovendien wordt de rentabiliteit bepaald. Dit is de mate waarin men 'marge' maakt (omzet minus kosten) op het geïnvesteerde vermogen. In de non-profitsector spreekt men niet van winst maar van marge. Immers, de marge mag niet worden uitgekeerd, maar moet terugvloeien in de organisatie. De marge dient hoger te zijn dan de marktrente. Is deze lager, dan had men het vermogen beter kunnen uitlenen tegen de marktrente. Financieel gezien had dat beter gerendeerd. Inzicht in financiële gegevens is noodzakelijk, bijvoorbeeld omdat men moet weten of er geld in kas is om een nieuw product of nieuwe dienst te ontwikkelen. Tot slot worden vaak de kerncompetenties van de organisatie geïnventariseerd. Deze stap sluit men af met 'sterktes' en 'zwaktes' van de eigen organisatie.

In stap 4, formuleren van het strategisch beleid (synthese), vraagt men zich af hoe de eigen sterktes en zwaktes zich verhouden tot de kansen en bedreigingen in de omgeving. In een confrontatiematrix matcht men iedere sterkte met iedere kans en iedere bedreiging (zie tabel 6.2). Bij iedere *sterkte* met iedere *kans* stelt men de vraag: 'Kunnen wij met deze sterkte deze kans benutten?' Bij iedere *sterkte* met iedere *bedreiging* stelt men de vraag: 'Kunnen wij met deze sterkte deze bedreiging afwenden?' Ook matcht men iedere zwakte met iedere kans en iedere bedreiging. Daar stelt men bij iedere *zwakte* met iedere *kans* de vraag: 'Verhinderen wij met deze zwakte dat wij deze kans kunnen benutten?' Bij iedere *zwakte* met iedere *bedreiging* stelt men de vraag: 'Verhinderen wij met deze zwakte dat wij deze bedreiging kunnen afwenden?' Ieder kruispunt geeft men een waardering, bijvoorbeeld een sterk negatieve relatie is –2, een zwak negatieve relatie is –1, geen relatie is 0, een zwak positieve relatie is 1 en een sterk positieve relatie is 2.

Door op ieder kruispunt een dergelijke waardering te geven, kunnen per kans, per bedreiging, per sterkte en per zwakte de totalen bij elkaar opgeteld worden. De mate waarin kansen kunnen worden benut en bedreigingen kunnen worden afgewend, wordt daarmee inzichtelijk. Ook de waarde van sterktes en zwaktes wordt inzichtelijk. De uitkomsten kunnen worden gelezen als oorzaken en gevolgen. Aangezien de mogelijkheden om bij te sturen vooral binnen de organisatie zelf liggen, zijn de 'niet sterk genoeg zijnde sterktes' en de 'te zwakke zwaktes' oorzaken. Het niet of onvoldoende benutten van kansen en het niet of onvoldoende afwenden van bedreigingen zijn de gevolgen. Hieruit kan meestal in één zin een 'centrale probleemstelling' worden geformuleerd.

> **Voorbeeld van een centrale probleemstelling**
> *Oorzaken:* Door het ontbreken van goed gedefinieerde en ontworpen (primaire) processen, het niet hebben van een helder stuursysteem en een onvoldoende gedefinieerde administratieve organisatie:
> *Gevolgen:* kunnen wij onvoldoende inspelen/anticiperen op een flexibele instroom van patiënten en daarmee korte wachttijden (geen wachtlijsten), kunnen wij onvoldoende regie voeren in het complexe netwerk, kunnen wij ons onvoldoende extern verantwoorden en daarmee onvoldoende gebruik maken van benchmarks en lopen wij gevaar niet voldoende tevreden patiënten te hebben.

Vervolgens kan men met de oorzaken 'strategische opties' formuleren. Opties formuleert men om de organisatie een keuze te laten maken. Er zijn immers meer wegen die naar Rome leiden. Een strategische optie is een haalbare strategische richting (thema) die een antwoord geeft op alle oorzaken in de centrale probleemstelling. Iedere optie die wordt geformuleerd zal dus een antwoord moeten geven op alle genoemde oorzaken in de centrale probleemstelling. Door nu de oorzaken op een rij te zetten en steeds één oorzaak speerpunt te maken, worden verschillende opties geformuleerd. De verschillende oorzaken in het voorbeeld betreffen:
1 het ontbreken van goed gedefinieerde en ontworpen (primaire) processen;
2 het niet hebben van een helder stuursysteem;
3 een onvoldoende gedefinieerde administratieve organisatie.

Voor het hebben van een vergelijkingskader formuleert men eerst de '0'-optie. Dit is de situatie waarin niets verandert: 'ongewijzigd beleid'. Door nu de eerste oorzaak als speerpunt te nemen en de andere oorzaken gelei-

Tabel 6.2 Confrontatiematrix.

confrontatiematrix		kans 1	kans 2	kans 3	kans 4	bedreiging 1	bedreiging 2	bedreiging 3	bedreiging 4	totalen
						externe omgeving				
Interne organisatie	Sterkte 1									
	Sterkte 2									
	Sterkte 3									
	Sterkte 4									
	Zwakte 1									
	Zwakte 2									
	Zwakte 3									
	Zwakte 4									
totalen										

delijk aan mee te nemen, ontstaat bijvoorbeeld optie 1: 'Van begin tot eind goed geregeld'. Door nu oorzaak 2 als speerpunt te nemen en de oorzaken 1 en 3 geleidelijk aan mee te nemen ontstaat optie 2: 'Op koers blijven'. Door de derde oorzaak als speerpunt te nemen, ontstaat bijvoorbeeld optie 3: 'De optimale ondersteuning'. Zo ontstaat een drietal opties waaruit de organisatie kan kiezen, met een vergelijkende 0-optie.
Tot zover de stappen die achter de schermen gedaan kunnen worden door het hoger management, de Raad van Bestuur en eventueel het middenmanagement. Het probleem is gedefinieerd in een centrale probleemstelling en met de strategische opties worden verschillende oplossingsmogelijkheden geboden. Het is nu tijd voor een keuze.

In stap 5, waardering en strategiekeuze, kan een optiediscussie worden gevoerd. Wil men draagvlak creëren voor de strategie, dan is participatie van de organisatie onontbeerlijk. De optiediscussie biedt die mogelijkheid. Medewerkers en lager management zijn over het algemeen niet opgeleid om strategische analyses te maken. Het is daarom een goede zaak dat het hoger management stap 1 tot en met 4 heeft uitgevoerd. Daarna kunnen mensen lager in de organisatie worden benaderd met de centrale probleemstelling en de strategische opties. Door nu mensen te laten kiezen, ontstaat draagvlak. Over het algemeen zullen verschillende geledingen soms een verschillende keuze maken. Door de argumenten te inventariseren en de opties met die argumenten weer aan de verschillende geledingen voor te leggen, is de kans zeer groot dat een meerderheid zich schaart achter één optie. Deze optie kan dan worden uitgewerkt in gebalanceerde strategische doelen, bijvoorbeeld op basis van de gebieden van de *balanced scorecard* (Financiën, Interne organisatie, Klant en Innovatie). Deze doelen worden geformuleerd volgens de SMART-criteria voor eenduidigheid.

In stap 6, uitwerking en planning, worden de doelen vertaald naar wat ieder organisatieonderdeel eraan gaat bijdragen in doelen van de organisatieonderdelen. Zo ontstaat een netwerk van deeldoelen die gezamenlijk het strategisch beleid van de organisatie vormen. De organisatieonderdelen maken daarop hun eigen beleidsplannen.

In stap 7, implementatie en monitoring, worden de doelen in de planning-en-controlcyclus opgenomen. De voortgang van de doelen wordt met indicatoren gemeten en op het gevoerde beleid wordt bijgestuurd.

De zorgtrajectontwerper dient zich te realiseren dat het gebruik van modellen in zekere zin een schijnzekerheid biedt. De werkelijkheid is veel complexer dan de eenvoud in ordening door de modellen. Daarnaast kunnen door de betrokkenen tijdens het gegevens verzamelen zaken over het hoofd zijn gezien. Het blijft namelijk een kijk van betrokkenen op de eigen organisatie in haar omgeving. Dit is een blik van binnen naar buiten. Het vergeten van belangrijke aspecten kan worden teruggedrongen door aan sleutelfiguren te vragen om enkele punten aan te geven waarop hun organisatie het goed doet en punten die hun organisatie volgens hen moet verbeteren. De zorgtrajectontwerper kan het hoger management ondersteunen in dit zogenoemde laten 'jubelen' en 'klagen', door het management te stimuleren zowel interne als externe voor de organisatie belangrijke sleutelfiguren hierbij te betrekken. Voor de externe sleutelfiguren dient dit met enige prudentie te gebeuren. Organiseer geen *invitational conference* of iets dergelijks. De kans is dan groot dat de echt belangrijke figuren niet komen opdagen. Die hebben doorgaans belangrijkere zaken aan hun hoofd dan een dergelijke bijeenkomst. Veel effectiever is het deze sleutelfiguren op te zoeken en hun een halfuurtje van hun tijd te vragen om jou en je organisatie te helpen de zorg te verbeteren. Deze sleutelfiguren kunnen dan naar de positieve en verbeterpunten worden gevraagd.

6.8 Strategisch beleid

Strategisch beleid behelst de uitvoering van de strategie, dat wil zeggen: het ondernemen van activiteiten die leiden tot het behalen van de strategische doelen. Hier pakken wij de draad weer op bij stap 6 in het schema. De strategische doelen en de activiteiten zijn leidend voor het organisatiebeleid. Het implementeren van dit strategisch beleid kan worden aangepakt door aan ieder organisatieonderdeel te vragen de doelen aan te geven die zij zich stellen ter ondersteuning van de strategische doelen van de organisatie. Ieder organisatieonderdeel maakt hiervoor weer een eigen activiteitenplan. Belangrijk is dat ook de planning-en-controlcyclus hierop is ingericht.

De interne beleidscyclus speelt hierin een belangrijke rol. De klassieke interne beleidscyclus is opgebouwd uit vier kwartalen (zie tabel 6.3). In het eerste kwartaal van ieder jaar kijkt men terug op het afgelopen jaar en verzorgt men de jaarverslaglegging. Het tweede kwartaal is de strategische oriëntatie aan de beurt. Eens in de drie jaar wordt een nieuwe strategie ontwikkeld en jaarlijks wordt bijvoorbeeld in de vorm van een kaderbrief aan de organisatie kenbaar gemaakt wat er voor het komende jaar op de rol staat. Het derde kwartaal is idealiter gereserveerd voor het maken van alle activiteitenplannen voor het komende kalenderjaar. Vervolgens worden in het vierde kwartaal in de begrotingsronde de middelen verdeeld, waarna ook de activiteitenplannen kunnen worden bijgesteld en met een onderbouwde begroting vastgesteld. Het beleid voor het komende jaar is dan klaar.
Het lopende jaar is in het derde en vierde kwartaal van het voorgaande jaar voorbereid en wordt pas in het eerste kwartaal van het daaropvolgende jaar afgesloten.

Tot slot wordt de voortgang van het behalen van de strategische doelen gemeten en wordt daarop bijgestuurd (stap 7).

6.9 Tot slot

De markt zorg en welzijn verkeert inmiddels in een permanent onstuimige staat, cliënten zijn veeleisender, er is vanuit de markt een noodzaak tot transparantie van de bedrijfsvoering en de verantwoording daarvan. Bovendien is er door de almaar stijgende zorgvraag de noodzaak tot meer productie met beperktere middelen. De zorgtrajectontwerper kan de organisatie ondersteunen in het stoppen met laveren zonder strategie, door het ondersteunen van het ontwikkelen en invoeren van een goede en passende strategie. Een dergelijke strategie is van levensbelang geworden voor een non-profitorganisatie, om behoedzaam naar de toekomst te kunnen navigeren. Het ontwerpen van een zorgtraject dient evenwel te passen binnen de strategie van de organisatie. Op deze wijze speelt de zorgtrajectontwerper in op het doeltreffend en doelmatig inzetten van de beperkte middelen die binnen een organisatie beschikbaar zijn voor ontwikkeling en groei.

Tabel 6.3 Voorbeeld opbouw van een interne beleidscyclus.			
	gericht op	*onderwerp*	*sturing*
eerste kwartaal	afgelopen jaar (t_{-1})	verantwoording vorig jaar	indicatoren op het behalen van de doelen (t_0) Raad van Bestuur per kwartaal, management maandelijks
tweede kwartaal	komende 1-3 jaar (t_{+1} – +3)	strategie	
derde kwartaal	komend jaar (t_{+1})	tactiek plannen	
vierde kwartaal	komend jaar (t_{+1})	tactiek middelen	

Literatuur

Bos, J. & Harting, E. (2006). Projectmatig creëren 2.0. Schiedam: Scriptum Books.

Bos, R. ten & Ham, M.A.J.W. van der (2007). De Manager. Leer- en praktijkboek. 's-Gravenhage: Reed Business.

Bos, R. ten (2007). Strategisch Denken. Op zoek naar nieuwe helden. Zaltbommel: Thema.

Douma, S. (2007). Ondernemingsstrategie. Groningen/Houten: Wolters-Noordhoff.

Groot, T.L.C.M. & Helden, G.J. van (2007). Financieel management van non-profitorganisaties. Groningen: Wolters Noordhoff.

Kottler, P. & Keller, K.L. (2009). Marketing Management. London: Pearson Prentice Hall.

Mintzberg, H. (1999). Op Strategiesafarie. Schiedam: Scriptum Books.

Pietersma, P., Rippen, K., Janssen, T., Agasi, E., Mierle, M. van & Nijkamp, L. (2007). Het strategieboek. Den Haag: Berenschot.

Porter, M. (1998). Competative Strategy. Techniques for Analyzing Industries and Competitors. New York: Simon & Schuster Ltd.

De verandermanager – leiderschap met passie onttroont het bevel

Roelof Ettema

7.1 Inleiding

Veranderingen zet men meestal in door het veranderen van 'oud gedrag' naar 'nieuw gedrag', waarbij men de overtuiging heeft dat het nieuwe gedrag meer oplevert. Dit implementeren van nieuw gedrag is een proces dat succesvol is verlopen wanneer het gedrag dat van mensen in een organisatie wordt verwacht, ook daadwerkelijk is terug te zien in de overtuigingen en het handelen van de betrokkenen. De zorgtrajectontwerper plaatst vanaf het begin een dergelijke gedragsverandering in het kader van de implementatie ervan. Gedragsveranderingen kunnen zijn: het ontwikkelen van nieuw procesmatig handelen met daarin nieuwe werkwijzen, of het opstellen van een programma, protocol of een richtlijn voor betere zorg enzovoort.

De organisatie waarin mensen werken is een omgeving. Wanneer deze omgeving niet is ingericht op het verwachte handelen, dan kunnen mensen het verwachte gedrag niet ten uitvoer brengen. Ook moeten mensen vaak over andere vaardigheden beschikken om tot het verwachte gedrag over te kunnen gaan. Deze vaardigheden zullen hun dan moeten worden aangeleerd. Nieuw gedrag van mensen in een organisatie ontstaat dus niet vanzelf. De zorgtrajectontwerper draagt er zorg voor dat dit wordt gemanaged.

Een succesvolle implementatie is te zien als een overwinning op de eigen omgeving en is afhankelijk van de geloofwaardigheid van de persoon of personen die het proces van implementatie leiden en/of begeleiden. Deze geloofwaardigheid kan onder andere worden verkregen door het waardevrij inleven in de doelgroep(en) en zelf te doen wat men zegt, het zogenoemde 'voorbeeldgedrag'. Hierdoor ontstaat wederzijds begrip. Wil de zorgtrajectontwerper dergelijke overwinningen bereiken, dat wil zeggen: succesvol het voorgestelde nieuwe gedrag implementeren, dan zullen ze voorafgegaan moeten worden door overwinningen op de eigen persoon.

Naast leiderschap zal de implementatie ook met kennis van zaken moeten worden (be)geleid. Belemmerende factoren moet men begrijpen en oplossen. Bevorderende factoren moeten eveneens worden begrepen en worden versterkt. Diverse veranderingen in verschillende typen omgevingen vereisen een eigen benadering c.q. aanpak. Betrokkenen dienen ook daadwerkelijk betrokken te worden, zodat draagvlak ontstaat. Ook een goede organisatie van de implementatie, waarin vorderingen regelmatig worden gemeten en het implementatieproces wordt bijgestuurd, bepalen het succes van de implementatie.

De zorgtrajectontwerper is een positieonafhankelijk opererende functionaris die zorgtrajecten ontwerpt, invoert, organiseert, aanstuurt en verbetert. Of de zorgtrajectontwerper nu in het primaire proces werkzaam is, in een staffunctie of lijnfunctionaris is, op basis van persoonlijke effectiviteit is de zorgtrajectontwerper vanuit persoonlijke initiatieven een aanwinst voor de organisatie. Een belangrijke reden voor de keuze voor een positieonafhankelijke aanpak is gelegen in het feit dat ketenzorg vaak door verschillende organisaties heen georganiseerd moet worden. Het komt nu eenmaal heel zelden voor dat een functionaris in meerdere betrokken organisaties dezelfde en ook nog functionele positie bekleedt. Gelukkig is een aanpak vanuit persoonlijke effectiviteit ook mogelijk. In dit hoofdstuk wordt hiervoor een aantal instrumenten aangereikt. Zo passeren persoonlijk leiderschap van de zorgtrajectontwerper de revue, visies op veranderen, het creëren van draagvlak voor veranderingen en enkele modellen voor verandering.

7.2 Persoonlijk leiderschap en leider zijn

Zoals gezegd gaat goed persoonlijk leiderschap vooraf aan leiderschap in een omgeving. De lens waardoor wij kijken is bepalend voor de interpretatie van wat wij zien. Zo is een landkaart niet precies hetzelfde als het gebied dat die kaart weergeeft. Stephen Covey (2005) gaf in zijn boek *De 8ste eigenschap, van effectiviteit naar inspiratie* reeds aan dat ons voorbeeld in ons hoofd, ons paradigma, een referentiekader is. Net als een landkaart geeft het een eenvoudige uitleg van de omgeving waarin wij ons bevinden.

Wijzelf proberen op grond van onze ervaring de werkelijkheid in kaart te brengen. Als de werkelijkheid op ons te moeilijk overkomt of wij begrijpen enkele vitale zaken niet, dan is dat te wijten aan het gebrek aan eigen ervaring. Stel je jezelf dan een schuldvraag? Word je dan boos, of neem je het toch maar zoals het is? Bedenk in ieder geval: je hebt altijd een keuze! Naast boos zijn of gelatenheid is er de keuze om ervaring op te gaan doen.

Leiderschap is een keuze en kenmerkt zich doordat men kiest voor het nastreven van een gemeenschappelijk doel versus slechts het eigen belang, en doordat men kiest voor volhouden versus gemakzucht. Het betekent ook dat men kiest voor visie versus slachtoffer zijn en dat men kiest voor passie versus niet in de sociale spiegel willen kijken. Het betekent echter bovenal dat men in plaats van voor het eigen ego, juist voor het eigen geweten kiest. In onze keuzevrijheid schuilt onze grootste kracht als mens.

Als men wegloopt voor vitale zaken om zich heen, omdat de werkelijkheid als te moeilijk overkomt, kan men spreken van een pragmatische levenshouding. In dit verband spreekt Ulsamer (2003) van 'de Neanderthaler in ons' en 'psychologische mist'. De Neanderthaler in ons verwijst naar dat wij niet altijd op impulsen uit onze omgeving reageren op basis van nadenken, maar meer vanuit emotie. Als wij het gevoel hebben dat er gevaar dreigt, wordt ons denkvermogen allengs uitgeschakeld en reageren wij veel minder effectief dan wij zouden doen als wij goed zouden blijven nadenken. Gevoel van dreigingen komt niet alleen van die roekeloze automobilist in het verkeer die ons in gevaar brengt. Ook een moeilijk gesprek of een plotselinge vrij ingrijpende opmerking van een collega kan (onbewust) als dreiging worden ervaren. Psychologische mist ontstaat wanneer wat zakelijk belangrijk is niet meer tot ons doordringt, eenvoudigweg omdat wij ons denken hebben laten uitschakelen door een (heftige) emotie die ons in bezit heeft genomen. Ook laten wij bij tijd en wijle ons denkvermogen uitschakelen door emoties omtrent zaken waar wij bewust dan wel onbewust tegen opzien; zoals het oplossen van denkfouten die wij dagelijks maken als gevolg van indringende (traumatische) ervaringen in onze jeugd of het volgen van die studie die we eigenlijk zouden moeten doen om echt effectief en onderscheidend te zijn in onze huidige functie. Als de werkelijkheid op ons te moeilijk overkomt, dan kunnen wij hierop reageren met weglopen. Als wij dat in overwegende mate doen, dan is er sprake van een pragmatische levenshouding. De problemen die door een pragmatische levenshouding worden geschapen zijn zo diepgaand dat ze niet op een oppervlakkige manier kunnen worden opgelost. Wij raken uit balans, eer en geweten verwarren ons en passie ontbreekt. Om dit te doorbreken is een ander niveau van denken nodig: een model, een paradigma dat gebaseerd is op principes die nauwkeurig het hele gebied van effectieve menselijke verhoudingen in kaart brengen en ons weer in balans brengen en visie op het leven geven. Een doel om met passie naar te streven (Covey, 2005). Op deze wijze kunnen wij met vechten reageren op zaken waar wij tegen opzien, maar wel een manier van vechten waarbij ons denkvermogen staat ingeschakeld: visie en passie. Doe daarom af en toe gerust letterlijk en/of figuurlijk een stap terug en schakel het denkvermogen in met de vraag wat een verstandig mens in deze situatie zou doen.

Als men vanuit die keuze voor leiderschap openstaat voor de omgeving waarin men verkeert, dan kan leiderschap ontstaan waarin de volgers de leider het leiderschap gunnen. Veel leiders beschikken over de vaardigheid om empathisch te luisteren. Om effectief om te gaan met de eigen omgeving (levenspartner, kinderen, vrienden, familie en collega's), moet men empathisch kunnen luisteren (Covey, 2005). Dit vereist emotionele kracht, omdat empathisch luisteren verschilt van aandachtig luisteren: men luistert aandachtig vanuit het eigen referentiekader en men luistert empathisch als men waardevrij binnen het referentiekader kruipt van degene naar wie men luistert. Neem bijvoorbeeld een persoon in gedachten bij wie je liever niet in de buurt bent of aan wie je liever niet denkt. Probeer nu eens de beweegredenen van die persoon te begrijpen. Of beter nog, als het mogelijk is, vraag hem of haar er in alle openheid eens naar. Het is hierbij goed te bedenken dat leiderschap niet alleen bestaat uit een aantal belangrijke eigenschappen van de leider, maar dat leiderschap op meerdere wijzen tot stand komt. René ten Bos (2007) beschrijft in zijn boek *Strategisch denken, op zoek naar nieuwe helden* dat voor het ontrafelen van leiderschap vooral gekeken moet worden naar de relatie tussen de leider en de volgers. Leiders begrijpen meestal heel goed dat zij geen aangeboren leiders zijn, maar dat zij leider zijn omdat de volgers als zodanig tegen hen aankijken en dat deze positie over het algemeen fragiel is. Bovendien begrijpen leiders dat hun zelfbeeld meestal niet het beeld is dat volgers van hen hebben.

Leiders begrijpen hun omgeving. Dat wil zeggen dat zij de wijze waarop de omgeving is ingericht en de wijze waarop de betrokkenen daar in handelen, nemen zoals het is en maken tot uitgangspunt. Naast het begrijpen hebben zij er ook begrip voor: zij keuren het niet af, maar nemen het zoals het is. Dit wil niet zeggen dat zij er geen verandering in aan willen brengen. De leider zal als het beter kan juist een ontwerp en planning van het implementatieproces beogen waarmee de werkelijkheid met respect bijgestuurd kan worden in de richting van de wenselijke praktijkvoering. De werkelijkheid is echter te vergelijken met de situatie dat men een vogel in de hoek wil laten vliegen. Het ontwerp en de planning zijn te vergelijken met de situatie dat men een steen met een welgecalculeerde boog de hoek in werpt. Werpt men de vogel met een welgecalculeerde worp op, dan zal hij opvliegen en zijn eigen richting op gaan. Wil men de vogel op een respectvolle wijze in de hoek krijgen, dan zal daar iets aantrekkelijks voor de vogel moeten zijn. Wat voor de vogel geldt, geldt ook voor mensen die tot nieuw handelen moeten overgaan. Zij moeten er beter van worden; het moet hun iets opleveren. Het ontwerp en de planning van de implementatie moeten passen bij hetgeen men wil implementeren en de omgeving waarin men het wil implementeren.

John Kotter (1996) geeft in zijn boek *A force for change* een blauwdruk van acht stappen voor het gedrag van een leider die verandering leidt (zie tabel 7.1). Tegenover deze blauwdruk kunnen de te vermijden faalfactoren worden benoemd die veel in veranderpraktijken voorkomen.

Wellicht de belangrijkste factor waardoor volgers een leider als leider percipiëren, is het feit dat een leider consistent gedrag vertoont en zich systematisch inzet voor het probleem dat een gemeenschappelijke groep volgers ervaart. Een dergelijk probleem kan zijn het

Tabel 7.1 Veranderfasen met faalfactoren volgens Kotter.

Kotters veranderfasen	faalfactoren
Creëer besef van de urgentie voor de verandering	Onduidelijkheid toestaan
Draag zorg voor een coalitie die de verandering leidt	Onvoldoende coalitie bouwen
Ontwikkel een heldere visie op de verandering	Een visie niet belangrijk vinden
Draag die heldere visie uit	Een visie niet uitdragen
Ondersteun mensen om barrières uit de weg te ruimen	Barrières toestaan
Ga voor kortetermijnsuccessen, dat geeft geloof in de verandering	Geen snelle successen halen
Behoud de bereikte verandering en blijf doorgaan met veranderen tot het doel bereikt is	Te vroege overwinning claimen
Consolideer het nieuwe gedrag, door het positief te bekrachtigen	De overtuigingen van het nieuwe gedrag in de *shared values* (cultuur) voegen

ontbreken van een visie, waardoor gezamenlijkheid en betrokkenheid ontbreken, of een gezamenlijke dreiging, waardoor men een gezamenlijke onveiligheid ervaart. De leider vertoont dus betrouwbaar gedrag en is zichtbaar geëngageerd met het probleem van de groep. Als binnen een bevelsstructuur de formele leider dit gedrag vertoont, dan is de kans groot dat deze ook als leider wordt ervaren. Een goede empathische leider zal ook andere leiders naast zich dulden. Hier is de weg vrij voor informeel leiderschap voor de zorgtrajectontwerper.

7.3 Veranderivisies in kleuren

Geen twee omgevingen waarin men kan implementeren zijn hetzelfde. Toch zijn in de veelheid van kenmerken wel grote lijnen te onderscheiden. Leon de Caluwé en Hans Vermaak (2006) beschrijven in hun boek *Leren veranderen* een vijftal visies op veranderen, aan de hand van vijf kleuren. Deze benaderingen staan model voor kenmerken van organisaties. Het idee is dat de kleur van de verandering dient aan te sluiten bij de kleur van de organisatie. De vijf kleuren geven op een eenvoudige wijze aan vanuit welke veronderstellingen of paradigma's mensen denken en handelen.
De vijf kleuren betreffen: geeldrukdenken, blauwdrukdenken, rooddrukdenken, groendrukdenken en witdrukdenken.

Kleurendenken volgens De Caluwé en Vermaak

Bij *geeldrukdenken* staan macht, politiek bedrijven en belangen op de voorgrond. Alle neuzen één richting op is al een hele opgave. Onderhandelen en win-win staan op de voorgrond. Geeldrukdenken is gebaseerd op sociopolitieke opvattingen over organisaties.
Bij *blauwdrukdenken* zijn de zorgvuldig geformuleerde doelen en de planning volgens rationele argumenten en feiten vooraf bepaald. Regelen, plannen en beheersen staan op de voorgrond. Het veranderingsproces wordt voortdurend bijgestuurd. Blauwdrukdenken is gebaseerd op het rationeel ontwerpen en implementeren van veranderingen.
Bij *rooddrukdenken* richt men zich meer op het zodanig ontwikkelen van mensen

(het beste uit mensen halen) dat mens en organisatie er beter van worden. Motiveren, prikkelen, straffen en belonen staan op de voorgrond. Rooddrukdenken maakt gebruik van HRM-instrumenten. Men gaat ervan uit dat mensen veranderen door het inzetten van deze instrumenten.

Bij *groendrukdenken* creëert men leersituaties voor mensen. Omdat de leerstijl van mensen verschilt, is de uitkomst van de verandering vooraf niet concreet. Bewustwording, leren, reflecteren en uitwisselen staan op de voorgrond. Groendrukdenken is gebaseerd op de *action-learningtheorieën*.

Bij *witdrukdenken* is ruimte voor spontane evolutie. Men ziet de organisatie als levende complexe systemen met een beperkte voorspelbaarheid. De natuurlijke weg, eigen energie, dynamiek, complexiteit, conflicten optimaliseren en creativiteit staan op de voorgrond. Witdrukdenken is ontstaan als reactie op het deterministische, mechanistische en lineaire wereldbeeld dat is afgeleid van Newton.

De vijf drukdenken geven omschrijvingen van visies op veranderingen en van omgevingssituaties, waarop een keuze voor een veranderaanpak kan worden gemaakt. Wellicht het belangrijkste voordeel van deze manier van kijken is dat het een gemeenschappelijke taal geeft en daarmee communicatie tussen mensen verbetert en mensen in staat stelt gezamenlijke voordelen van de veranderingen te gaan zien.

In het kader van leiderschap is het mogelijk je af te vragen op welke deur jij vaak klopt die bij een collega niet wordt opengedaan. Vraag je eens af vanuit welke kleur je aanklopt. Blijf je dan proberen of kies je ervoor nu vanuit een andere kleur je collega te benaderen? Misschien dat je collega nu wel de deur opendoet.

7.4   Draagvlak voor de verandering

Draagvlak of gemotiveerd zijn om te veranderen ontstaat doordat mensen betrokken zijn in het veranderingsproces: zij denken mee en beslissen mee. Een dergelijk participeren maakt het mogelijk om gezamenlijke voordelen van een nieuwe handelswijze te benoemen. Ten Bos (2007) spiegelt een dergelijke betrokkenheid aan meegaandheid. Als metaforen gebruikt hij 'missie' en 'bevel'. Missies hebben ten doel mensen te betrekken en bevelen hebben ten doel mensen zonder tegenspraak te laten volgen: meegaandheid te creëren. Dit maakt bevelen niet per definitie slecht. In zijn boek verwijst Ten Bos naar Bourgeouis & Brodwin (1984), die aangeven dat een bevel het best werkt wanneer een verandering niet bedreigend is, de bevelgever een machtspositie heeft, het gedrag en gewoonten van medewerkers de implementatie niet dwarszitten en er excellente informatiesystemen zijn. Echter, in de meeste organisaties zijn deze voorwaarden voor een bevelsstructuur niet aanwezig. Een tweede reden om veranderingen niet op basis van bevelen tot stand te brengen is wellicht gelegen in het verschil in de doelen van missies en bevelen. Zoals reeds aangegeven is het doel van missies het verkrijgen van betrokkenheid. Daarmee onderscheidt de missie zich van het bevel; het bevel laat geen betrokkenheid achter, maar slechts een angel die kan verworden tot een bron van rancune (Ten Bos, 2007).

Dan vallen wij dus toch weer terug op de betrokkenheid. Hoewel in veel beleidsdocumenten in non-profitorganisaties onder het kopje 'missie' een aantal volzinnen wordt geschreven waarin ervan uitgegaan wordt dat de medewerker bij die missie betrokken is, kan dat moeilijk worden getoetst, omdat de meeste medewerkers eenvoudigweg niet eens op de hoogte worden gesteld van die paar volzinnen. Een dergelijke handelswijze leidt dan ook niet tot betrokkenheid. Het leidt ook zeker niet tot meegaandheid. Dergelijke volzinnen dragen meestal weinig bij.

Ten Bos gebruikt de metafoor 'missie' waarvoor een missie is bedoeld: het creëren van betrokkenheid. Hij geeft aan dat er grofweg twee bindingen te onderscheiden zijn: de psychologische binding die er is tussen de persoon en de organisatie en de binding die het individu heeft met zijn activiteiten. De psychologische binding manifesteert zich als: 1) een sterke wens om lid te blijven van de organisatie; 2) een sterk geloof in de waarden van de organisatie en 3) een sterke bereidheid om zich in te spannen voor de organisatie. De binding die het individu heeft met zijn activiteiten - Ten Bos verwijst hier naar Salancik (1977) - wordt sterker als: 1) de taken van het individu zichtbaarder worden gemaakt; 2) de resultaten van zijn of haar werk onherroepbaar zijn; 3) de taken op basis van vrijwilligheid worden uitgevoerd en 4) de taken expliciet geformuleerd zijn. Daarmee zijn ook de belangrijkste kenmerken van betrokkenheid bij een verandering beschreven: zichtbaarheid, onherroepbaarheid, vrijwilligheid en expliciteerbaarheid van nieuw gedrag.

7.5 Enkele veranderkundige modellen

Planningsmodellen voor verandering zijn er te over. Maar er zijn nog veel meer veranderomgevingen. Het eerder in dit hoofdstuk beschreven voorbeeld van de vogel als metafoor voor de werkelijkheid die moet gaan veranderen en de worp van de steen als metafoor voor de planning van de verandering, illustreert dit. Er zijn vele worpen met de steen denkbaar. Wat vaststaat, is dat de steen altijd eerst omhoog gaat en na het hoogste punt te hebben bereikt altijd weer daalt. De vluchten van de vogel zijn veel diverser. De vogel draagt zichzelf en vliegt waar hij wil. Dat geldt voor de werkelijkheid die wij willen veranderen

ook. Een aantal modellen passeert in het volgende de revue.

7.5.1 DIFFUSIE VAN INNOVATIES

In zijn boek *Diffusions of innovations* (1995) bepleit Everett Rogers (1995) dat veranderingen in gedragingen van mensen gemakkelijker kunnen worden bereikt door het organiseren van een domino-effect in het sociale systeem waarin deze mensen zich begeven. In het proces van diffusie doorloopt iedere betrokken persoon individueel de volgende vijf stappen: 1) kennis, 2) overtuiging, 3) besluit, 4) implementatie en 5) bekrachtiging.

In de eerste stap, 'kennis', wordt de persoon op de hoogte gebracht en vormt deze zich een idee van het nieuwe handelen en/of de nieuwe situatie. In de tweede stap, 'overtuiging', labelt de persoon de op handen zijnde verandering als positief of negatief. Vervolgens gaat de persoon in de derde stap, 'besluit', over tot gedrag dat leidt tot het accepteren of afwijzen van de verandering. In de vierde stap, 'implementatie', gaat de persoon die de verandering positief gelabeld heeft over tot het nieuwe gedrag. Ten slotte evalueert de persoon in de vijfde stap, 'bekrachtiging', de resultaten van het nieuwe gedrag.

Deze stappen overziend wordt het helder dat binnen de theorie van diffusie het besluit tot het accepteren van de voorgenomen verandering door de individuele persoon in belangrijke mate afhangt van de besluiten van de andere betrokkenen in het sociale systeem. Mensen zoeken zekerheid dat het nieuwe gedrag zal gaan werken. Individuen hebben hierbij niet alleen rationele overwegingen, maar kijken ook wat de anderen vinden en doen. Wanneer 10-20 procent van de mensen in het sociale systeem de verandering overneemt, dan volgt de meerderheid.

Maar niet ieder individu reageert hetzelfde. Sommigen zijn meer bereid tot het nemen van risico dan anderen, die hun besluit tot verandering uitstellen totdat zij genoeg zekerheid voelen. In het kader van risico nemen versus zekerheid zoeken worden mensen binnen de diffusietheorie in vijf categorieën gedeeld: 1) innovatoren, 2) vroege veranderaars, 3) vroege meerderheid, 4) late meerderheid en 5) achterblijvers.

Innovatoren zijn de mensen die graag veranderingen uitproberen. De vroege veranderaars kijken graag naar de innovatoren als die de verandering (kunnen) uitproberen, om te zien wat die oplevert. Vroege veranderaars zijn meestal sleutelfiguren. De (vroege en de late) meerderheid die doorgaans niet op de hoogte is van alle ins en outs van de op handen zijnde verandering verlaat zich meestal op de sleutelfiguren en de rest van de meerderheid. De achterblijvers ten slotte houden meestal vrij strikt vast aan traditionele waarden of zij zijn geïsoleerd van de groep (bijvoorbeeld de vaste individuele nachtdienst). De individuen die graag vasthouden aan traditionele waarden zoeken anderen die de traditionele waarden ook wat meer omarmen dan het gemiddelde en blijven langer dan gemiddeld de verandering wantrouwen. Het tekort aan sociale interactie van de geïsoleerde achterblijver vermindert de mogelijkheid om resultaten van de verandering te zien en te evalueren. Achterblijvers doen het langst over het doorlopen van de vijf stappen van kennis tot en met overtuiging en doen daarom het langst over het meegaan in de verandering.

Wanneer een verandering wordt geïntroduceerd en de energie vooral gaat naar de weerstanden van de achterblijvers, dan krijgen de innovatoren niet of onvoldoende de kans de verandering uit te proberen en te tonen of de verandering werkt. De achterblijvers krijgen daarmee juist de kans de traditionele waarden te verdedigen en de meerderheid te overtuigen van de traditionele waarden. Het domino-effect wordt pas bereikt indien een verandering wordt ingezet met het geven van een rol aan de innovatoren; dan wordt de kans van slagen aanzienlijk vergroot. Als de verandering werkt en de innovatoren kunnen dit uitdragen, dan zullen eerst sleutelfiguren en vervolgens de meerderheid volgen. Het is hierbij wel van belang de achterblijvers serieus te nemen.

7.5.2 MANAGEMENTCOMPLEXE VERANDERINGEN

In haar boek *Kwaliteitsbewaking voor en door verpleegkundigen* behandelt Hannie Giebing (2000) 'het model van managementcomplexe veranderingen' van Clara Ersoz, dat als planningsmodel en als diagnosemodel kan worden gebruikt (zie tabel 7.2). De planning is bedoeld voorafgaand aan de verandering en het stellen van een diagnose is bedoeld plaats te vinden als er zich tijdens de verandering problemen voordoen. Het model betreft een formule die moet leiden tot het vergroten van de kans op het bereiken van de gewenste verandering: Visie + Motivatie + Vaardigheden + Middelen + Actieplan.

De visie op de verandering dient concreet te zijn geformuleerd en frequent gecommuniceerd in een taal die de betrokken groep(en) begrijpt(-en). Motivatie voor de verandering wordt bereikt door de voordelen van de betrokken groep(en) te onderzoeken en helder te communiceren. Daarbij dient betrokkenheid van groepen in de besluitvorming te worden georganiseerd. Met betrekking tot Vaardigheden moet concreet worden over welke nieuwe vaardigheden betrokkenen dienen te beschikken wanneer zij tot het nieuwe handelen moeten overgaan. Deze dienen te worden aangeleerd. Voor Middelen geldt min of meer hetzelfde. Ook hiervan moet concreet worden welke nieuwe of andere middelen nodig zijn om het gewenste gedrag ten uitvoer te kunnen brengen. Deze middelen dienen op de juiste momenten in voldoende mate beschikbaar te zijn. Als laatste staat in het Actieplan wie, wat, wanneer doet om de verandering door te voeren. Tot zover betreft het een planningsmodel, dat kan dienen als leidraad voor de voorbereiding van de verandering.

Tijdens het doorvoeren van de verandering kunnen er zich problemen voordoen zoals: onduidelijkheid over de verandering, niet iedereen doet mee met de verandering, angst, frustratie en het in het geheel niet op gang komen van de verandering. In het gebruik als diagnosemodel wordt ervan uitgegaan dat de problemen zijn terug te voeren op problemen

Tabel 7.2 Model voor managementcomplexe veranderingen.

visie	motivatie	vaardigheden	middelen	actieplan	gewenste verandering
?	motivatie	vaardigheden	middelen	actieplan	onduidelijkheid
visie	?	vaardigheden	middelen	actieplan	gedeeltelijke verandering
visie	motivatie	?	middelen	actieplan	angst
visie	motivatie	vaardigheden	?	actieplan	frustratie
visie	motivatie	vaardigheden	middelen	?	verzanden

in de planning. Zo zal een onduidelijke of niet goed gecommuniceerde visie tot gevolg hebben dat er onduidelijkheid is over de verandering. Als er onvoldoende gemotiveerde mensen zijn, zal dit ertoe leiden dat niet iedereen meedoet met de verandering. Het niet of onvoldoende beschikken over de benodigde vaardigheden bij betrokkenen van wie verwacht wordt dat zij het nieuwe gedrag ten uitvoer gaan brengen, leidt tot angst. Met onvoldoende middelen moeten werken leidt tot frustratie. En als het actieplan niet duidelijk is of onvoldoende is gecommuniceerd, dan komt de verandering niet op gang, omdat men eenvoudig niet weet wat men zou moeten doen. Komt een of meer van deze problemen voor, dan kan er tijdens het proces op de planning worden bijgestuurd.

7.5.3 INNOVATIECONTINGENTIES

In zijn boek *Innoveren in de Gezondheidszorg* (2006) behandelt Roland van Linge (2006) het 'Innovatie Contingentie Model'. De innovatie dient afgestemd te zijn op de personen in het team, op de omgeving van de organisatie, de strategie en het beleid en het primaire proces van de organisatie. Tussen de innovatie en de medewerkers kunnen allerlei *fits* en *misfits* aanwezig zijn. Door het combineren van de twee assen flexibiliteit versus controle en intern gericht versus extern gericht, ontstaan vier configuraties: Teamgericht (Flexibel – Intern gericht); Regelgericht (Controle – Intern gericht); Ondernemend (Flexibel – Extern gericht); en Resultaatgericht (Controle – Extern gericht).

Deze configuraties begeven zich op drie lagen in de organisatie: de operationele laag (primaire processen, structuur, competenties van medewerkers), de laag van de expliciete waarden (strategie & beleidsdoelen en (kwaliteits)standaarden & normen) en de laag van de basale opvattingen (cultuur (gedeelde waarden) en machtsverhoudingen) (zie tabel 7.3). Een configuratie is de onderlinge verhouding tussen lagen. Dit kan voor de innovatie anders zijn dan voor de organisatie. Per configuratie dient gekeken te worden naar alle drie de lagen en dit zowel voor de organisatie als voor de innovatie. Vanuit dit palet kunnen *fits* en *misfits* worden onderscheiden.

Zowel voor de innovatiekenmerken als voor de organisatiekenmerken heeft Van Linge een vragenlijst ontwikkeld. Medewerkers met verschillende functies wordt gevraagd de vragen schriftelijk te beantwoorden. Door het vergelijken van de antwoorden naar aanleiding van beide vragenlijsten worden *fits* en *misfits* tussen de innovatie en de organisatie geïdentificeerd.

Bestaat er meer dan 50 procent *fit* tussen de innovatie en de organisatie, dan is de bestaande strategie (de 'in-house'strategie) effectief gebleken en kan men doorgaan met de strategie die men gekozen heeft.

De innovatie kan ook een configuratie hebben die naast die van de organisatie ligt; bijvoorbeeld een regelgerichte configuratie (Controle – Intern gericht) van de innovatie en een resultaatgerichte configuratie (Controle – Extern gericht) van de organisatie. Beide configuraties zijn gericht op controle, maar verschillen in gerichtheid: respectievelijk intern en extern gericht. In het geval van een derge-

Tabel 7.3 Innovatiecontingenties van Van Linge.

teamgericht		regelgericht		ondernemend		resultaatgericht	
innovatie	organisatie	innovatie	organisatie	innovatie	organisatie	innovatie	organisatie
operationele laag	↕ operationele laag	operationele laag	↕ operationele laag	operationele laag	↕ operationele laag	operationele laag	↕ operationele laag
expliciete waarden	↕ expliciete waarden	expliciete waarden	↕ expliciete waarden	expliciete waarden	↕ expliciete waarden	expliciete waarden	↕ expliciete waarden
basale opvattingen	↕ basale opvattingen	basale opvattingen	↕ basale opvattingen	basale opvattingen	↕ basale opvattingen	basale opvattingen	↕ basale opvattingen

lijke naastliggende configuratie wordt de transformatiestrategie toegepast. Hierin transformeert men de configuratie van de innovatiestrategie naar de configuratie van de organisatie.
Echter, ook tegengestelde configuraties komen voor; bijvoorbeeld een regelgerichte configuratie (Controle – Intern gericht) van de innovatie en een ondernemingsgerichte configuratie (Flexibel – Extern gericht) van de organisatie of een teamgerichte configuratie (Flexibel – Intern gericht) versus een resultaatgerichte (Controle – Extern gericht). In deze voorbeelden zijn op geen van beide assen (intern versus extern en flexibel versus controle) overeenkomsten. Dergelijke tegenstellingen verschillen vaak ook per laag, terwijl op andere lagen wel een *fit* of een naaste configuratie wordt aangetroffen. In tegengestelde gevallen past men de evolutiestrategie toe. Bij deze strategie gaat men over tot maatwerk. Op basis van de uitslagen van het onderzoek erkent men allereerst dat er meerdere configuraties aanwezig zijn, zelfs mogelijk op meerdere lagen verschillend. Men kan door *moving* het leervermogen van de organisatie versterken. Leren ontstaat door variatie en paradoxen, maar ook door overeenkomsten te identificeren. Dit gebeurt voor alle lagen.

Het contingentiemodel van Van Linge (2006) bouwt voort op de volgende vijf proposities.
- De beste strategie om innovaties te implementeren bestaat niet.
- Discongruentie tussen een innovatie en de invoeringscontext ontstaat indien de innovatie vraagt om een bepaalde context om te kunnen floreren doch deze context niet aanwezig is.
- De invoeringscontext kan zelf meer of minder intern congruent zijn tijdens de invoering en er kan binnen deze context discongruentie ontstaan door andere invloeden dan de innovatie zelf.
- Invoeringsstrategieën zijn primair gericht op het bereiken van bepaalde implementatie-uitkomsten (hierbij kan onderscheid worden aangebracht tussen implementatie-effectiviteit en innovatie-effectiviteit).
- Invoeringsstrategieën kunnen onderscheiden worden naar de mate waarin planmatig of procesmatig wordt gewerkt.

7.5.4 ADOPTIE VAN EEN NIEUWE HANDELWIJZE

In het boek *Implementatie. Effectieve verandering in de patiëntenzorg* presenteren Richard Grol en Michel Wensing (2006) een model voor effectieve implementatie. Zij baseren zich op het diffusiemodel van Rogers en het 'stage of readiness to change model' van Prochaska. Ook zij geven aan dat (individuele) betrokkenen een vijftal fasen doorlopen: 1) oriëntatie, 2) inzicht, 3) acceptatie, 4) verandering en 5) behoud van de verandering.

In de eerste fase, 'oriëntatie', doorloopt het individu twee stappen: bewustwording van de innovatie en geïnteresseerd en betrokken raken. Bij de stap bewustwording gaat het om twee niveaus (Ettema, 1993). Ieder individu moet op de hoogte worden gesteld van het feit dat er een verandering gaat komen. Vervolgens wordt men op de hoogte gesteld van de inhoud van de voorgenomen verandering. Meestal zit hier enige tijd tussen. De tweede stap, interesse, appelleert eraan dat ieder mens een afweging maakt of hij of zij beter wordt van de verandering (Ettema, 1993). Dit is een lastige stap, omdat het bestaande gedrag veilig is en het nieuwe gedrag zoals dat in de verandering is voorgesteld nog onbekend is en als onveilig gevoeld kan worden. Het is dan voor het individu moeilijk voor te stellen dat hij beter wordt van de verandering. Het is daarom belangrijk voorafgaand aan het informeren van alle doelgroepen na te gaan hoe en op welke wijze zij beter worden van het nieuwe handelen. Dit kan basaal zijn in termen van een lagere werkdruk, maar het kan zich ook op een hoger abstractieniveau bevinden in termen van een aantoonbaar betere patiëntenzorg. Dergelijke motivatiefactoren moeten expliciet aan de betrokkenen gemeld worden. In de tweede fase, 'inzicht', maakt het individu een evaluatie van het verschil tussen de nieuwe handelwijze en de eigen bestaande handelwijze. Is men zich echter onvoldoende bewust van het eigen handelen of is men onvoldoende op de hoogte van het op handen zijnde nieuwe handelen, dan ziet men wellicht weinig verschil of wordt het zelf ingevuld (Ettema, 1993). Sommige mensen geven dan aan dat zij reeds handelen zoals in het nieuwe handelen wordt voorgesteld. Andere zeggen niet te begrijpen hoe het er in het nieuwe handelen nu precies aan toe gaat. Voor een goede implementatie is het van belang dat de betrokkenen de hele nieuwe handelwijze overnemen. Bij betrokkenen dient daarom doorgevraagd te worden hoe zij nu handelen. Hierbij kan dan expliciet worden aangegeven waar het nieuwe handelen afwijkt en waarom dat zo is.

In de derde fase, 'acceptatie', labelt men het nieuwe handelen positief, neutraal of negatief. Hieruit rolt het besluit tot wel of niet overgaan tot het nieuwe handelen. Een positief besluit is vaak te herkennen doordat de persoon zich al een voorstelling maakt van hoe hij de nieuwe handelwijze gaat uitvoeren (Ettema, 1993). Overigens geldt het andersom niet. Indien een individu zich geen voorstelling maakt van hoe hij het nieuwe handelen zou kunnen gaan uitvoeren, betekent dit niet altijd een negatief besluit. Als men neutraal of positief is over het nieuwe handelen, dan hebben sommigen nog een duwtje in de rug nodig om zich het nieuwe handelen voor te stellen. Dit is vaak het geval wanneer een nieuwe handelwijze wordt ingevoerd in een omgeving met een hoge werkdruk. In deze fase is het daarom belangrijk bij de persoon door te vragen of hij zich al een beeld heeft gevormd van hoe hij het nieuwe handelen gaat aanpakken in de eigen praktijk.

In de vierde fase, 'verandering', probeert men, meestal op beperkte schaal, het nieuwe handelen uit. Men is op zoek naar het nut van het nieuwe handelen. Nadat men in de eerste fase het voordeel ervan inzag en in de tweede fase de nieuwe handelwijze een positief label gaf, wil men dit nu in de praktijk graag bevestigd zien (Ettema, 1993). Het mag duidelijk zijn dat dit cruciaal is en dat zogenoemde snelle successen hier belangrijk zijn. Dit staat vaak op gespannen voet met het feit dat mensen van fouten leren en dat dit leren niet altijd als prettig en veilig wordt ervaren. In deze fase dient ook met elkaar te zijn afgesproken dat men fouten mag maken en dat men elkaar niet negatief bejegent over het nieuwe handelen. Omdat het nieuwe handelen als onveilig kan worden ervaren, dient men elkaar juist schouderklopjes te geven wanneer nieuw gedrag wel goed gaat. Op deze wijze wordt het nieuwe gedrag als veilig ervaren en worden successen mogelijk gemaakt.

In de laatste fase, 'behoud van de verandering', wordt het nieuwe handelen uitgebreid door het te integreren in het bestaande routinematig handelen. Hierbij dient de organisatie te zijn ingericht op het nieuwe handelen in termen van middelen, procedures en beleid. Ook in deze fase is de dreiging aanwezig dat het nieuwe gedrag als onveilig wordt ervaren en dat men het voordeel er niet meer van inziet, waardoor men terugvalt in het oude gedrag (Ettema, 1993). Daarom dient men ook in deze fase elkaar te belonen voor het nieuwe gedrag. De leidinggevende of de informele leider speelt hierin een belangrijke rol.

7.6 Communicatie

Stephan Robbins & Timothy Judge (2008) schrijven in hun boek *Gedrag in organisaties* dat communicatie bedoeld is om gedrag te controleren, mensen te motiveren, mensen hun emoties te doen uiten en informatieoverdracht te laten plaatsvinden ten behoeve van een besluitvormingsproces. Deze vier functies geven meteen inzicht in het belang van communicatie in verandermanagement.

Communicatie vindt plaats door een *communicatieproces*. In het communicatieproces is een zender die een boodschap wil verzenden. De zender codeert deze boodschap in een taal waarvan hij verwacht dat de ontvanger deze begrijpt. De boodschap wordt via een kanaal (mondeling, schriftelijk, non-verbaal) naar de ontvanger gezonden. De ontvanger decodeert de boodschap. De perceptie van de boodschapper, de kwaliteit van het gekozen kanaal en de perceptie van de ontvanger zijn alle van invloed op de kwaliteit van de ontvangen boodschap. Wanneer de ontvanger in de eigen taal de boodschap codeert en terugzendt naar de oorspronkelijke zender, kan deze de boodschap decoderen en nagaan of de boodschap goed is overgekomen. Een dergelijke *feedbackloop* gebeurt in termen van: 'Klopt het dat je zegt…?'

Luisteren beperkt zich niet tot je mond houden. Juist door het inleven in de ander en vragen te stellen om de gedachtewereld van de ander te begrijpen, komt men tot echt luisteren. 'Luisteren', 'doorvragen' en 'samenvatten' (LSD) is een veelgebruikte methode om inlevend naar de ander te luisteren en vervolgens via een *feedbackloop* na te gaan of de boodschap goed is overgekomen.

In organisaties zijn er georganiseerde communicatielijnen, bijvoorbeeld in een keten waarbij de formele gezagslijnen worden gevolgd, of in een wiel waarin de leider naar beneden toe het centrale doorgeefluik is, of in een compleet netwerk van bottom-up-, top-down- en laterale communicatie. In wielnetwerken en complete netwerken is de snelheid van communiceren hoog en de mate van plichtsgetrouwheid is in het ketennetwerk meestal het hoogst. In het wielnetwerk is de opkomst van de leider meestal het grootst en de tevredenheid is over het algemeen in het complete netwerk het grootst.

Naast een formeel communicatienetwerk bestaat er altijd het geruchtencircuit. Het kenmerkt zich doordat het buiten het formele circuit omgaat; de meeste medewerkers zien het als meer betrouwbare informatie dan formele communicatie en het dient het eigenbelang van medewerkers. Geruchten ontstaan als reactie op situaties die belangrijk voor ons zijn. Meestal zijn dat situaties waarin sprake is van ambiguïteit: een voorgenomen verandering kan onveiligheid en daarmee angst opleveren. In een geruchtencircuit wordt formele communicatie vertaald naar het eigen groepsjargon. Ook levert het geruchtencircuit informatie die formeel niet wordt uitgesproken, maar wellicht wel belangrijk is: bijvoorbeeld angst voor de voorgenomen verandering. Een geruchtencircuit functioneert als feedbackmechanisme dat inzichtelijk maakt wat medewerkers belangrijk vinden. Helaas is een kwart van de informatie uit het geruchtencircuit niet betrouwbaar en bestaan er werkelijk roddels. Door na te gaan waar bepaalde informatie vandaan komt, kan de 'roddel' worden opgehelderd. Dit is niet altijd mogelijk, maar met de juiste attitude (de roddel is niet erg, maar moet alleen worden opgehelderd) komt men over het algemeen een heel eind.

Een aantal factoren kan belemmerend werken voor een goede communicatie: selectieve waarneming van de ontvanger, *informatieoverload*, emoties, taal en communicatieangst. Daarnaast spelen communicatiebarrières tussen mannen en vrouwen, politiek correcte communicatie en transculturele communicatie een rol in de kwaliteit van de communicatie. Generiek gezien kunnen communicatiebarrières tussen mannen en vrouwen optreden, omdat mannen gesprekken vaak gebruiken om hun status te verhogen en vrouwen deze vaak gebruiken om verbintenis te vinden. Politiek correcte communicatie ontstaat wanneer wij inpakwoorden gebruiken om stereotyperingen, intimideren en beledigen te vermijden. Voorbeelden hiervan zijn 'visueel beperkte mensen' in plaats van blinden en 'senioren' in plaats van oudjes. Dit is natuurlijk op z'n plaats, maar wel dient er soms bij de ontvanger nagegaan te worden of die het begrepen heeft. Bij transculturele communicatie zijn vaak culturele barrières aanwezig, zoals semantiek, woordconnotaties, toonhoogteverschillen en verschillen in perceptie. Daarom worden richtlijnen aangereikt voor de omgang met andere culturen:
- ga uit van verschillen zolang overeenkomsten niet bewezen zijn;
- benadruk beschrijvingen in plaats van interpretaties of evaluaties;
- leef je in de ander in;

– beschouw je eigen interpretatie als een werkhypothese.

Deze richtlijnen zouden ook behulpzaam kunnen zijn voor het verhogen van de kwaliteit van de communicatie binnen onze eigen cultuur en werkomgeving.

Naast deze algemene opmerkingen over communicatie is een stappenplan voor communicatie voor en tijdens een verandering onontbeerlijk. Er dient voorafgaand aan de verandering te worden nagedacht over een plan, want tijdens de verandering daar pas over nadenken leidt meestal tot achter de feiten aan lopen. Voordat een verandering wordt ingezet, dienen eerst de betrokkenen te worden geïdentificeerd en ingedeeld in communicatiedoelgroepen. Immers, iedere groep heeft afhankelijk van de rol in de organisatie specifieke taalkenmerken. Zo spreekt het management vaak van een 'transitieproces' en de medewerkers vaak van een 'veranderingsproces'. Beide bedoelen de overgang van het huidige naar het nieuwe handelen.

Omdat iedere doelgroep een andere rol speelt en er dus van iedere groep ook ander nieuw gedrag wordt verwacht, dienen ook voor iedere doelgroep eigen communicatiedoelen met een eigen communicatiewijze (communicatiestrategie) te worden benoemd. Het AIDA-model is hierbij behulpzaam. Doelen kunnen worden benoemd op het niveau van 'Awareness' (gewaarwording), 'Interest' (begrip), 'Desire' (overtuiging) en 'Action'. Afhankelijk van het type communicatienetwerk kan de strategie worden bepaald. Ook de communicatiewijzen spelen daarin een rol. Meestal is een combinatie van mondelinge en schriftelijke communicatie noodzakelijk: bijvoorbeeld schriftelijk aankondigen en mondeling toelichten of mondeling afspreken en schriftelijk bevestigen.

7.7 Tot slot

Zoals gesteld in de introductie van dit hoofdstuk, opereert de zorgtrajectontwerper onafhankelijk van de positie die hij bekleedt in de organisatie. De zorgtrajectontwerper opereert vanuit persoonlijk leiderschap. Hij ondersteunt de formele leiders in het verstevigen van hun leiderschap. Bovendien draagt de zorgtrajectontwerper effectief bij aan een gemeenschappelijke visie op veranderen, draagt hij wezenlijk bij aan het creëren van draagvlak voor veranderingen en reikt hij hiervoor een ter zake doend model aan voor verandering.

Literatuur

Bekkers, M., Beltman, R. & Brees, K. (2007). Klant in zicht. Marketing voor not-for-profitorganisaties. Den Haag: Academic Service.
Bos, R. ten (2007). Strategisch Denken. Op zoek naar nieuwe helden. Zaltbommel: Thema.
Bourgeois, L.J. & Brodwin, D.R. (1984). Strategic imlementation: Five approaches to an elusive phenomenon. Strategic management Journal, 5(3), 241-264.
Caluwé, L. de & Vermaak, H. (2006). Leren Veranderen. Een handboek voor de veranderkundige. Deventer: Kluwer.
Covey, S.R. (2005). De 8ste eigenschap. Van effectiviteit naar inspiratie. Amsterdam/Antwerpen: Business Contact.
Ettema, R. (1993). De impact van de eerste verpleegkundige richtlijn: een onderzoek naar de implementatie van de Ambulante Compressietherapie. Kwaliteit en Zorg, 1(3), 100-110.
Giebing, H. (2000). Kwaliteitsbewaking voor en door verpleegkundigen. Zutphen: Thieme Meulenhoff.
Grol, R. & Wensing, M. (2006). Implementatie. Effectieve verandering in de patiëntenzorg. Maarssen: Elsevier Gezondheidszorg.
Kotter, J.P. (1996). Leading Change. Harvard Business School Press.
Linge, R.H. van (2006). Innoveren in de Gezondheidszorg. Theorie, praktijk en onderzoek. Maarssen: Elsevier Gezondheidszorg.
Robbins, P.S. & Judge T.A. (2008). Gedrag in organisaties. Amsterdam: Pearsons Education.
Rogers, E. (1995). Diffusions of innovations. New York: Free Press.
Staw, B.M. & Salancik, G. (1977). New Directions in Organizational Behavior. Chicago: St. Clair Press.
Ulsamer, B. (2003). Werken met emotionele intelligentie. Zaltbommel: Thema.

8 De productmanager – voorbereid zijn op marktwerking

Roelof Ettema

8.1 Inleiding

Materiële en immateriële producten zoals diensten probeert men zo veel mogelijk tegen vooraf afgesproken voorwaarden steeds weer met dezelfde kwaliteit te leveren. Bij een immaterieel product, zoals zorg, behandeling of begeleiding, is voorraadvorming niet mogelijk. In de meeste gevallen is zonder medewerking van de cliënt of patiënt geen dienstverlening mogelijk en komt het immateriële product niet tot stand. Een belangrijke overeenstemming tussen het materiële en het immateriële product is dat de zorgtrajectontwerper, net als een ingenieur voor de productie van een materieel product, de specificaties vaststelt waaraan het product moet voldoen. De zorgtrajectontwerper raadpleegt hiertoe de professionals die de zorg, behandeling of begeleiding leveren of hebben voorgesteld. Diensten en producten dienen ter invulling van de behoefte van de cliënt. In een organisatie gebeurt dit op grote schaal, waardoor de ontwikkeling van een dienst of product dient plaats te vinden in de context van de bedrijfsvoering van de organisatie. Een discipline die zich daar bij uitstek mee bezighoudt is marketing. Hoewel deze discipline vooral geassocieerd wordt met de profitsector, houdt marketing zich bezig met allerlei functies die voor een non-profitorganisatie ook van levensbelang zijn, te weten: Product, Prijs, Promotie, Plaats en Personeel.
De strategie van de organisatie dient de continuïteit van de toegevoegde waarde van een organisatie in haar omgeving te waarborgen. De producten zijn daarom afgeleid van de strategie van de organisatie. Ze zijn een concrete vertaling van de toegevoegde waarde voor de klant, die zijn behoefte beantwoord ziet. Echter, een product dient betaalbaar (kostprijs) te zijn en betaald (definitieve prijs) te worden. Ook dient een product bekend te zijn (promotie) en een product dient op het juiste moment op de juiste plaats te worden geleverd (plaats en personeel).

8.2 Productontwikkeling

Dienstverlening onderscheidt zich van materiële producten in het feit dat voorraadvorming niet mogelijk is. Bij materiële producten zoals medicijnen concentreert de distributie zich op de stroom vanuit de farmaceutische industrie via de apotheker naar de patiënt. Bij dienstverlening concentreert de distributie zich op de planning waarin men steeds weer een puzzel oplost om zo veel mogelijk de cliënt in het zorgproces en de juiste zorgprofessional op het juiste tijdstip bij elkaar te brengen.
Of wij nu spreken van een dienst of een materieel product, de dienst of het product moet deel uitmaken van de toegevoegde waarde die een organisatie in haar omgeving creëert. De toegevoegde waarde wordt meestal verwoord in de missie van de organisatie. In een missie gaat men uit van een concept waarmee de cliënt wordt bediend. Zo kan men in de missie van een instelling voor verslavingszorg opne-

men dat de verslaafde cliënt ondersteund wordt in het verkrijgen en behouden van een menswaardig bestaan waarin de cliënt kan omgaan met zijn verslaving. Vanuit een dergelijk concept is een aantal diensten denkbaar, zoals: detox, leren omgaan met de verslaving, schuldhulpverlening, toeleiding naar de woningmarkt, toeleiding naar werk enzovoort. Dus voordat tot de ontwikkeling van een dienst of product kan worden overgegaan, dient de missie helder te zijn. Immers, als niet duidelijk is welke waarde de organisatie toevoegt, dan kan men feitelijk elke dienst ontwikkelen en aanbieden. Het Ashridge-missiemodel geeft een goed handvat om tot een goede explicitering van de missie van de organisatie te komen, door het beantwoorden van vier fundamentele vragen (Bekkers et al., 2007):
– Waartoe is de organisatie op aarde?
– Langs welke weg wordt dit bereikt?
– Welke overtuigingen en principes zitten er achter de cultuur?
– Welk dagelijks gedrag verwachten wij in onze organisatie?

Hieruit wordt duidelijk dat de cultuur en de missie in overeenstemming dienen te zijn. Zeker wanneer organisaties andere geldstromen moeten gaan ontsluiten, is soms ander, meer commercieel gedrag nodig. De missie kan dan veranderen en botsen met de cultureel bepaalde gedeelde waarden van medewerkers in de organisatie. Bijvoorbeeld cliënten die zelf betalen (PGB) willen meestal een directe, op maat gesneden dienstverlening. De organisatie kan gericht zijn op bulkgerichte dienstverlening.
Wanneer op de bovenstaande vragen een antwoord is geformuleerd, is het weliswaar helder wat de organisatie nastreeft, maar dan kan de missie nog steeds niet eenduidig te begrijpen zijn voor alle betrokken partijen, omdat ze in bijvoorbeeld managementjargon is gesteld. De missie dient daarom te worden geherformuleerd volgens de SPURT-criteria. De uiteindelijke missie dient in slechts enkele zinnen te worden samengevat.

De SPURT-regel is net als de SMART-criteria gericht op eenduidigheid, alleen nu niet voor doelen, maar voor missies en visies. SPURT staat voor:
– Specifiek (zich herkenbaar voor anderen tot het onderwerp behorend);
– Pretentieus (herkenbare toegevoegde waarde voor de klant en de omgeving);
– Uitgekiend (zich herkenbaar onderscheidend van andere aanbieders);
– in Resultaatstermen (herkenbare uitkomst) en Realistisch (haalbaar);
– van een Tijdspad voorzien (de missie is binnen een bepaalde tijd behaald).

Hoewel de urgentie voor een heldere en eenduidig geformuleerde missie duidelijk is als startpunt voor het ontwikkelen van een dienst of product, zou een missie natuurlijk altijd aan deze eisen moeten voldoen.

Als de missie van de organisatie duidelijk is, kan men overgaan tot analyse van de zorgvraag in de markt. Men gaat als het ware van buiten naar binnen denken en vice versa. Voor bestaande, reeds door de organisatie geleverde, zorg kan men uit cijfers van toeleiders zoals verwijzers, zorgkantoren en dergelijke, afleiden welke vragen er liggen en in welke mate. Als men cijfers van meerdere jaren achter elkaar in een lijngrafiek zet, dan kan men tevens trends aflezen, zoals een afname van de ene vraag en een toename van de andere. Door marktonderzoek te doen onder toeleiders en bevolking kan men kijken welke behoeften er liggen die de organisatie niet of nog nauwelijks vervult. Door de uitkomsten nu te matchen met de missie van de organisatie, kan men verschillen en zeker ook overeenkomsten zien. Als er geheel geen overeenstemming is, kan men overwegen de missie aan te passen. Dit is niet altijd nodig. Zeker als er enige overeenstemming wordt gevonden tussen zorgvragen in de omgeving en de missie van de organisatie, kan men vaak bestaande kerncompetenties van de organisatie gebruiken voor het ontwikkelen van een nieuwe dienst of product. Men kan bijvoorbeeld een groot kindertehuis opsplitsen in meerdere wooneenheden in woonwijken en de begeleiding ambulant gaan organiseren. De organisatie zal dan binnen afzienbare tijd ontdekken dat de ambulante begeleiding nog veel meer kinderen kan bereiken.

Het verder uitwerken van de dienst of product is vooral een aangelegenheid van de betrokken professionals. De zorgtrajectontwerper kan zorg dragen voor een goed startpunt van de productontwikkeling, zoals een heldere missie en een aantal noodzakelijke marktgegevens.

8.3 Financiële grondslag in een non-profitomgeving

In het traject waarin zorgprofessionals de nieuwe dienst of het nieuwe product ontwikkelen is voor een goede bedrijfsvoering in de toekomst een financiële onderbouwing noodzakelijk. Enerzijds gaat de nieuwe dienst of het nieuwe product opbrengsten vertegenwoordigen, anderzijds zullen aan de ontwikkeling, implementatie en daarna de productie ervan, kosten vastzitten.

Doelstellingen van non-profitorganisaties zijn afgeleid van maatschappelijke behoeften. Deze doelstellingen leiden tot het systeem van produceren waarvan de nieuwe dienst of het nieuwe product deel gaat uitmaken. De nieuwe dienst of het nieuwe product moet daar een efficiënt en effectief onderdeel van zijn. Er bestaat een noodzaak tot beheersing, omdat er toch nog vaak onduidelijkheid is omtrent de missie van de organisatie, er vaak incongruenties aanwezig zijn in de strategische doelstellingen, er beperkingen zijn in de huidige organisatie voor de uitvoering van de nieuwe dienst of het nieuwe product en niet altijd de juiste competenties bij medewerkers aanwezig zijn om de nieuwe dienst of het nieuwe product ten uitvoer te brengen. Iedere organisatie beschikt over een beheersingssysteem (Groot & Van Helden, 2007). In dit beheersingssysteem wordt voortdurend een afweging gemaakt tussen kosten en verwachte positieve en niet beoogde effecten.

Tom Groot en Jan van Helden (2007) geven in hun boek *Financieel management van non-profitorganisaties* aan dat de non-profitmarkt een markt is die gereguleerd wordt door de overheid. Kenmerken hiervan zijn de volgende.
- Er is een dominante bron van financiering. Politieke beslissingen overheersen in plaats van de beoordeling van efficiency en effectiviteit van het productiesysteem. Doelstellingen van non-profitorganisaties worden vaak gedomineerd door politieke besluitvorming en kunnen als gevolg daarvan op korte termijn sterk aan verandering onderhevig zijn.
- Financiële kosten-batenanalyses zijn niet altijd goed mogelijk. De batenkant is niet volledig in geld uit te drukken. Het prijssysteem in de profitsector is het middel waarmee de klant zijn waardering toont. In de non-profitsector zijn prijzen vaak vastgesteld. Een goed inzicht in de wijze van productie wordt vaak belemmerd doordat het meten van de output in de talloze een-op-eencontacten tussen zorgverleners en cliënten vaak niet goed mogelijk is.
- Een prijssysteem kan alleen bestaan bij voldoende keuzemogelijkheid voor de klant. In de non-profitsector wordt overwegend op de verdeling van functies geconcurreerd. Dat wil zeggen dat vaak aan de directietafels wordt uitgemaakt welke organisatie welke groep mag gaan bedienen. Hierdoor zijn er nog veel monopolies, waardoor de keuzemogelijkheden van de cliënt beperkt zijn.

- Er is een onevenredige verdeling van de macht tussen producent en consument. Keuzes voor de cliënt zijn beperkt door de afhankelijkheid van de professionele beroepsbeoefenaren.
- De technologie van de meeste hoogopgeleide professionele beroepsbeoefenaren is niet voldoende inzichtelijk voor het management. Er bestaat onvoldoende kennis over mogelijke effecten van bijsturingacties door de aard van de dienstverlening. Ook dit aspect maakt het meten van de output niet goed mogelijk.

In een dergelijke non-profitomgeving worden vaak diensten of producten ontwikkeld zonder een goede financiële onderbouwing en daarmee onvoldoende beheersingsmogelijkheden wanneer het tot productie komt. Voordat tot productie wordt overgegaan, dient daarom eerst een analyse gemaakt te worden van de relatie tussen kosten en opbrengsten: de break-evenanalyse. Dit is een methode om met behulp van de indeling in vaste en variabele kosten de relatie tussen kosten en opbrengsten te bepalen.

Variabele kosten zijn kosten die meegaan met de productie. Meer productie geeft meer kosten. Een voorbeeld hiervan zijn loonkosten van de dienstverlener die, als de dienst niet verleend wordt, ergens anders ingezet kan worden en dus niets kost als de dienst niet wordt verleend. Vaste kosten zijn onafhankelijk van de mate van productie en betreffen meestal infrastructurele voorzieningen, zoals gebouwen en ICT-infrastructuur.

Een break-evenanalyse is een berekening van de productiegrootte (aantal verleende diensten) over een bepaalde (plannings)periode. Hoeveel diensten moeten er verleend zijn of anders gezegd: hoeveel moet er zijn geproduceerd, voordat de startkosten (voor ontwikkeling en introductie) zijn terugverdiend? De formule om de hoeveelheid geproduceerde diensten te berekenen die nodig is om de startkosten te hebben terugverdiend, is: vaste kosten in de planningsperiode gedeeld door het verschil tussen de variabele inkomsten en de variabele kosten per geproduceerde dienst (zie figuur 8.1).

$$\frac{\text{VASTE KOSTEN IN DE PLANNINGSPERIODE}}{\text{(VARIABELE INKOMSTEN - VARIABELE KOSTEN) PER GEPRODUCEERDE DIENST}}$$

Figuur 8.1 *Formule voor de bedrijfsdrukte op het break-evenpunt zonder subsidie.*

Soms wordt het ontwikkelen en introduceren van een nieuwe dienst of product apart gefinancierd, bijvoorbeeld met een subsidie. In de formule in figuur 8.1 is dit niet meegenomen. De subsidie dient in de formule van de vaste kosten te worden afgetrokken; dit geeft de formule, weergegeven in figuur 8.2.

$$\frac{\text{(VASTE KOSTEN – SUBSIDIEBEDRAG) IN DE PLANNINGSPERIODE}}{\text{(VARIABELE INKOMSTEN - VARIABELE KOSTEN) PER GEPRODUCEERDE DIENST}}$$

Figuur 8.2 *Formule voor de bedrijfsdrukte op het break-evenpunt met subsidie.*

Als men weet hoe vaak er door cliënten om de nieuwe dienst of het nieuwe product wordt gevraagd en men kent de maximale productiecapaciteit voor de dienst of het product, dan kan men nagaan hoe lang het duurt voordat het break-evenpunt is bereikt. De formule wordt in een voorbeeld (zie kader) uitgewerkt. Met een dergelijke break-evenberekening kan het management beslissen of men het risico wil nemen. Naast de financiële onderbouwing moet natuurlijk ook het maatschappelijk belang worden afgewogen.

Voorbeeld break-evenanalyse
Stel men wil vanuit de eerstelijns-ggz de steeds groter wordende groep mensen met eetstoornissen meer gaan voorlich-

ten over de risico's wanneer men het probleem niet aanpakt. Dit is een dienst die in de betreffende organisatie al wel is ontwikkeld, maar nog niet is geïmplementeerd. De ontwikkelkosten waren vooral loonkosten van een psychiater, een psycholoog, een diëtist en een verpleegkundige. Zij hebben een protocol ontwikkeld. De totale ontwikkelkosten bedragen € 11.000. De dienstverlening bestaat uit advertenties in de plaatselijke krant, informatieavonden voor mensen die aan een eetstoornis leiden en hun naasten. Tevens is er een 24-uurs telefonische bereikbaarheid. Die dienst bestaat reeds, maar krijgt er een voorlichtende en begeleidende taak met betrekking tot deze doelgroep bij. Het aantal advertenties is vastgesteld voor de planningsperiode (het kalenderjaar 2010). De kosten van het adverteren betreffen € 8.000. Ook het aantal informatieavonden is vastgesteld voor de planningsperiode (het kalenderjaar 2010). De kosten voor zaalhuur met koffie en de loonkosten van de voorlichtende verpleegkundigen zijn samen € 17.000. De kosten voor de 24-uurs telefonische bereikbaarheid worden intern verrekend naarmate mensen gaan bellen. Deze kosten zijn dus variabel. Per kwartier wordt € 5,50 in rekening gebracht. Daarnaast is er een vergoeding voor de telefonische voorlichting en begeleiding in het kader van de Wmo, van € 30 per uur. Tevens wordt er vanuit een fonds eenmalig € 30.000 voor het project gesubsidieerd.

De vaste kosten bestaan uit de ontwikkelkosten (€ 11.000), de advertentiekosten (€ 8.000) en de informatieavonden (€ 17.000). Samen is dit een bedrag van € 36.000. Hiervan kan de eenmalige subsidie van € 30.000 worden afgetrokken.

De variabele kosten zijn € 5,50 per kwartier, dat is per uur € 22. De variabele inkomsten zijn € 30 per uur. De variabele kosten worden van de variabele inkomsten afgetrokken (de formule in figuur 8.2 ingevuld).

$$\frac{(€36.000 - €30.000)}{(€30 - €22)} = \frac{€6.000}{€8} = 750 \text{ uur}$$

Dit betekent dat in de planningsperiode (het kalenderjaar 2010) er minimaal 750 uur telefonische voorlichting en begeleiding moet worden gegeven om uit de kosten te komen. Als het gemiddelde telefonische voorlichtings- en begeleidingsgesprek 15 minuten duurt, dan moeten er in het kalenderjaar 2010 (de planningsperiode) $4 \times 750 = 3.000$ van deze gesprekken plaatsvinden en worden gedeclareerd om alle kosten te dekken.

Als de verwachting is dat er maar 2.000 gesprekken per kalenderjaar zullen zijn, dan is de terugverdientijd (3.000:2.000 = 1½) anderhalf jaar. Is de verwachting echter dat er 4.000 van deze gesprekken zullen zijn, dan is de terugverdientijd (3.000:4.000 = ¾) 9 maanden.

Het mag duidelijk zijn dat wanneer in het bovenstaande voorbeeld de subsidie er niet geweest zou zijn, de terugverdientijd aanmerkelijk langer zou zijn geweest. Dan gaat de formule in figuur 8.1 op. Namelijk € 36.000:€ 8 = 4.500 uur. Dit maal de gemiddelde lengte van een gesprek van 15 minuten is (4500 × 4 =) 18.000 gesprekken. Bij 4.000 gesprekken per jaar is de terugverdientijd (18.000:4.000 =) 4½ jaar.

Merk daarbij op dat dit 3½ jaar langer is dan de planningsperiode. Dat wil zeggen dat slechts in het eerste jaar van die 4½ jaar geadverteerd kan worden en informatieavonden kunnen worden gehouden. Na die 4½ jaar is er dan nog steeds geen geld om eventuele nieuwe advertenties te plaatsen en informatieavonden te organiseren. Men kan daarom concluderen dat wanneer men op deze wijze mensen met eetstoornissen meer wil gaan voorlichten over de risico's, dit eigenlijk alleen haalbaar is door de eenmalige subsidie van € 30.000.

8.4 Positionering en merkenbouw

Als dienst of product eenmaal is ontwikkeld en in productie genomen, moet de klant erop kunnen vertrouwen dat de dienst of het product van een kwaliteitsniveau is dat men verwacht. Een belangrijk middel daartoe is het hanteren van een merk. In de non-profitsector is de naam van de organisatie meestal goed in het geheugen verankerd van afnemende klanten, verwijzende klanten en betalende klanten. Dit is dan een sterk merk. Wil men bij de klant in beeld zijn, dan heeft men dus een merk nodig. Als men een nieuw merk wil gaan bouwen, moet men zich een plaatsje zien te veroveren bij alle klantgroepen. Dit is: positioneren in de harten en gedachten van doelgroepen. Maar wie zijn die klantgroepen c.q. die doelmarkten waarop wij ons (willen) richten. Om die doelmarkten te kunnen bepalen, dient men te segmenteren. Dit is: de markt die men wil bedienen in delen (segmenten) opsplitsen. Bijvoorbeeld de markt van kinderen zonder thuis indelen in kinderen met probleemgedrag, kinderen met probleemouders, kinderen tijdelijk zonder thuis enzovoort. De markt kan per segment (gedifferentieerd) worden bediend, bijvoorbeeld kinderen met probleemgedrag in een hoofdvestiging met 24-uursbegeleiding en kinderen met probleemouders in woonhuizen in woonwijken met ambulante begeleiding en logeerhuizen voor kinderen met een tijdelijke opvangvraag. Bij een ongedifferentieerde aanpak (alle segmenten samen) zouden bijvoorbeeld alle groepen in één grote vestiging wonen. Wanneer de naam van een organisatie goed is verankerd bij alle doelgroepen, is er weliswaar een natuurlijke differentiatie gaande (bijvoorbeeld naar diagnosegroep), maar benadert men (meestal ongewild) de markt ongedifferentieerd. Door nu te segmenteren, kan men bewust kiezen voor differentiëren dan wel niet differentiëren. Als men differentieert, kiest men binnen de segmenten bepaalde doelmarkten die men ieder op eigen wijze gaat benaderen. Bij segmenteren spelen twee basisprincipes een rol: homogeniteit binnen de segmenten (behoeften van klanten binnen de groep lijken sterk op elkaar) en heterogeniteit tussen de segmenten (behoeften van andere segmenten verschillen voldoende van elkaar). Heeft men de segmenten voldoende onderscheiden en een keuze gemaakt voor doelmarkten, dan kan men de productmarktcombinatie(s) (producten of diensten die aansluiten bij de behoeften van de klanten in de segmenten) benoemen waarmee men de markt gaat bedienen.

Door de diagnosegroepen zijn meestal de segmenten helder. Echter, het positioneren in de segmenten laat in de non-profitsector vaak te wensen over. De positioneringsdiamant van Sawhney bevat vier vragen betreffende het positioneren (Bekkers et al., 2007):
– *Wie*: Welke klantgroep betreft het?
– *Tegen wie*: Welke alternatieven van andere aanbieders zijn er?
– *Waarom*: Waarop wordt gedifferentieerd?
– *Wat*: Welk product of dienst wordt er geleverd?

Als men helder heeft wat voor product men levert, voor wie, tegen wie en waarom, dan kan men een merkpositioneringshuis bouwen (Bekkers et al., 2007). In figuur 8.3 wordt hiervan een voorbeeld gegeven voor kinderen met een tijdelijke opvangvraag.
Nu kan men communiceren en als men dat nodig acht, met iedere doelgroep apart. Voor elke doelgroep worden communicatiedoelen geformuleerd en een primaire boodschap die men wil geven. Voor een verwijzer is de dienst wellicht een verbetering van de dienstverlening, terwijl voor de cliënt de dienst wellicht een beter afgestemde zorgverlening betekent.

	essentie van het product (geheugensteuntje van al het onderstaande): logeerhuis jeugdigen
werkend merk (hoe het product in beeld is)	**menselijk merk** (hoe de organisatie in beeld is)
voordelen (welke toegevoegde waarde zoekt de klant): *Tijdelijk een ander thuis*	**persoonlijkheid** (hoe wordt de organisatie door de klant ervaren?): *Helpen oplossen van problemen die zich voordoen bij het opvoeden en opgroeien van jeugdigen*
waarheden (feiten over het product die concreet bijdragen): *Logeerhuis en ambulante begeleiding*	**waarden** (waaraan hecht de organisatie waarde bij het leveren van dit product?): *Jeugdige kan in een veilige en acceptabele opvoedingssituatie opgroeien*
basisinzicht (Wat is er precies met de klant aan de hand? Waarom heeft deze u nodig? Welke frictie ervaart de klant: ik-vorm): *Kind mist een thuis, Bureau Jeugdzorg wil tijdelijk een stabiele en beschermde omgeving voor het kind. Overheid wil bescherming en een goede ontwikkeling voor kinderen tot kansrijke burgers in de maatschappij*	
marktdefinitie/typering (laag in de piramide van Maslov, dorst lessen, beter worden, veiligheid): *Onderdak, eten, drinken, veiligheid, warmte, belangrijk gevonden worden, erkenning, ontplooiingsmogelijkheden*	**kernklant/klanttypering** (doelgroep, in steekwoorden): Afnemer: *Kind tijdelijk zonder thuis* Verwijzer: *Bureau Jeugdzorg* Betaler: *Overheid, AWBZ*

Figuur 8.3 *Voorbeeld merkenhuis voor kinderen met een tijdelijke opvangvraag.*

De betaler moet zeker ook niet als doelgroep met een eigen boodschap worden vergeten. Daarna bepaalt men met welke communicatiemiddelen de doelgroepen zullen worden bereikt. Zo kan bijvoorbeeld een ouderencentrum met een flankerend ouderenbeleid voor de ouderen in de omgeving, in een wijkkrant adverteren en met een stand op een jaarmarkt gaan staan. Wellicht kunnen verwijzende instanties door middel van een brief en vervolgens met een bezoek worden bereikt. De betalende instanties kunnen waarschijnlijk beter door de directeur van het ouderencentrum worden benaderd. Ook dient nagedacht te worden over een terugkoppeling waarin gekeken wordt of de boodschap bij iedere doelgroep is aangekomen.

Bij het bouwen van een (bestaand of nieuw) merk draait het om merkbekendheid. Er zijn drie soorten merkbekendheid te onderscheiden:
– *top of mind*: Welk merk roept men als eerste?
– spontane merkbekendheid: Welke merken noemt men in de doelmarkt uit het hoofd?
– geholpen merkbekendheid: Welke merken herkent men in de doelmarkt als ze voorgezegd worden?

Tevens speelt het imago van het merk een rol. Aspecten van het imago zijn de kracht van het merk, de mate waarin de klant het merk als positief ervaart en de mate waarin de klant het merk onderscheidt van andere merken. De piramide van Keller kan worden gebruikt om in vier stappen een sterk merk te bouwen. Zie figuur 8.4 voor een voorbeeldpiramide voor een algemeen ziekenhuis in een grote stad. Een sterk merk is voor de klanten uniek, ze zijn er enthousiast voor (wat als er plannen zijn om het ziekenhuis te laten verdwijnen) en ze ervaren het merk als anders (onderscheidend) dan andere merken.

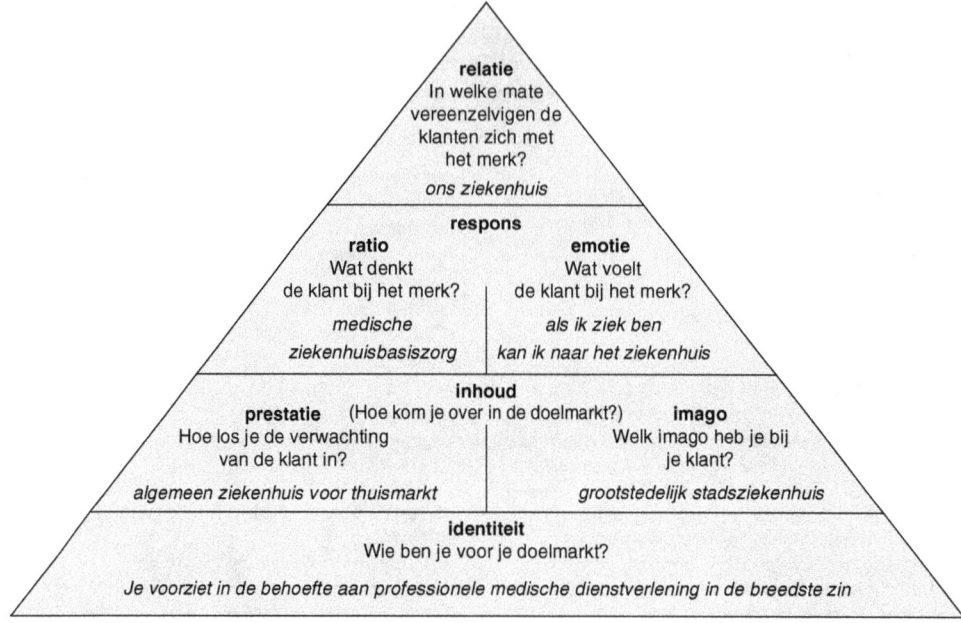

Figuur 8.4 *Voorbeeldpiramide van Keller voor een algemeen ziekenhuis in een grote stad.*

8.5 Koopsituaties en de decision making unit

Een sterk merk dient er natuurlijk voor dat de dienst of het product wordt afgenomen. Grofweg zijn er drie soorten aankoopsituaties te onderscheiden: routineaankoop; gewijzigde aankoop en de aankoop van een nieuw product. Bij routineaankoop (*straight rebuy*) koopt men over het algemeen eenzelfde product of dienst onder dezelfde voorwaarden weer in. Bij gewijzigde aankoop (*modified rebuy*) is voorafgaand aan de aankoop enig onderzoek vereist. Bijvoorbeeld als de maandelijkse bijdrage van het wekelijks douchen door de thuiszorg plotseling veel hoger is geworden. De voorwaarden zijn dan immers gewijzigd. Bij de aankoop van een nieuw product (*new task buy*) is grondig onderzoek vereist. Als men bijvoorbeeld voor de eerste keer naar het centrum voor jeugd en gezin gaat, moet men zich eerst oriënteren welke zorg en/of begeleiding zal worden afgenomen.

Deze drie koopsituaties gaan zowel op voor de zakelijke markt als de consumentenmarkt. Als bijvoorbeeld een verzekeraar zorg inkoopt van jouw zorgorganisatie, dan is er sprake van een zakelijke markt, ook wel *business to business* genoemd. Dit is een wezenlijk andere koopsituatie dan wanneer een individuele cliënt of patiënt bijvoorbeeld met een persoonsgebonden budget zelf zorg of begeleiding inkoopt van een thuiszorgorganisatie.

Bij zakelijke koopsituaties van organisatie naar organisatie, zijn vaak inkoopprofessionals betrokken. Dit is meestal het geval bij de aankoop van nieuwe producten en vaak ook bij complexe gewijzigde heraankoop. Naast een eventuele afdeling inkoop kan er dan een professionele *decision making unit* (DMU) ontstaan, ook wel *buying center* genoemd.

Grofweg worden de volgende rollen binnen de DMU onderscheiden (Kottler & Keller, 2009):
– initiatiefnemer;

- gebruiker;
- beïnvloeder;
- beslisser;
- gemachtigde;
- koper;
- gatekeeper/coach.

De *initiatiefnemer* is degene die in de organisatie de vraag om de aankoop stelt.

De *gebruiker* is degene die betrokken is bij het project en uiteindelijk met de geboden oplossing aan de slag moet. Mensen op acquisitiepad hebben soms de neiging om gebruikers te vergeten of te negeren. Gebruikers zullen zelden een doorslaggevende stem hebben in het beslisproces, maar zodra ze tegen je zijn, kunnen ze terecht gaan dwarsbomen. Deze groep moet daarom in het proces worden betrokken. Ze verdienen de aandacht waar ze om vragen, dan zullen ze weer waardevolle informatie teruggeven. Zij geven immers de specificaties aan waarop het product steeds weer kan worden verbeterd.

De *beïnvloeder* is degene die geen beslissing mag nemen maar wel een erg belangrijke rol heeft in het beslissingsproces. Beïnvloeders kunnen belangrijke informatie verschaffen over specificaties van het product en criteria voor de aankoop. De beslisser luistert naar de mening van de beïnvloeder. Het betreft vaak een adviserende rol, die soms door een externe adviseur wordt ingevuld. Vaak zullen er meerdere beïnvloeders zijn in een koopproces.

De *beslisser* is degene die het finale jawoord geeft. Hoewel dit vaak wel het geval is, hoeft de beslisser niet altijd de hoogste in rang te zijn. De beslisser moet niet verward worden met de gemachtigde. Voor routinematige producten zijn de beslissers meestal de inkopers. Voor complexe producten is het meestal onduidelijk wie de beslissers zijn, doordat vaak democratisch in een vergadering van een bepaald gremium (Raad van Bestuur of directie) wordt besloten tot wel of geen aankoop bij welke leverancier (leverancierskeus). Voor producten met een hoog commercieel risico is het financieel management zeker prominent aanwezig bij de beslissing.

De *gemachtigde* is degene die uiteindelijk de handtekening onder het contract zet. Dit zal in kleinere organisaties regelmatig ook de beslisser zijn. Maar het kan ook iemand zijn die nauwelijks invloed heeft op het gehele selectieproces. Die heeft zich eenvoudigweg door anderen laten adviseren nadat de keus door anderen is gemaakt.

De *koper* is degene die onderhandelt met de leveranciers en die in een later stadium van het aankoopproces de bestelling plaatst en de orders bewaakt.

De *gatekeeper/coach* is voor de zorgtrajectontwerper de belangrijkste persoon. Gatekeepers/coaches beheersen de informatiestroom naar de andere leden van de DMU. Het is degene met wie een persoon van buitenaf een persoonlijke relatie heeft om de koopcyclus tot een goed einde te brengen. De coach hoeft niet per se bij het project betrokken te zijn, maar kan op de achtergrond informatie geven over de status en over besliscriteria. De rol van gatekeeper/coach kan bijvoorbeeld vervuld worden door de directiesecretaris. Als de zorgtrajectontwerper betrokken is in een verkoopproces met een andere organisatie, dan is het noodzaak een gatekeeper/coach van de andere organisatie te vinden, want dat maakt het afnemen van diensten van de eigen organisatie vele malen gemakkelijker.

8.6 Productlevenscyclus, portfolio en productstrategieën

Als een dienst of product al langere tijd wordt afgenomen, dan kan het zijn dat door het veranderen van behoeften in de markt het product langzaamaan minder aansluit. Diensten en producten kennen over het algemeen een levenscyclus. Doorgaans doorloopt een dergelijke levenscyclus vier fasen (Kottler & Keller, 2009):
- Introductie (I);
- Groei (G);
- Verzadiging (V);
- Neergang (N).

De doorgetrokken lijn in figuur 8.5 geeft de afname of verkoop van de dienst of het product aan. Na de introductie stijgt in de groeifase het aantal dat wordt afgenomen en dat bereikt een top in de verzadigingsfase, waarna in de neergangsfase de afname geleidelijk aan minder wordt. De lichte stippellijn geeft aan dat in de introductiefase en de groeifase geïnvesteerd moet worden, waarna via het break-evenpunt (al het geïnvesteerde geld is terugverdiend) de dienst of het product gaat opleveren (zie figuur 8.5).

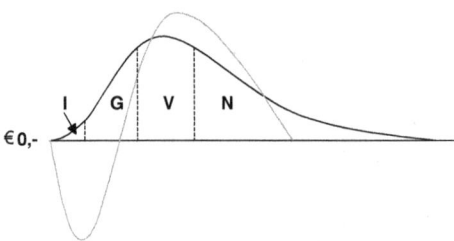

Figuur 8.5 Dienst- en productlevenscyclus.

Als men een teruggang waarneemt in de afname van een dienst of product, dan is de mogelijkheid aanwezig dat de dienst of het product in de neergangsfase is aangekomen. Dit betekent niet veel meer dan dat er in de markt andere en wellicht beter op de vraag afgestemde diensten of producten aanwezig zijn. Men kan dan weer eens een analyse maken van de zorgvraag in de markt door het bevragen van bestaande klanten, de eigen zorgprofessionals, toeleiders, of eventueel marktonderzoek doen. Met de nieuwe informatie kan men dan aan de dienst of product enige wijziging aanbrengen (productmodificatie), zodat de dienst of het product weer beter is afgestemd op de zorgvraag. Hierover moet wel weer met de doelgroepen worden gecommuniceerd. De kans is dan groot dat de afname van de dienst of het product weer groter wordt. Een dergelijke actie wordt ook wel productlevenscyclusverlenging genoemd.

In een organisatie blijft het doorgaans niet bij één dienst of product. Verschillende zorgprofessionals verlenen meestal een palet aan diensten en producten. Een oud, veelgebruikt instrument om dit gemakkelijk inzichtelijk te maken is de matrix van de Boston Consultancy Group: de BCG-matrix. Deze matrix kent vier velden en elk veld vertegenwoordigt een fase uit de productlevenscyclus (zie figuur 8.6). Door de diensten en producten daarin te plaatsen, krijgt men een goed overzicht waar elke dienst en elk product staat en hoe het met de levensfasen staat van alle diensten en producten in het assortiment van de organisatie. De BCG-matrix is een weergave van één moment. De groei van de markt wordt vergeleken met het relatieve marktaandeel. Bij de marktgroei wordt gekeken naar de totale omvang aan geld in de markt. Men kan de jaarverslagen raadplegen van zo veel mogelijk partijen die in de omgeving de dienst of het product verlenen, en de omzetten bij elkaar optellen. Door dit van enkele jaren te doen, is na te gaan of de markt groeit, stabiel is of juist afneemt. In het laatste geval wordt er minder aan de dienst of het product uitgegeven. In het schema is zowel bij een stabiele als een afnemende markt de marktgroei '0'. Het relatieve marktaandeel kan worden berekend door de omzet van de eigen dienst of product te delen door de omzet van die van de grootste aanbieder in de omgeving. Wordt er bijvoorbeeld in de eigen organisatie vijf keer zoveel afgenomen als bij de grootste andere aanbieder, dan is het relatieve marktaandeel hoog. Wordt er van de grootste andere aanbieder vijf keer zoveel afgenomen, dan is het relatieve marktaandeel van de dienst of het product van de eigen organisatie laag.

Als men een overzicht heeft van de eigen diensten en producten, dan kan men beoordelen wat men wil doen. Zo hebben diensten en producten in elke fase een eigen productstrategie. Bij veelbelovende nieuwe ideeën voor diensten of producten (*wild cats*) dient men te investeren in de ontwikkeling en communicatie (promotie) ervan. Bij net geïntroduceerde diensten en producten (*stars*) die het goed lijken te doen, zal men moeten investeren in het inrichten van het productieapparaat (bijvoorbeeld een nieuw team oprichten en equiperen) en de verdere promotie van de dienst of het product bij de verschillende doelgroepen. Bij diensten of producten in de verzadigingsfase (*cash cows*) dient men alert te zijn op een goede afstemming met de behoefte in de markt en kan het zijn dat men aan productlevenscyclus-(PLC-)verlenging moet doen. Voor diensten en producten in de neergangsfase (*dogs*) moet men economisch gezien oppassen. Alle productie heeft vaste kosten, zoals afschrijving van apparaten, ruimten of gebouwen. Als de opbrengsten door een dermate lage afname van diensten of producten lager zijn dan deze vaste kosten, dan draait deze dienst of dit product met verlies. Als er verder geen ethisch of ander hoger gelegen doel is voor het verlenen van deze dienst, dan zal men economisch gezien moeten stoppen met de productie van deze dienst of dit product. Met het periodiek maken van een BCG-matrix kan men dit tijdig zien aankomen en kan men dienst of product langzamaan uitfaseren of zodanig modificeren dat het wel levensvatbaar is.

Over het algemeen kan men zeggen dat men natuurlijk veel diensten en producten als melkkoe (*cash cow*) wil hebben. Het is wenselijk om er in ieder geval een aantal in de verzadigingsfase te hebben. De marge is in deze fase nu eenmaal het grootst en het levert geld op dat men in de ontwikkeling, introductie en groei van nieuwe diensten en producten (*wild cats* en *stars*) kan steken. Aangezien ook diensten en producten niet het eeuwige leven hebben, zeker niet in de huidige onstuimige markt, is het verstandig ook diensten of producten in de introductie- en groeifase te hebben. Die kunnen op termijn weer de nieuwe diensten of producten in de verzadigingsfase worden.

Een heel andere benadering van productstrategieën zijn de generieke strategieën van Michael Porter (1998) (zie figuur 8.7). Deze geven aan dat men in een continuüm aan de ene zijde voor de laagste kostprijs (*costleader*) kan gaan en aan de andere kant door differentiatie de dienst of het product voor meerdere segmenten aantrekkelijk kan maken (*differentiation*). Bij de laagste kostprijs kunnen onder andere door het hanteren van lage prijzen hoge omzetten worden gehaald in een hele bedrijfstak. Een voorbeeld in de zorg is dat

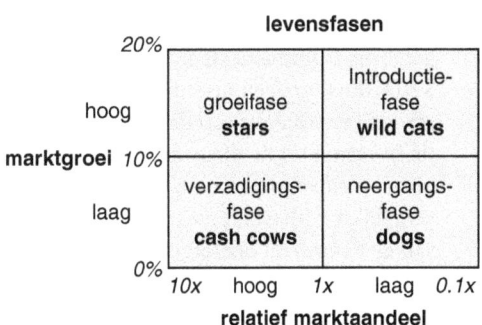

Figuur 8.6 *BCG-matrix en de strategieën per fase.*

een van oorsprong perifeer algemeen ziekenhuis een topklinische functie heeft verkregen, bijvoorbeeld openhartoperaties, en daarmee jaarlijks een veelheid aan patiënten behandelt. Daarmee kan met schaalgroottevoordelen niet alleen een redelijke marge worden behaald, maar heeft men ook een hoge kwaliteit kunnen organiseren. Aan de andere kant van het continuüm wordt de dienst of het product op meerdere segmenten toegepast door deze te differentiëren. Een voorbeeld hiervan is een ouderencentrum in een wijk met inwoonplaatsen, zelfstandige aanleunwoningen en flankerend ouderenbeleid voor ouderen die nog in hun eigen oorspronkelijke woning in de wijk wonen. Allen kunnen aanspraak maken op functies als de kapper, recreatieve fitness, computercursus voor ouderen, ondersteuning van allochtone ouderen enzovoort. Door deze differentiatie worden redelijke omzetten behaald, waardoor de kwaliteit van de dienst of het product goed georganiseerd kan worden en er een redelijke marge gemaakt kan worden. In het midden van het continuüm bevindt zich de focusstrategie waarin met maatwerk in een enkel segment met een lage productie en een hogere prijs ook een behoorlijke marge kan worden behaald. Het voordeel is dat men echt maatwerk kan leveren waar de klant ook wat voor over heeft. Een voorbeeld van meer focusgeoriënteerde organisaties zijn categorale instellingen zoals epilepsiecentra.

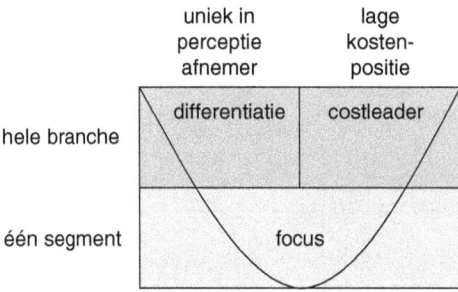

Figuur 8.7 *De generieke strategieën van Porter.*

Als er eenmaal gekozen is voor een strategie bij een product, dan kan men een (business)plan maken waarin men de beoogde ontwikkeling, implementatie en bedrijfsvoering beschrijft.

8.7 Businessplan

Het businessplan als legitimatie van een nieuw zorgproduct is een project- of afdelingsplan dat een afgeleide is van de missie en strategische plannen van de organisatie en de leiding van de organisatie (Jongbloed, 2007). In het businessplan staat de aanpak voor het ontwikkelen en vermarkten van de dienst of het product beschreven. Dit vermarkten kan zowel voor een interne als een externe markt zijn. Dat wil zeggen dat de dienst of het product zowel aan interne klanten in de eigen organisatie als aan externe klanten kan worden geleverd.

Businessplannen zijn er in vele soorten en maten. Veel profitorganisaties hebben een eigen voorgeschreven indeling. Een werkbare indeling voor de non-profitsector kan de volgende zijn (Jongbloed, 2007):
- missie van de organisatie waarvan de nieuwe dienst of het nieuwe product een uitwerking is;
- plek in de organisatie waar het productieproces c.q. dienstverleningsproces is ondergebracht;
- scope van het plan, voor welke partijen in de organisatie het plan geschreven is;
- randvoorwaarden waarbinnen het productieproces c.q. dienstverleningsproces moet blijven, bijvoorbeeld budgetten, wet- en regelgeving, productieafspraken enzovoort;
- SWOT-analyse; een inventarisatie van de sterktes en zwaktes van de eigen organisatie in relatie tot de nieuwe dienstverlening of het nieuwe product, en vervolgens een vergelijking hiervan met een inventarisatie van de kansen en bedreigingen in de markt (marktonderzoek) die raakvlakken hebben met de nieuwe dienstverlening of het nieuwe product;

- gap-analyse; een beschrijving van de huidige stand van zaken omtrent de nieuwe dienstverlening c.q. het nieuwe product en de gewenste situatie daaromtrent;
- besluitvormingsproces rondom het plan, bijvoorbeeld inventarisatie van alle overleg waar het plan besproken dient te gaan worden en met welk doel: voorlichtend, adviserend, besluitvormend;
- begroting waarin investeringen, andere kosten, opbrengsten en een break-even-analyse; deze begroting is uitgesplitst naar wat alle betrokken partijen dienen te gaan doen;
- planning van de activiteiten en de beoogde doelen.

8.8 Tot slot

In dit hoofdstuk is aan de orde geweest dat de non-profitsector over eigen geldstromen beschikt die een regulerende werking hebben op de bedrijfsvoering. Waar profitorganisaties direct worden afgerekend met lagere omzetten, wanneer hun dienst of product niet meer geheel aan de behoefte van de klant voldoet, is deze prikkel in de non-profitsector door de overheidsregulering veel minder aanwezig. Men poogt weliswaar met minimale normen (bijvoorbeeld vanuit de Inspectie en HKZ) een minimaal niveau van zorg bij alle instellingen te garanderen. Hiervan gaat echter geen prikkel uit om de cliënt steeds beter te bedienen. De zorgtrajectontwerper kan met een functionele aanpak voor productontwikkeling de organisatie ondersteunen in het ontwikkelen van diensten en het verlengen van productlevenscycli, opdat een continu proces gaande blijft om de cliënt optimale zorg en begeleiding te verlenen.

Literatuur

Bekkers, M., Beltman, R. & Brees, K. (2007). Klant in zicht. Marketing voor not-for-profit organisaties. Den Haag: Academic Service.

Groot, T.L.C.M. & Helden, G.J. van (2007). Financieel management van non-profitorganisaties. Groningen: Wolters Noordhoff.

Jansen, M., Kuiper, M. de. Ettema, R. & Sande, R. van de (2007). De Expertverpleegkundige. Basisprincipes voor Advanced Nursing Practice. Houten: Bohn Stafleu van Loghum.

Jongbloed, F. (2007). Perspectiefvol businessplan. Utrecht: Het Spectrum.

Kottler, P. & Keller, K.L. (2009). Marketing Management. London: Pearson Prentice Hall.

Porter, M. (1998). Competetive Strategy. Techniques for Analyzing Industries and Competitors. New York: Simon & Schuster Ltd.

Rustenburg, G., Gouw, T. de, Geus, A.W. de, Smal, J.C.A. & Buurman, R.H. (2007). Strategische en operationele marketingplanning – kernstof B (4e druk). Groningen: Wolters Noordhoff.

De procesmanager – een lastige weg naar een vloeiende cliëntenstroom

Roelof Ettema

9.1 Inleiding

Wanneer men de eigen organisatie aan een buitenstaander toelicht, dan zal dat veelal gaan aan de hand van het organigram; de verticale organisatie. Zelden wordt een organisatie beschreven in termen van processtromen, de horizontale organisatie (Dorr, 2007). In gezondheidszorg- en welzijnsorganisaties wordt bij processtromen de cliënt gevolgd.
Om tot een goede dienstverlening te komen is betrokkenheid van alle belanghebbende professionals noodzakelijk. Echter, men is vooral gewend te denken aan organisaties als organisatieonderdelen, afdelingen, functies en taken. Deze bevelsstructuur zit diep in ons denken verankerd.

Zeker wanneer men ketenzorg tot stand wil brengen waarbij meerdere organisaties betrokken zijn, werpt het denken in slechts bevelsstructuren voornamelijk barrières op in plaats van dat men doorstroom kan organiseren. De zorgtrajectontwerper kan met procesmanagementtechnieken het organiseren van deze doorstroom van de patiënt door de keten functioneel ondersteunen.

9.2 Procesbenaderingen

Hoe men tegen processen aankijkt in de organisatie wordt in belangrijke mate bepaald door de opleiding die men genoten heeft en de functie die men in de organisatie bekleedt. Zo zal een hoofd economische en administratieve dienst (HEAD) processen beschouwen als het controleren van de productiegegevens en de geldstromen. Een maatschappelijk werker in het primaire proces zal processen meer beschouwen als onderlinge afspraken nakomen over de begeleiding van patiënten die in gezamenlijk overleg tot stand zijn gekomen. De coördinator van de vrijwilligers van een zorgorganisatie zal processen waarschijnlijk beschouwen als het voortdurend aanpassen van de dienstverlening aan de wensen van de vrijwilligers en de cliënten. Alle drie hebben hun eigen perspectief van waaruit zij naar processen kijken. Alle drie zullen zij zich wel kunnen vinden in de volgende definitie van een proces: een aaneenschakeling van activiteiten, in een bedoelde volgorde en met een beoogd resultaat. Verschillende zienswijzen passen bij verschillende organisatiedoelen en leveren verschillende procesordeningen op.

Teun Hardjono en Renco Bakker (2007) beschrijven in hun boek *Management van processen* een aantal benaderingen voor procesmanagement. De meest toepasbare benaderingen passeren hier de revue (zie tabel 9.1).
In de *functieschool* worden processen zo beschreven en gedefinieerd dat het mogelijk wordt de processen in zo klein mogelijke taken te verdelen, met als doel meer efficiency door korte leercurven en minimale tijdsbesteding. Een klassiek voorbeeld van een dergelijk lopendebandproces is de wijze waarop Henry Ford zijn T-Ford ging produceren. Centraal in deze benadering staan: standaardisatie, spe-

Tabel 9.1 Benaderingen voor procesmanagement.

benadering	functie-school	sociaalpsychologische school	administratieve organisatie	marktgericht denken	mensgericht denken	systeemdenken
toelichting	standaardisatie, specialisatie, maximalisatie, concentratie, centralisatie, synchronisatie	uitwisselingsproces zoals dat tussen mensen plaatsvindt is leidend	processen om de bedrijfsvoering te beheersen	adequaat reageren op impulsen vanuit markt	draagvlak bij iedere betrokkene voor de verdeling van TVB's, analyse en procesbeheersing	vergelijking met modellen, cybernetica → reguleren, synergetica → loslaten, genetica → survival of the fittest
voorbeeld	werkplaats voor verstandelijk gehandicapten	wetenschappelijk onderzoekscentrum in een academisch ziekenhuis	administratieve dienst van iedere organisatie	afdeling fondsenwerving	klein gezondheidscentrum in een wijk	wijzigingsproces op de afdeling planning

cialisatie, maximalisatie, concentratie, centralisatie en synchronisatie.

Binnen de *sociaalpsychologische school* worden processen beschreven vanuit het uitgangspunt dat de mens de bepalende factor is. Het interactieproces staat centraal en niet de organisatiestructuur. Het uitwisselingsproces zoals dat tussen mensen plaatsvindt is leidend. De sociaalpsychologische school staat tegenover de functieschool.

Vanuit de *administratieve organisatie* worden processen beschreven om de bedrijfsvoering te beheersen. Hiervoor worden geldstromen gecontroleerd, op basis van kosten en baten de prestaties van de organisatie gevolgd en wordt de juistheid van berekeningen en verslaglegging aangetoond. De handelingen worden schematisch in procedures vastgelegd.

In het *marktgericht denken* worden processen zo beschreven dat het mogelijk is rekening te houden met de impulsen vanuit de markt en daar adequaat op te reageren. Op deze wijze probeert men te voorkomen dat de organisatie los komt te staan van de omgeving. De organisatie is een open plaats van een gesloten systeem.

Binnen het *mensgerichte denken* worden processen beschreven vanuit een streven naar consensus: volledige overeenstemming. Processen worden zodanig ingericht dat er bij iedere betrokkene draagvlak is voor zowel de analyse, de verdeling van taken, verantwoordelijkheden en bevoegdheden als voor de wijze van de beheersing van het proces. Achtergrond van deze denkwijze is de sociotechniek die erop gericht is verveling, vervreemding, ontevredenheid en demotivatie tegen te gaan. Deze problemen komen nogal eens voort uit de klassieke ontwerpbenaderingen van Taylors Scientific Management (1911/1977) en Webers Ideale Bureaucratie (1921/1968).

In het *systeemdenken* worden processen vergeleken met wiskundige modellen. Men zoekt naar overeenkomsten tussen modellen en processen in de werkelijkheid, waardoor inzicht in de processen ontstaat en verbeteringen in de processen kunnen worden aangebracht. Binnen het systeemdenken zijn de cybernetica, de synergetica en de genetica te onderscheiden. *Cybernetica* is de wetenschap die zich bezighoudt met het reguleren (meten en bijsturen) van systemen. *Synergetica* is de leer van de chaos en zelfordening. In tegenstelling tot de cybernetica waarin beheersing wordt verkregen door het toepassen van regelkringen, wordt er in de synergetica van uitgegaan dat beheersing ontstaat door juist het sturen los te laten. De *genetica* is gestoeld op de evolutietheorie van Darwin. In de natuur komen door zelfordening creërende netwerken voor, maar lang niet alle mogelijkheden in de evolutie worden uitgeprobeerd. Vanuit schaarste aan natuurlijke bouwstenen en bronnen voor het ontstaan van leven (tijd en ruimte) is de eerste en beste oplossing vanuit zelfordening levensvatbaar en kan weer als uitgangspunt dienen voor de volgende generatie.

Met behulp van deze benaderingen kan de zorgtrajectontwerper de visie op procesmanagement van verschillende partijen in de organisatie begrijpen. Bovendien kan de zorgtrajectontwerper tussen verschillende betrokkenen over en weer begrip kweken voor elkaars zienswijzen en belangen in het kader van procesmanagement. Naast deze benaderingen spelen de hiërarchische inrichting van de organisatie en de mate waarin de organisatie aan procesmanagement doet een rol in het organiseren van de stroom die de cliënt volgt.

9.3 Procesmanagement

In hoofdstuk 7 is reeds aan de orde geweest dat een bevelsstructuur die achter een hiërarchische inrichting schuilgaat niet leidt tot betrokkenheid, maar in het beste geval tot meegaandheid. Wil men veranderingen doorvoeren, dan is het denken in termen van betrokkenheid in organisaties onvermijdelijk. Daan Dorr (2007) geeft in zijn boek *Presteren met processen* een overzicht van de kenmerken van verticaal versus horizontaal organiseren (zie tabel 9.2):

Twee organisaties die de intentie hebben ge-

Tabel 9.2 Kenmerken van verticaal versus horizontaal organiseren.

verticaal organiseren	horizontaal organiseren
organogram (de Hark)	processtromen
de hiërarchie heeft gelijk	het proces heeft gelijk
managementlagen	platte organisatie
je taak uitvoeren	resultaat behalen
alleen werken	teamwork

zamenlijk ketenzorg in te richten en die met veel hiërarchische lagen zijn ingericht en nog geen proces op papier hebben gezet, hebben nog een lange weg te gaan voordat ketenzorg onder hun vleugels mogelijk wordt.
Teun Hardjono en Renco Bakker (2007) geven een overzicht van projecten waarmee procesmanagement kan worden ingevoerd (zie tabel 9.3). Aangezien er een hiërarchie herkenbaar is, zijn deze projecten ook te lezen als ontwikkelingsfasen voor de invoering van procesmanagement. Het bereiken van iedere fase blijft echter wel steeds weer een project.

1 *Processen beschrijven*. In deze fase worden de bestaande processen beschreven. Dit is de huidige werkwijze (IST-situatie) en deze dient niet verward te worden met een eventuele gewenste werkwijze (SOLL-situatie). Procesbeschrijvingen met zowel huidige als gewenste werkwijzen zijn waardeloos. Processen worden beschreven volgens een in de organisatie geaccepteerd format. De processen worden tot op het detailniveau beschreven dat wenselijk is. Naarmate het werk complexer is en de professionals die in de organisatie werken hoger zijn opgeleid, worden de procesbeschrijvingen in veel gevallen ook op een hoger abstractieniveau beschreven.

2 *Processen beheersen*. In deze fase worden de processen tot een afspraak gemaakt. In het kader van kwaliteitsverbetering wordt een te grote variatie niet meer toegestaan. Audits worden georganiseerd om na te gaan of men zich aan de afspraken houdt.

3 *Processen verbeteren*. In deze fase worden de processen en werkwijzen ter discussie gesteld om mogelijke verbeteringen op te sporen. Verbeteringen worden niet alleen in de beschreven processen aangebracht. Ook in de praktijk wordt het handelen aangepast.

4 *Processen monitoren*. In deze fase worden de prestaties van de processen expliciet gemaakt door middel van prestatie-indicatoren. Op basis van meetplannen worden continu gegevens verzameld en toegevoegd aan de managementrapportage. Normen worden wel aangegeven, maar zijn nog vrijblijvend.

5 *Prestatie normeren*. In deze fase worden voor de prestatie-indicatoren normen en doelen bepaald. Voortschrijdend inzicht leidt tot besef van haalbare doelen en normen. Het strategisch beleid van de organisatie is afgestemd op het behalen van deze doelen. Voor ieder proces wordt een proceseigenaar aangesteld.

6 *Procesbesturing*. In deze fase worden de processen aangepast op basis van de meetgegevens en de analyse daarvan met behulp van de normen. Elk proces dat op dezelfde wijze wordt doorlopen, zal tot hetzelfde resultaat leiden. Behaalt men de norm niet, dan zal het proces moeten worden aangepast. Op deze wijze worden de doelen behaald.

De zorgtrajectontwerper kan op basis van deze fasering nagaan waar de organisatie staat in de ontwikkeling en invoering van procesmanagement. De twee hiërarchisch georganiseerde organisaties zonder procesbeschrijvin-

Tabel 9.3 Overzicht van projecten waarmee procesmanagement kan worden ingevoerd.

fasen	1 processen beschrijven	2 processen beheersen	3 processen verbeteren	4 processen monitoren	5 prestatie normeren	6 procesbesturing
wijzigingen in de functionele organisatie	Beschreven procesbeheer wordt ondergebracht bij een van de functies	Nakomen van afspraken is een criterium bij het functioneringsgesprek. Plannen en uitvoeren van audits	Via werving en/of opleiding worden medewerkers bekwaam in verbetertechnieken. Beoordelingscriterium	Operationele klinische en tevredenheidsindicatoren worden toegevoegd aan de managementrapportage	Prestatienormering wordt in de interne beleidscyclus en de ontwikkelingsgesprekken met medewerkers opgenomen	Op basis van de processen wordt de organisatie bestuurbaar
voorbeelden	Stafdienst kwaliteit begeleidt procesbeschrijvingen en beheert de beschrijvingen	Interne en externe audits in het kader van NIAZ, HKZ of ISO	Personeelsmanagement creëert opleidingsmogelijkheden met betrekking tot het verbeteren van processen	FTE gekoppeld aan productie. Decubitusincidentie en tevredenheid cliënten over procesverbeteringen	Invoering van de balanced scorecard in de beleidscyclus. Beoordelingsgesprekken	Invoering en sturing van de processen op basis van het INK-managementmodel

gen zullen voor het inrichten van ketenzorg bij fase 1 moeten beginnen. In de realiteit zullen veel zorg- en welzijnsorganisaties de eerste fasen voor een groot deel al hebben doorlopen. Voor het verloop van procesmanagement helpen procesordeningen.

9.4 Procesordeningen

Processen vinden in een organisatie naast elkaar plaats. Zij zijn met elkaar verbonden in een logische samenhang. Er is feitelijk sprake van een systeem. Er zijn meerdere ordeningsprincipes om naar dit systeem van processen te kijken (Hardjono & Bakker, 2007). Men kan alleen naar het primaire proces kijken. Ook kan men naar het systeem van processen kijken vanuit een noodzaak tot herordening, ook wel koerswijziging genoemd. Een derde manier van kijken is vanuit interfacemanagement. Hierbij wordt er vooral gekeken naar de verbinding tussen verschillende verbonden afdelingen en processen.

Als een organisatie zich in een relatief stabiele omgeving bevindt, dan kan men ordenen rondom het primaire proces. Men krijgt hierdoor inzicht in welke processen er nu eigenlijk allemaal zijn en welke van die processen leiden tot output voor externe cliënten. Ook komt men dan te weten waar meerwaarde wordt gecreëerd en welke processen onzichtbaar zijn voor externe klanten.
De eerste stap is leidinggevenden of managers verantwoordelijk maken voor processen. Men wijst proceseigenaren aan. Hiertoe clustert men processen tot verantwoordelijkheidsgebieden.
De tweede stap is de (primaire) processen benoemen die leiden tot eindproducten voor de externe cliënt. Dit is de zogenoemde 'core business', het betreft de kernactiviteiten van de organisatie. Het zijn ook die processen die, als ze stil komen te liggen, tot gevolg hebben dat de dienstverlening aan de externe cliënt stopt.
De derde stap is het identificeren van ondersteunende processen. Dit zijn de processen die input leveren aan het primaire proces. Deze processen zijn voorwaardelijk en voegen niet direct waarde toe aan de dienstverlening aan de externe cliënt. Deze processen leveren aan de interne klant.
De vierde stap ten slotte is het identificeren van de conditionerende processen. Dit zijn de besturingsprocessen die richting geven aan de primaire processen en de ondersteunende processen (zie figuur 9.1).

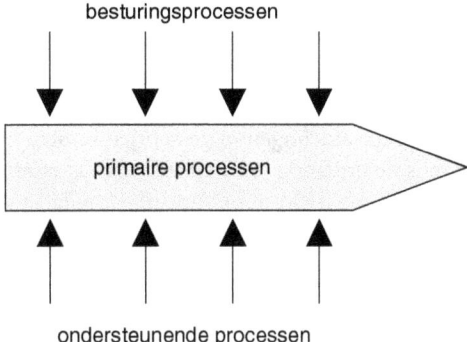

Figuur 9.1 *Ordening van processen rondom de primaire processen.*

Indien er grote wijzigingen in de organisatie dienen plaats te vinden, dan staat men vaak voor een koerswijziging. De volgorde van de ordening wordt bepaald naar de mate waarin processen worden vernieuwd (zie figuur 9.2). In stap 1 kijkt men bij een koerswijziging allereerst naar de strategische processen. Dit zijn de richtinggevende processen die betrekking hebben op de lange termijn van één tot drie jaar. Soms is die termijn ook wel langer. Deze processen richten zich ook op de omgeving waarin de organisatie moet 'overleven'. Een voorbeeld hiervan is het ontwikkelen van een

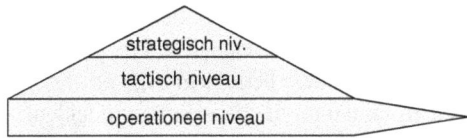

Figuur 9.2 *Ordening van processen vanuit een koerswijziging.*

nieuwe missie en het opstellen van een nieuwe strategie voor de organisatie.

In de tweede stap kijkt men naar de tactische processen. Dit zijn inrichtingsprocessen die betrekking hebben op de middellange termijn. Denk hierbij bijvoorbeeld aan Personeel & Organisatie, Financiën en Kwaliteit. Deze processen zijn vooral gericht op de effectiviteit van de diensten die de organisatie levert.

De derde stap is het identificeren van de operationele processen. Hierin staat de uitvoering, het verrichten van de dienstverlening, centraal. Deze processen hebben betrekking op de kortetermijndienstverlening.

Wanneer er afstemmingsproblemen zijn tussen teams, afdelingen of zelfs organisaties, dan is de ordening vanuit *interfacemanagement* geschikt (zie figuur 9.3). Een interface in processen is een gestroomlijnde verbinding tussen processen of processtappen. Afstemmingsproblemen ontstaan wanneer aan een primair proces meerdere afdelingen een bijdrage leveren, of als het primaire proces een onderdeel is van een primair proces van de grootste afnemer, of wanneer intern niet duidelijk is wat de klant-leverancierverhoudingen zijn. *Deze ordening is bij uitstek geschikt om ketenzorg in te richten.*

In stap 1 onderscheidt men de functionele processen. Dit zijn de onafhankelijke processen; deze functioneren terwijl er weinig of geen relatie is met andere processen. Die relatie is er wel, maar deze beïnvloedt het functioneren niet zodanig dat het kan leiden tot een slechte output.

In stap 2 onderscheidt men de functieoverstijgende processen. Dit zijn meerdere functionele processen die gezamenlijk leiden tot de dienstverlening. Onderlinge afstemming in de eigen organisatie is hierbij een aandachtspunt.

In stap 3 onderscheidt men de organisatieoverstijgende processen. Dit zijn de processen die door meerdere betrokken organisaties lopen en samen tot de dienstverlening leiden. Nu is niet alleen onderlinge interne afstemming aan de orde, maar ook afstemming tussen de organisaties. Men spreekt hier wel van afstemming in de bedrijfskolom.

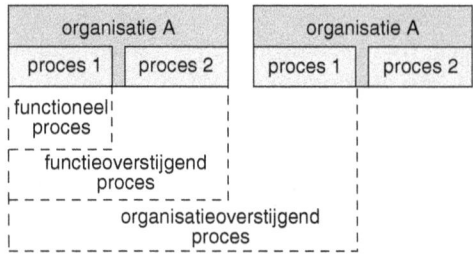

Figuur 9.3 *Ordening van processen op basis van interfacemanagement.*

In stap 4 start men aan het eind van het proces voor het onderling afstemmen: het maken van de interfaces (zie figuur 9.4). Hier formuleert men de specificaties waaraan de dienstverlening moet voldoen. Dit zijn de leverspecificaties van de laatste schakel. De laatste schakel doet een bewerking en heeft hiervoor een minimaal niveau van input nodig van de daarachterliggende een-na-laatste schakel. Als klant van die schakel formuleert de laatste schakel specificaties waaraan die input moet voldoen. De een-na-laatste schakel neemt dat als specificaties waaraan zij als leverancier van de laatste schakel moeten voldoen. Op zijn beurt is de een-na-laatste schakel ook weer afhankelijk van de twee-na-laatste schakel. Ook de een-na-laatste schakel formuleert dus weer als klant specificaties waaraan de twee-na-laatste schakel als leverancier moet voldoen. Dit gaat zo door tot de eerste schakel in het proces.

Deze klant-leverancierspecificaties (interfaces) stelt men (in principe) op ongeacht in welke organisatie of waar in de organisatie de (tussenliggende) dienst wordt geleverd. De bevelstructuur die achter hiërarchische verbanden ligt dient vooral de eigen belangen van de organisatie en werkt daarom meestal contraproductief op interfacemanagement en dus de doorstroom in bijvoorbeeld ketenzorg. Alvorens men tot ordening over kan gaan,

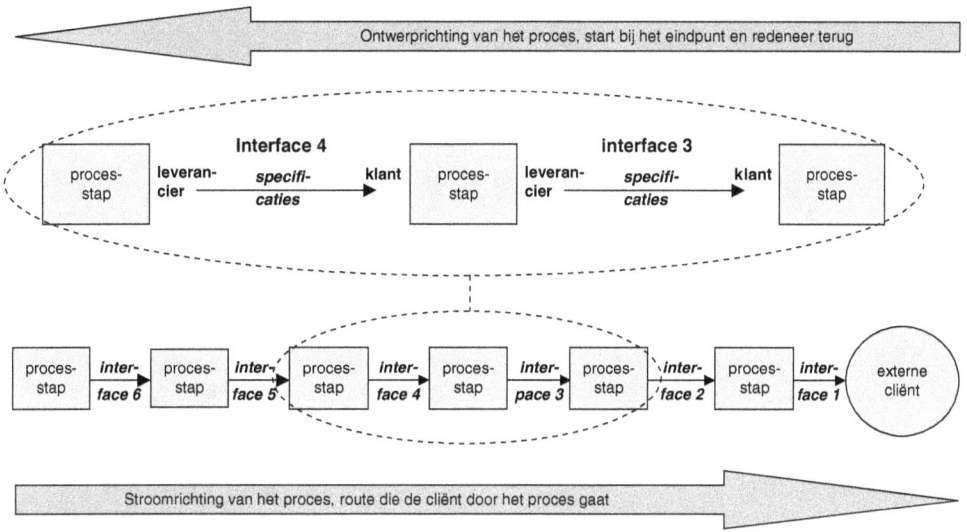

Figuur 9.4 Procesinterfaces 'klant-leverancierspecificaties'.

dienen eerst de bestaande processen te worden geïdentificeerd.

9.5 Identificatie van processen

Zodra men processen gaat identificeren in een organisatie, komt men voor de vraag te staan hoe dat te benaderen. Vervolgens wordt men geconfronteerd met vragen rondom de wijze waarop men de processen gaat weergeven. Daan Dorr (2007) geeft een viertal benaderingen voor het identificeren van processen aan (zie tabel 9.4).
Bij het processen *identificeren vanuit een externe norm* (vanuit HKZ, NIAZ enz.) wordt voor elke norm waaraan moet worden voldaan een bijpassend proces beschreven. Doordat het een externe norm is, kan het beschreven proces niet per definitie rekenen op draagvlak bij de betrokkenen. Het is daarentegen wel een snelle wijze om tot procesbeschrijvingen te komen. Veel discussies worden al in de kiem gesmoord, omdat men nu eenmaal aan de norm moet voldoen.
Door processen te *identificeren vanuit een boomdiagram* wordt de organisatie op een logische wijze ontleed in processen. Processen en subprocessen worden in hun samenhang in beeld gebracht. Omdat men op deze wijze gemakkelijk tot op klein detailniveau kan komen, wordt deze werkwijze veel voor administratieve organisaties toegepast.
Werkprocessen en instructies identificeren vanuit het hoofdproces vergt dat men eerst het hoofdproces of de hoofdprocessen van de organisatie benoemt. Het betreft de processen van de functies van de organisatie die in een goede missie zijn terug te vinden. Is de missie hierover niet duidelijk, dan is een discussie in het management over het benoemen van de hoofdprocessen bijna onvermijdelijk. Meestal worden hoofdprocessen vanuit verschillende functies anders gedefinieerd. Als men het, meteen of na een discussie, eens is, kan men de onderliggende werkprocessen benoemen en van daaruit de instructies.
Bij het processen *identificeren vanuit de wijze waarop de cliënt door de organisatie stroomt*, kijkt men van buiten naar binnen in de organisatie. Dit in tegenstelling tot de hierboven genoemde drie methoden. Het is verstandig cliënten hierbij te betrekken. Zij zijn immers de experts, de ervaringsdeskundigen. Zij weten

Tabel 9.4 Benaderingen en werkwijzen voor het identificeren van processen.

benaderingen voor het identificeren van processen	werkwijzen
vanuit een externe norm	Voor elke norm waaraan moet worden voldaan wordt een bijpassend proces beschreven
vanuit een boomdiagram	1 Met behulp van een brainstorm worden door individuen mogelijke takken en subtakken beschreven 2 Door takken en subtakken te clusteren wordt een eerste ontwerp verkregen 3 Er wordt discussie gevoerd over de logische samenhang en het boomdiagram wordt vastgesteld 4 Nagegaan wordt of alle gewenste processen in het boomdiagram zijn opgenomen
vanuit het hoofdproces	Het *hoofdproces* is een relatief op zichzelf staand, samenhangend geheel van werkprocessen, ontworpen en ingericht om een proces of dienst voort te brengen en ten behoeve van afnemers Een *werkproces* is een geordend geheel van activiteiten, gericht op het realiseren van (deel)producten, ten behoeve van (interne of externe) afnemers
vanuit de wijze waarop de cliënt door de organisatie stroomt	1 Het management stelt het cliëntproces op 2 Een cliëntenpanel wordt samengesteld en hun wordt gevraagd een proces te beschrijven 3 Beide worden geëvalueerd, het klantproces wordt vastgesteld en beleidskeuzes worden gemaakt 4 Uit het vastgestelde klantproces worden het hoofdproces en de werkprocessen afgeleid

als geen ander hoe het voelt om door het dienstverlenende proces te gaan.

Als processen in de organisatie nog niet of slechts gedeeltelijk zijn geïdentificeerd, kan de zorgtrajectontwerper de kwaliteitsmedewerker ondersteunen in een keuze voor een wijze van het beschrijven van processen. Beter is het wanneer de kwaliteitsdienst dit ter hand neemt of reeds ter hand heeft genomen. De zorgtrajectontwerper kan dan met management en kwaliteitsmedewerkers de werkwijze van het identificeren evalueren.

9.6 Stroomschema

Voordat men in een daartoe belegde bijeenkomst start met het beschrijven van de processen in een organisatie, moet men zich ervan vergewissen dat van het proces dat men wil beschrijven alle kennis aanwezig is tijdens de bijeenkomst. Die kennis zal nog impliciet in de hoofden van betrokkenen zitten; de juiste 'experts' dienen tijdens de bijeenkomst aanwezig te zijn.

Voor het beschrijven van een proces kan men gebruik maken van een stroomschema. In een stroomschema staan symbolen die een activiteit of een serie activiteiten weergeven (zie figuur 9.5). Heeft men niet alle benodigde experts om de tafel gekregen of komt men er tijdens het beschrijven achter dat niet alle kennis aanwezig is, dan moet men niet gaan gissen, maar bijvoorbeeld voorlopig een wolkje in het schema aangeven. Dit is een tijdelijk symbool, dat aangeeft dat de juiste expert(s) nog bevraagd moet(en) worden. Tijdens het beschrijven van het proces wordt in de symbolen met kernwoorden aangegeven wat er in de praktijk gebeurt.

Men start de procesbeschrijving met het benoemen van het resultaat van het proces en gebruikt daarvoor het begin-en-eindsymbool. Dat is tevens het eindpunt van het proces. Daarna benoemt men de start, ook weergegeven in een begin/eindsymbool. In veel gevallen maakt het niet zo heel veel uit waar men nu precies start met het beschrijven. De grootste valkuil is daar onduidelijkheid over te laten bestaan. Er moet een duidelijk besluit genomen worden. Als de beschrijving van het proces op één pagina past, dan zet men het begin in het midden bovenaan en het eind in het midden onderaan. Als men begin en eind heeft gedefinieerd, beschrijft men in symbolen verticaal het proces zoals het gepland is, zoals het in de praktijk zou moeten gaan. Hiervoor gebruikt men de daartoe geëigende symbolen.

Op verschillende punten in het proces worden vragen gesteld. Dit zijn altijd gesloten vragen. Bij meerdere mogelijkheden plaatst men meerdere beslissymbolen onder elkaar. Een beslissymbool heeft twee uitgangen: een 'nee' en een 'ja'. Als de voortgang niet volgens de norm of afspraak is, moet er vaak een herbewerking of een controleslag gemaakt worden. Dit worden *rework-loops* genoemd en ze vallen buiten het geplande proces. Stel de vragen zo veel mogelijk zo dat het antwoord 'ja' het geplande proces is en dat met het antwoord 'nee' de *rework* wordt ingegaan. In het stroomschema gaat men bij een 'ja' verticaal naar beneden en bij een 'nee' rechts horizontaal. Een 'nee' kan meerdere gevolgen hebben. Zo kan een *rework-loop* starten. Dat gebeurt wanneer men terug in het proces moet gaan, omdat iets overnieuw moet worden gedaan (bijv. het ophalen van ontbrekende patiëntenstatussen bij een overdracht). Ook kan een extra actie nodig zijn om daarna weer terug in het geplande proces te gaan (bijv. als een formulier foutief is ingevuld; het formulier moet dan opnieuw worden ingevuld). Evenzo kan daar het proces vroegtijdig eindigen (bijv. een patiënt is bij een verkeerde afdeling aangemeld). Het doel van het proces is dan niet gehaald. De *rework-loop* uit het antwoord 'nee' wordt met symbolen beschreven. Soms is een *rework-loop* juist functioneel en daarom gewenst, zoals in het voorbeeld in figuur 9.6, waarin de computer een opdracht krijgt om tot tien te tellen (Juran & Godfrey, 1999).

Indien na een 'nee' uit een beslissymbool het proces stopt, wordt een stopbord gebruikt.

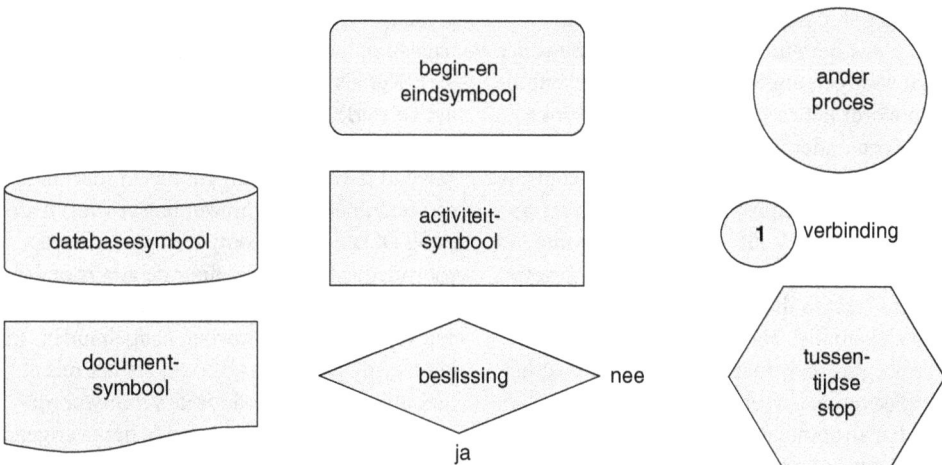

Figuur 9.5 *Symbolen voor het maken van een stroomschema.*

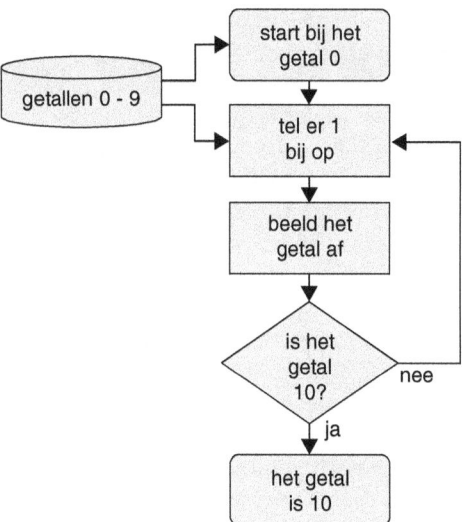

Figuur 9.6 *Stroomschema van een opdracht aan een computer om tot tien te tellen.*

Een voorbeeld is het proces van de patiëntenbespreking, waarin de vraag: 'Is de patiëntenstatus van deze patiënt beschikbaar?' met nee is beantwoord. Het proces eindigt dan met een stopbord waarin bijvoorbeeld staat: 'Patiënt wordt eerstvolgende bespreking ingepland'. De papieren patiëntenstatus wordt in dit voorbeeld weergegeven met een documentsymbool, waarin staat: 'patiëntenstatus'. Wanneer een stroomdiagram bijvoorbeeld het verpleegproces op een afdeling in een verpleeghuis betreft en de verpleeghuisbewoner gaat voor een onderzoek naar het ziekenhuis, dan wordt het verpleegproces onderbroken door een ander proces. Dit proces van onderzoek in het ziekenhuis is niet onder controle van de verpleeghuismedewerkers. In het processchema wordt dit 'andere' proces met het symbool voor een ander proces weergegeven. Hierin staat in dit voorbeeld: 'onderzoeksproces ziekenhuis'. Na het onderzoek komt de verpleeghuisbewoner weer terug en gaat het verpleegproces weer verder.

Als het stroomdiagram, dus de procesbeschrijving, niet op één pagina past, kan gewerkt worden met een verbindingssymbool. Onder aan de pagina wordt dit symbool weergegeven met een cijfer. Op de volgende pagina gaat het stroomdiagram weer door met hetzelfde verbindingssymbool met hetzelfde cijfer. Als het stroomdiagram op nog een andere pagina doorgaat en er dus weer een knip moet worden gemaakt, gebruikt men weer het verbindingssymbool maar nu met het cijfer 2 enzovoort.

Als men de stroom van een proces over verschillende afdelingen of organisaties in beeld wil brengen, kan men gebruik maken van een matrix-stroomdiagram. De verschillende betrokken organisaties of afdelingen binnen de eigen organisatie worden in de kolommen geplaatst. In figuur 9.7 wordt als voorbeeld een thuiswonende patiënt gevolgd met aanvankelijk aspecifieke klachten.

Door middel van een dergelijk schema kan eenvoudig de bestaande keten in kaart worden gebracht en kunnen de bottlenecks, waar vaak fouten voorkomen, worden aangegeven. Dergelijke bottlenecks moeten worden gemeten om op te kunnen bijsturen, zodat de procesgang kwalitatief verbetert.

9.7 Meten en bijsturen

Als eenmaal het proces in kaart is gebracht, de betrokkenen zich hebben geconformeerd aan de afgesproken werkwijze en normen voor de prestatie zijn overeengekomen, dan kan men nagaan op welke onderdelen het proces hapert. Net als bij een ketting is ook een proces net zo sterk als de zwakste schakel. Zwakste schakels dienen daarom geïdentificeerd en gevolgd te worden. Een voorbeeld hiervan is een onduidelijk geschreven recept voor medicatie. Of een uit de computer geprint recept voor medicatie dat niet door de arts is ondertekend. In het eerste geval kan bijvoorbeeld een verkeerde dosis worden aangehouden. In het tweede geval kan dat ook, als het recept niet is gecontroleerd door de verantwoordelijke arts. In het tweede geval is het overigens beter het receptbriefje terug te sturen naar de verantwoordelijke arts voor ondertekening.

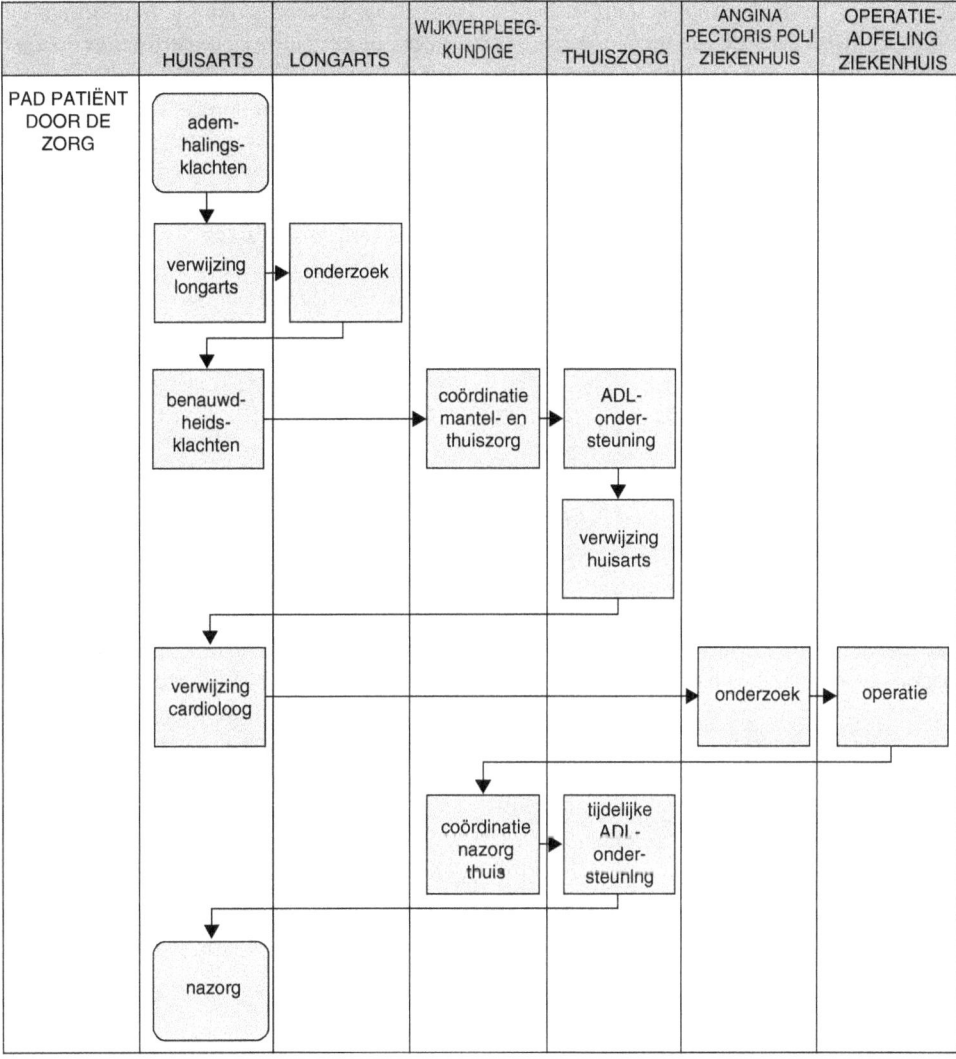

Figuur 9.7 Voorbeeld van een matrix-stroomdiagram.

Dit is dan wel weer een *rework-loop*; het betekent extra werk en wachttijd.

Naast zwakste schakels zijn er in een proces ook stappen die meer bepalend zijn voor de doorstroom dan andere stappen. Dit zijn de meest continuïteitbepalende activiteiten. Een voorbeeld hiervan is een goede vertaling van de hulpvraag van de cliënt in een zorg- of behandeldoel. Dit is namelijk richtinggevend voor het verdere proces. De kwaliteit van de zorg of behandeling is niet alleen afhankelijk van de zorgverlener of behandelaar, maar zeker ook van de juiste formulering van het doel. Zwakste schakels en meest continuïteitbepalende activiteiten zijn kritische succesfactoren voor een goede en kwalitatieve doorstroom in het proces (Ahaus & Diepman, 2005).

Kritische succesfactoren moeten wel nog eerst meetbaar gemaakt worden alvorens men op frequente basis gegevens kan verzamelen om deze processtappen te volgen. Hiertoe voegt men een meetschaal en een norm toe aan de kritische succesfactor. Een kritische succesfactor met een meetschaal en een norm is een *prestatie-indicator*.

In het voorbeeld van het receptenbriefje kan men een percentage als meetschaal toevoegen: het aantal keren dat een receptenbriefje terug moet voor controle en ondertekening gedeeld door het totale aantal uitgeschreven recepten. Er komen bijvoorbeeld in de afgelopen week 19 receptenbriefjes terug en er zijn er 380 uitgeschreven. Dit is dan 19/380 = 0,05. Doe dit maal 100 (procent) en dat geeft een foutmarge van 5 procent. Als er een foutmarge van 2 procent is afgesproken, is dat 3 procent te veel; 3 procent van 380 is ruim 11 foutieve recepten te veel. Men kan nu in het proces gaan kijken waardoor dat komt. Door nu wekelijks te blijven meten, krijgt men inzicht in het foutenverloop en kan men de oorzaak of oorzaken achterhalen en het proces daarop beter inrichten.

De gegevens moeten frequent geregistreerd worden en afgebeeld in een lijngrafiek. Dan kunnen de effecten van de verbeteracties worden gevolgd. In figuur 9.8 is een lijngrafiek of scorekaart afgebeeld voor het terugdringen van het percentage niet ondertekende receptenbriefjes.

In week 4 heeft men kunnen achterhalen dat de instructie in het computerprogramma voor de uitdraai van recepten op enkele plekken niet juist was. In week 5 heeft men de instructie verbeterd, waarna het foutenpercentage is gedaald.

Nu kan de volgende zwakste schakel in het proces worden geïdentificeerd.

9.8 Een proces van voortdurende verbetering

In zijn boek *Het doel* beschrijft Eliyahu Goldratt (2007) de 'theory of constraints'. In deze theorie gaat hij ervan uit dat elk productieproces de volgende twee kenmerken heeft.
1 De opeenvolgende stappen zijn *afhankelijke gebeurtenissen*. De ene processtap volgt op de andere en moet, het procesontwerp volgend in die specifieke volgorde, plaatsvinden. Dit ontwerp kan op zichzelf worden verbeterd.
2 In een proces waarin mensen werken zijn *voortdurend variaties* (statistische fluctua-

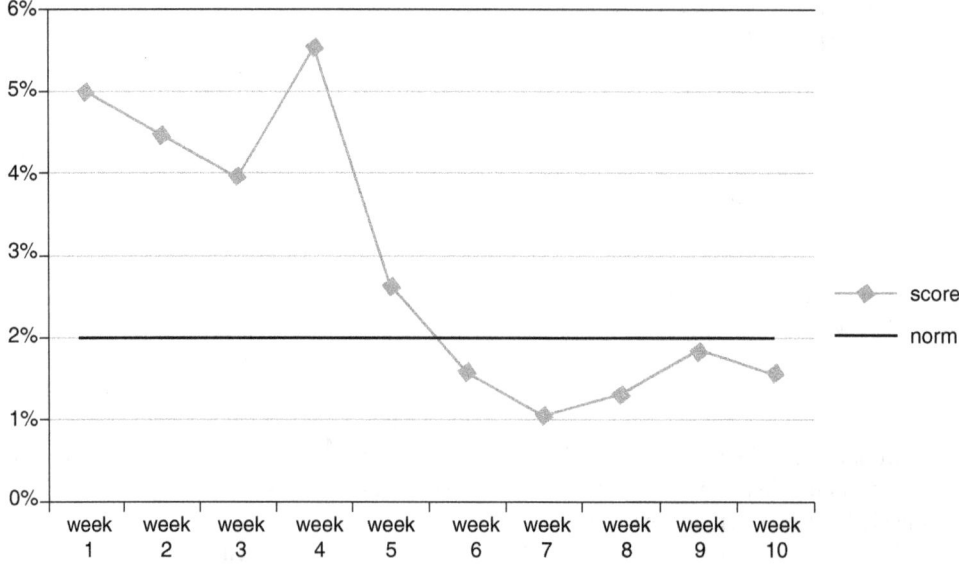

Figuur 9.8 *Voorbeeld lijngrafiek of scorekaart voor terugdringen percentage niet ondertekende receptenbriefjes.*

ties). Iedere stap op zichzelf kan worden gezien als een kleine productie-eenheid en moet zijn afgestemd op de andere stappen. Wanneer er mensen in het productieproces werken, ook als zij slechts een computer bedienen, dan is er sprake van variatie. De beperkingen in het proces zijn de stappen met de laagste capaciteit en/of de laagste kwaliteit. Die bepalen en 'beperken' de snelheid van het hele proces en de kwaliteit van het resultaat van het proces.

Vaak wordt 'verbetering' uitgelegd als 'kostenbesparing'. Dit terugdringen van de operationele uitgaven is echter bijna nooit een verbetering. In plaats van op alle onderdelen kosten te besparen uit angst dat de efficiency omlaag gaat, kan men beter uitgaan van de volgende drie belangrijke maatstaven:
– *omzet*, de snelheid waarmee het systeem geld verkrijgt uit productie en declaratie. Deze wordt (naast de vraag uit de markt) in grote mate bepaald door de snelheid waarmee het systeem produceert;
– *voorraad*, al het geld dat het systeem geïnvesteerd heeft. In de zorg en welzijn zou vooral geïnvesteerd moeten zijn in de competenties van professionals;
– *operationele uitgaven*, al het geld dat het systeem uitgeeft om die competenties van mensen in omzet te veranderen.

Door de productiedrift is men gewend operationele kosten terug te dringen, iedere medewerker volledig aan het werk te houden en daarmee (onbedoeld) de capaciteit van die processtappen op te voeren waar geen beperkingen van het systeem zijn. Hierdoor verstopt het systeem volledig bij de beperkingen. Goldratt geeft aan dat het hebben van te veel medewerkers en het aan het werk houden van deze medewerkers, de manier is om stilstand in het proces (van dienstverlening) te creëren. Twee stuurelementen zijn in dit kader belangrijk. De *doorvoersnelheid* van het systeem bepaalt in hoge mate de omzetsnelheid. En het *afgestemd zijn op de beperkingen* van het proces bepaalt de mate waarin professionals beschikbaar zijn in alle stappen. Beide stuurelementen bepalen de mate waarin een optimale doorvoersnelheid en kwaliteit kan worden behaald. Natuurlijk kan men niet ongebreideld operationele uitgaven doen.

De zorgtrajectontwerper kan de *theory of constraints* (vooral bij grote productieproblemen) als referentiekader inzetten in de bespreking met het management van het probleem.

De werkwijze van de 'theory of constraints' kent de volgende vijf stappen.
1 Spoor de beperking(en) (bottlenecks) in het systeem op. De beperkingen in het proces zijn de stappen met de laagste capaciteit, die de snelheid van het hele proces bepalen (beperken). Vaak zijn dit ook de stappen die niet volgens de specificaties worden geleverd en daarom de kwaliteit van het resultaat van het proces nadelig beïnvloeden. Dit zijn de zogenoemde 'zwakste schakels van de ketting'. Vaak zijn deze te herkennen aan klachten van medewerkers of cliënten.
2 Stel vast hoe de beperking(en) in het systeem kunnen worden geoptimaliseerd (optimaal worden geëxploiteerd).
3 Maak al het overige in het systeem ondergeschikt aan het optimaliseren van de beperking(en); een 100 procent bezettingsgraad van de beperking(en). Zorg voor voldoende aanwezige competente medewerkers (buffer) voor de beperking(en). Wanneer de productiedoorvoersnelheid wordt verhoogd, dienen de buffers in dezelfde mate te worden vergroot. De grootte van de buffer wordt bepaald door 1) de verwachte vraag en 2) de verwachte tijd om de juiste professional op de juiste plek te krijgen.
4 Versterk of doorbreek de beperking(en) in het systeem, bijvoorbeeld:

verhoog de capaciteit van de beperking(en).
5 Ga terug naar stap 1 zodra een of meer beperkingen zijn doorbroken. Sta niet toe dat ten gevolge van inertie (vertraging in het proces, door bijvoorbeeld verkeerde vrijgave van voorraden) een nieuwe beperking in het systeem ontstaat.

9.9 Tot slot

Het denken in processtromen die de cliënt of patiënt door het zorg- en/of welzijnssysteem doorloopt kan worden bevorderd en bereikt met de in dit hoofdstuk besproken procesmanagementtechnieken. De zorgtrajectontwerper dient zich te vergewissen van de hardnekkigheid waarmee de bevelsstructuur en daarmee het hiërarchisch denken zich in het denken van het aanwezige management heeft geworteld. Als het hiërarchisch denken diep verankerd is, dan zal de zorgtrajectontwerper dit denken geleidelijk aan moeten beïnvloeden naar het horizontale procesdenken. Daardoor wordt het steeds beter mogelijk ketenzorg te organiseren.

Literatuur

Ahaus, C.T.B. & Diepman, F. (2005). Balanced scorecard & INK-managementmodel. Deventer: Kluwer.

Dorr, D. (2007). Presteren met processen. Deventer: Kluwer.

Goldratt, E.M. (2007). Het doel. Baarn: Het Spectrum.

Goldratt, E.M. (1999). Het is geen toeval. Baarn: Het Spectrum.

Hardjono, T. & Bakker, R. (2007). Management van processen. Identificeren, besturen, beheersen en vernieuwen. Deventer: Kluwer.

Juran, J.M. & Godfrey, A.B. (1999). Juran's Quality Handbook. Fifth revised edition. McGraw-Hill Education - Europe.

Taylor, F.W. (1911/1972). Scientific management. New York/London.

Weber, M. (1921/1968). Max Weber on Law in Economy and Society. Max Rheinstein (ed.). New York: Simon and Schuster.

De projectmanager – resultaatgericht verbeteren, eerherstel van het bevel

Roelof Ettema

10.1 Inleiding

Routinematig handelen, zoals daar binnen processen van dienstverlening naar wordt gestreefd, biedt de zekerheid van een standaardoutput van een redelijk zeker niveau. Het biedt de medewerkers die in het proces werken veiligheid. Medewerkers en cliënten kunnen ervan op aan dat de activiteiten die men uitvoert zullen leiden tot het verwachte resultaat. Niet over iedere handeling hoeft tot op ontwerpniveau van de dienstverlening te worden nagedacht. Men gebruikt de bestaande structuren die op het routinematige handelen zijn ingericht. Routinematig handelen is daarom efficiënt.

Maar wat doen wij nu als het routinematig handelen niet meer tot het verwachte en gewenste niveau van zorg of begeleiding leidt? Het is dan nog steeds efficiënt, maar niet meer in voldoende mate effectief. Dan dient dit routinematige handelen te worden aangepast. Dergelijke verbeterslagen vereisen de inzet van mensen die over het routinematig proces heen kunnen kijken en bereid zijn hun denken tijdelijk in een andere modus te zetten. Deze modus is er een van resultaatgerichtheid binnen een bepaalde korte termijn. Een korte termijn, omdat het routinematig handelen zo snel mogelijk zodanig dient te zijn aangepast dat het wel tot het verwachte en gewenste niveau van zorg of begeleiding leidt. Een bepaalde termijn, omdat mensen uit het routinematig handelen worden gehaald. Er wordt door deze mensen op dat moment niet geproduceerd. Deze mensen zijn bezig met een herinrichting. Dit geldt ook als men nieuwe diensten ontwerpt en implementeert of als men het ontwerp van bestaande diensten wijzigt, zodat het weer beter op de behoeften en wensen van cliënten is afgestemd.

De zorgtrajectontwerper kan betrokkenen ondersteunen in het snel resultaatgericht ontwerpen van nieuw en wijzigen van bestaand routinematig handelen.

10.2 Projecten

In veel non-profitorganisaties worden projecten uitgevoerd. Vaak is de werkwijze dat een (staf)medewerker volgens een bepaald format een projectplan schrijft en het plan voorzien van een (management)samenvatting ter advies of goedkeuring in een lijnoverleg brengt. Het project wordt dan zo veel als mogelijk opgetuigd volgens plan. Er worden mensen in een projectgroep benoemd. Tijdens een kick-offbijeenkomst houdt de verantwoordelijke een mooie speech. De projectgroep komt een aantal keren bijeen en voert een aantal acties uit. In het slechtste geval komt de projectgroep steeds minder bijeen en bloedt het project dood. Wanneer de gang er wel in blijft, schrijft de voorzitter of de secretaris uiteindelijk een mooi rapport. Zelden lukt dit binnen de planning, omdat de productie ook door moet. De prioriteit ligt immers bij de cliënten- of patiëntenzorg. Aan het eind van de rit wordt in het lijnoverleg geëvalueerd of de projectdoelen zijn behaald. Als de doelen niet of slechts gedeeltelijk zijn behaald, zijn volgens het plan de tijd en de middelen op om daar überhaupt nog iets aan te doen. Meestal wordt er niet bij stilgestaan dat dit nieuwe handelen ook nog moet worden overgedragen aan de organisatie die tot herinrichting (implementatie van de nieuwe handelswijze) moet overgaan. In veel organisaties is dit de praktijk van projectmanagement.

Als wij naar de volgende veelgebruikte definitie van Wijnen en Storm (2007) kijken, is de hierboven beschreven werkelijkheid daarmee niet strijdig. 'Projecttrfw>/trfw>en zijn tijdelijke, resultaatgerichte samenwerkingsverbanden tussen mensen, waarin gebruik gemaakt wordt van schaarse middelen.'
Om de bovenstaande situatie meer kansrijk te laten zijn, dient men eerst een verschil te maken tussen resultaatgericht en procesgericht denken. In procesgericht denken staat het routinematig handelen met de zekerheid van een standaardoutput centraal. In het resultaatgericht denken staat creatief handelen binnen een gegeven planning met een concreet resultaat centraal. Groote et al. (2008) geven een mooi overzicht van resultaatgericht versus procesgericht werken (zie tabel 10.1). De medewerkers die in een projectsetting werken hebben helder op hun netvlies dat zij het systeem waarin zij functioneren (de processen) aan het aanpassen zijn. Dit doen zij met het oogmerk een betere dienstverlening (output uit een alledaags proces) te genereren.

Omdat zij op dat moment niet produceren, zijn middelen en tijd beperkt en is snel resultaat een belangrijk doel.
Ook deze opvatting van wat projecten zijn is niet strijdig met de eerdergenoemde definitie van Wijnen en Storm (2007). Het behoeft verder geen betoog dat een project in deze tweede opvatting van projecten naar alle waarschijnlijkheid een grotere kans zal geven op het beoogde resultaat.

10.3 Improviserend werken en projectmatig werken

Als men een dienst wil verbeteren omdat hij niet meer in voldoende mate aan de wensen van de cliënt voldoet, en daarmee ook het proces van de dienstverlening wil wijzigen, dan is dat een signaal om een project te starten. Men stelt dan allereerst een juiste vraag. Als men zich de vraag stelt wie in de organisatie de meeste ervaring heeft in deze dienstverlening en deze persoon vraagt de dienstverlening aan te passen aan de nieuwe eisen, dan kan men in improviserend werken vervallen. De betrokkenen krijgen dan een onvoldoende duidelijk doel mee en worden onvoldoende voorzien van randvoorwaarden. Vaak wordt de projectdeelnemers meegedeeld dat de aanpassing 'budgetneutraal' moet plaatsvinden. Dat betekent meestal dat mensen weliswaar enigszins uit de productie gehaald worden voor de projectactiviteiten, maar vooral geacht worden de activiteiten in hun

Tabel 10.1 Resultaatgericht versus procesgericht werken.

resultaatgericht	procesgericht
vormgeven	ontwikkelen
vooruitkijken	hier en nu
analyse	relaties, interactie
planning	activiteiten
beheersing werk	conditionering werk
sturen	faciliteren
systeem	mens

eigen tijd te doen. *Improviserend werken* verschilt van routinematig werken in dat men zich richt op het verbeteren van het routinematig handelen in plaats van op de productie van alledag, zoals bij routinematig werken het geval is. Improviserend werken verschilt van projectmatig werken in het veelal ontbreken van een duidelijk doel en duidelijke randvoorwaarden en ondersteuning. *Projectmatig werken* kenmerkt zich door het richten op het verbeteren of opnieuw inrichten van het routinematig handelen met een helder omschreven doel binnen een duidelijke planning met een heldere ondersteuning. Grit (2008) zet dit in schema (zie tabel 10.2).

Hier kan nog aan worden toegevoegd dat binnen het improviserend werken creativiteit goed tot ontplooiing kan komen. Om te komen tot projectmatig werken is er een aantal noodzakelijke voorwaarden. Wijnen en Storm (2007) geven deze noodzakelijke voorwaarden voor projectmatig werken aan inclusief de gevolgen wanneer er niet aan is voldaan (zie tabel 10.3).

Om projectmatig werken te starten, stelt men zich eerst de vraag wie de cliënten zijn die de dienst ontvangen en wat hun (gewijzigde) wensen zijn. Pas met het antwoord op deze vraag kan men een helder projectresultaat formuleren, een tijdsplanning maken en middelen vrijstellen.

Een tweede voorwaarde is dat er een duidelijke opdrachtgever vanuit de lijn moet zijn. Dit moet ook een probleemeigenaar zijn die last heeft van het feit dat het resultaat nog niet behaald is. Als een opdrachtgever er last van heeft, is er urgentiebesef in de lijn en zal de opdrachtgever het project niet alleen met tijd en middelen sponsoren, maar ook als ambassadeur van het project tegenover anderen optreden.

Een derde voorwaarde is de aanwezigheid van een goede projectleider: een trekker van de kar, die een haalbaar projectontwerp maakt, het project gedegen voorbereidt en tijdens het project alle activiteiten en tussenliggende resultaten monitort en indien nodig bijstuurt.

10.4 Projectfasering en rollen

Achter de in paragraaf 10.3 genoemde voorwaarden schuilt een organisatiemodel dat bestaat uit drie stappen: 1) richten (het stellen van een helder doel); 2) inrichten (organiseren) en 3) verrichten (realiseren). Uit deze driedeling kan een fasering voor projectmanagement worden afgeleid. Het richten van het project dient zorgvuldig te gebeuren, omdat een goed geformuleerd doel in hoge mate de effectiviteit (doeltreffendheid) van het project bepaalt. Ook zal men goed moeten nadenken over de inrichting van het project, omdat een goede methode en voorbereiding in hoge mate de efficiëntie (doelmatigheid) van het project bepalen. Tijdens het verrichten is het noodzakelijk om te sturen op zowel effectiviteit als efficiëntie. Vervolgens sluit men af met nazorg en evaluatie.

Verder zijn er verschillende actoren in het project actief. Zo is er de *opdrachtgever*. Dit is degene die over machtsmiddelen beschikt en daarmee het project met mensen en middelen kan sponsoren. De opdrachtgever is vooral

Tabel 10.2 Improviserend versus projectmatig versus routinematig werken.

	improviserend	projectmatig	routinematig
wanneer?	ad hoc (plotseling)	te voorzien	herhalend
resultaat?	onzeker	redelijk zeker	zeker
bekendheid?	nieuw, plotseling	nieuw, planmatig	bekend
vrijheid?	veel vrijheid	vooraf doordacht	nauwelijks vrijheid
werkwijze?	chaotisch	geleidelijk duidelijker	duidelijke, vaste procedure

Tabel 10.3 Voorwaarden voor projectmatig werken en gevolgen wanneer niet projectmatig wordt gewerkt.

voorwaarden	gevolg wanneer niet aan voorwaarden is voldaan
duidelijk begin en eind, tijdsdruk en beperkte middelen	hobbyisme, vrijblijvendheid, geen vooruitgang, verspilling
een belangrijk resultaat dat als urgent wordt ervaren door gemotiveerde betrokkenen	vage resultaatbeschrijvingen, project als statusverhogende activiteiten of werkverschaffing
afdwingbare middelen en bereidheid tot samenwerking, sturing en beheersing vanuit één punt	onderlinge strijd, trage en frustrerende onderhandelingsprocessen

degene die het probleem opgelost wil zien. Het project wordt niet door de opdrachtgever geleid. Dit doet de *projectleider*. Dat is degene die het project inricht en regisseert. De projectleider stelt de projectopdracht op en komt tot overeenstemming hierover met de opdrachtgever. De projectleider staat echter niet alleen. Er zijn ook *projectmedewerkers* actief. Dit zijn degenen die uitvoering geven aan de projectactiviteiten onder de operationele leiding van de projectleider. De opdrachtgever, de projectleider en projectmedewerkers vormen samen de projectorganisatie.

Met het organisatiemodel van richten, inrichten en verrichten en de drie projectrollen is een zestal projectfasen te onderscheiden (zie tabel 10.4).
Aan het formuleren van het doel gaat nog het een en ander vooraf. Zo begint het met het constateren van een probleem: een ongewenste situatie of een situatie die verbeterd kan worden. Dit gebeurt meestal door een probleemeigenaar. Deze probleemeigenaar hoeft niet altijd in de lijn te zitten.

De kans van slagen van een project hangt nauw samen met de mogelijkheid om benodigde middelen in te zetten en betrokken partijen mee te krijgen. Het probleem moet daarom aan de lijn zodanig duidelijk gemaakt worden dat een leidinggevende als projectopdrachtgever het probleem voelt en daarom bereid is het te gaan sponsoren. Deze eerste stap wordt omschreven als het initiatief tot een project. Er is sprake van een initiatief wanneer er overeenstemming is over het projectresultaat. In de lijn is een formele opdrachtgever aanwezig. (Fase 1, initiatie: 'Richten' deel 1)

Daarna dient men het te bereiken resultaat helder te omschrijven met een inschatting van de benodigde inspanning om dit resultaat te bereiken. De opdrachtgever is bereid dit te ondersteunen. Ook is er een beoogd projectleider die over de opdrachtformulering en de uitvoering van het project met de opdrachtgever de mogelijkheden en de onmogelijkheden heeft doorgenomen. Er is sprake van het definiëren van het project. De definitiefase sluit af met een door de opdrachtgever en projectleider ondertekende projectopdracht waarin men overeenstemming heeft over het eisenpakket als voorwaarde voor het behalen van het projectresultaat. (Fase 2, 'definitie': 'Richten' deel 2)

Met de projectdefinitie op zak kan de projectleider aan het werk. De projectgroep kan worden ingericht. Een methode (stappenplan) wordt ontworpen die zal leiden tot het geformuleerde resultaat. Dit projectontwerp dient te worden ondersteund door de opdrachtgever. Deze ontwerpfase eindigt met overeenstemming tussen de projectleider en de opdrachtgever over de vormgeving van het project. (Fase 3, 'ontwerp': 'Inrichten' deel 1)

Met een ontwerp in de hand kan de projectgroep de organisatie in om de realisatie in regie te zetten. Op de financiële afdeling

Tabel 10.4 Projectfasering en rollen.

	RICHTEN	INRICHTEN		VERRICHTEN	
wat	voorwaarden	methode	plan	doen	consolidatie
Initiatie	Definitie	Ontwerp	Voorbereiding	Realisatie	Nazorg
Overeenstemming projectresultaat in de organisatie, geleid door de opdrachtgever	Opdrachtgever en projectleider hebben overeenstemming bereikt over het resultaat en de randvoorwaarden	Akkoord over de werkwijze, de oplossingen van het project en de vormgeving van het projectresultaat	Instemming van de organisatie over het projectresultaat en de wijze waarop dat gerealiseerd zal worden in de organisatie	Uitvoering van het project en verantwoording van de voortgang	Instemming over aanpassingen in het gebruik, beheer en onderhoud van projectresultaat Opheffen projectstructuur en overgaan naar routinematig handelen

wordt een boeknummer aangemaakt waarop activiteiten voor het project kunnen worden geboekt. De betrokken werkgroepleden en anderen die activiteiten voor het project uitvoeren worden door hun leidinggevende voor de afgesproken tijd vrijgesteld. Indicatoren worden benoemd en meetplannen worden gemaakt om de voortgang van het project te kunnen volgen. De organisatie wordt op de hoogte gesteld van de te verwachte activiteiten. (Fase 4, 'voorbereiding': 'Inrichten' deel 2)

Nu kan men van start. Meestal gebeurt dit met een *kick-off*bijeenkomst waarvoor de opdrachtgever alle betrokkenen uitnodigt en waarin hij het project, de projectleider en de projectgroep voorstelt. De projectgroep gaat van start door taken te verdelen, een eigen planning rondom de projectplanning te maken en afspraken te maken. Tijdens de realisatie worden operationele problemen besproken en opgelost. Ook wordt de voortgang gemeten en zo nodig bijgestuurd. (Fase 5, 'realisatie': 'Verrichten' deel 1)

Als uiteindelijk het projectresultaat is bereikt, dan kan de nieuwe werkwijze aan de lijn worden overgedragen voor implementatie in de praktijk. Het kan zijn dat de betrokken leidinggevende(n) de projectleider en de projectgroep vraagt dit te begeleiden. De eindverantwoordelijkheid voor de implementatie blijft echter altijd bij de verantwoordelijke leidinggevende en niet bij de projectleider en de projectgroepleden. Uiteindelijk wordt het project geëvalueerd op het eindresultaat en de gebruikte mensenuren en middelen. (Fase 6, 'nazorg': 'Verrichten' deel 2)

Met deze fasering kan men de bestaande procesgang van routinematig handelen in de praktijk verbeteren. Men kan ook op deze wijze een nieuwe dienst ontwerpen (zie tabel 10.5).
Projectmatig werken betekent een effectieve doelrealisatie met een efficiënt gebruik van mensen en middelen. Hiervoor zijn niet alleen noodzakelijk een helder doel, een opdrachtgever met een goede sponsoring, projectleider en projectleden met een methode en een goed projectplan. Ook zal men moeten beschikken over een goed beheersingssysteem tijdens de realisatie. Hiervoor zijn beheersaspecten beschikbaar.

10.5 Projectbeheersing TGKIO(C)

In veel projectmanagementliteratuur worden vijf beheersaspecten genoemd, te weten: tijd (T), geld (G), kwaliteit (K), informatie (I) en organisatie (O). Bos en Harting (2006) voegen daar 'communicatie' (C) aan toe.

Bij het beheersaspect tijd staat het begrip 'tijdigheid' centraal. Hoeveel tijd is wanneer beschikbaar en wanneer moet er wat gebeuren? De volgende termen worden gebruikt: planning, gereedheidsdatum, doorlooptijden, be-

Tabel 10.5

projectfase	nieuwe dienst
Initiatie	idee nagaan, opdrachtgever ontfermt zich over het probleem
Definitie	productiesysteem specificeren, projectleider werkt opdracht uit
Ontwerp	productiesysteem ontwikkelen en ontwerpen, projectgroep werkt plan uit
Voorbereiding	productiesysteem voorbereiden en inrichten, projectgroep bereidt organisatie voor
Realisatie	eerste dienstverlening en evaluatie van eerste resultaat en bijstelling, projectgroep leidt experiment
Nazorg	volledige productie, projectorganisatie draagt productie aan de organisatie over

schikbare kwalitatieve en kwantitatieve capaciteiten van mensen. Tijdsbeheersing zorgt voor het tijdig volgens afspraak realiseren van het plan van aanpak, zodat het projectresultaat op de afgesproken tijd voorhanden is. In de ontwerp- en voorbereidingsfase maakt men een inschatting van de oplevertijd, doorlooptijd, de capaciteit met momenten van inzet, goedkeuring en communicatie van de tijdsplanning. In de realisatiefase signaleert men regelmatig de actuele stand van zaken op van tevoren overeengekomen momenten. De signalen worden verwerkt tot gegevens voor voortgangssignalering (stuurgegevens). Ook kan men de volgorde van activiteiten aanpassen, activiteiten versnellen of vertragen, meer/minder/andere capaciteit inzetten, de activiteiten meer of minder parallel laten lopen, tijdsplanning bijstellen enzovoort (Wijnen & Storm, 2007).

Bij het beheersaspect *geld* staat het 'rendabel zijn' van het project en de projectactiviteiten centraal. Is de investering (de kosten van mensuren en middelen) het resultaat waard? De volgende termen worden gebruikt: rendementseis, financieringsplan, benodigde en beschikbare financiële middelen voor personele en materiële uitgaven. Geldbeheersing is zorgen voor het zodanig volgens afspraak realiseren van het plan van aanpak dat het projectresultaat beschikbaar is binnen het afgesproken budget en met de afgesproken mogelijkheid van het verkrijgen van inkomsten. In de ontwerp- en voorbereidingsfase maakt men een inschatting van het gewenste financiële rendement, een inschatting van de totale en deelkosten, plaatst men de kostenmomenten in de kalendertijd, organiseert men gewenste financiële middelen per activiteit op het juiste moment en communiceert men de geldplanning. In de realisatiefase gaat men regelmatig de actuele stand van zaken na op van tevoren overeengekomen momenten en verwerkt men deze tot (stuur)gegevens voor voortgangssignalering. Op grond hiervan kan worden bijgestuurd (Wijnen & Storm, 2007).

Bij het beheersaspect *kwaliteit* staat 'effectiviteit' centraal. Aan welke eisen moet het projectresultaat en daarmee de tussenliggende resultaten voldoen, opdat het projectdoel wordt bereikt? De volgende termen worden gebruikt: gekwantificeerde, inhoudelijke eisen, test-, toets- en controlemogelijkheden en -procedures. Kwaliteitsbeheersing is zorg dragen voor het goed volgens afspraak doorlopen van het plan van aanpak en wel zodanig dat het projectresultaat voldoet aan de eraan gestelde kwaliteitseisen. In de ontwerp- en voorbereidingsfase vertaalt men eisen en procedures naar realisatie. Aan het ontwerp van een nieuwe of verbeterde dienst worden kwantitatieve en kwalitatieve eisen gesteld, die aantoonbaar zijn tijdens de deelfasen en -activiteiten van het project. In de realisatiefase toetst men het ontwerp, het programma en de procedures. Aan het eind van de realisatiefase is het projectresultaat volgens de specificaties bereikt (Wijnen & Storm, 2007).

Bij het beheersaspect *informatie* staat 'eenduidigheid' centraal. Wie weet wie wat doet en heeft gedaan, waar, wanneer en hoe? Termen die daarbij worden gebruikt zijn: eenduidigheidseis, documentatie van de projectinhoud, identificatie-, goedkeurings- en wijzigingsprocedures en -middelen. Informatiebeheersing is zorgen voor het goed volgens afspraak zodanig uitvoeren van het plan van aanpak dat de informatiestroom naar alle betrokkenen optimaal de voortgang van het project ondersteunt. Voor de start van het project is een managementsamenvatting van de projectdefinitie van belang. In de ontwerp- en voorbereidingsfase draagt men zorg voor acceptatie van het informatiebeheersingssysteem, te weten: de beslisdocumenten, vormgeving, distributie en archivering van de informatie. Op basis van dit beheersaspect wordt binnen de projectorganisatie vaak aan een van de projectleden de rol van projectsecretaris gegeven (Bos & Harting, 2006). Deze vraagt benodigde documenten uit de organisatie op en stelt beslisdocumenten op. Voor de hele projectorganisatie wordt in de ontwerp- en voorberei-

dingsfase helder wie de beslisdocumenten vrijgeeft, wie de documenten ontvangt, wie ze goedkeurt, wie de documenten wijzigt en wie ze archiveert. Daarom worden procedures afgesproken voor het vastleggen en wijzigen van de beslisdocumenten. In de realisatiefase signaleert men de actuele stand van zaken op de van tevoren overeengekomen momenten en verwerkt men deze tot (stuur)gegevens voor voortgangssignalering. Dit wordt beschreven in de voortgangsrapportages (Wijnen & Storm, 2007).
Elke projectfase sluit af met een beslisdocument (zie tabel 10.6).

Bij het beheersaspect *organisatie* staat het begrip 'acceptatie' centraal. Wie doet wat? Termen die worden gebruikt zijn: verantwoordelijkheidseis, eigendom, gebruiksrecht, toedeling van taken, verantwoordelijkheden en bevoegdheden (TVB's) voor de inhoudelijke projectactiviteiten. Organisatiebeheersing is zorg dragen voor het zodanig volgens afspraak realiseren van het plan van aanpak dat het projectresultaat voor het gebruik, beheer en onderhoud is overgedragen aan de daarmee belaste personen. In de ontwerpfase zet men een tijdelijke organisatie op met daarin de beslissers en de uitvoerders met TVB's. Hiervoor worden via leidinggevenden uitvoerenden gecontracteerd. Er wordt gezorgd voor teamvorming en er wordt een tijdelijke relatie met de omgeving georganiseerd. In de voorbereidingsfase bereidt men de realisatieorganisatie voor met uitvoerders en betrokkenen.

Men zet besluitvorming op voor de realisatieorganisatie met besluitvoorbereiders en beslissers. In de nazorgfase zet men een nazorgorganisatie op en heft men de projectorganisatie op (Wijnen & Storm, 2007).

Bij het beheersaspect *communicatie* staat het 'geïnformeerd zijn van de betrokkenen' centraal. Welke betrokkene krijgt wanneer welke boodschap, opdat iedereen vanuit de eigen context hetzelfde begrip heeft van de projectdefinitie en de voortgang in de praktijk ervan? Termen die worden gebruikt zijn: doelgroep, communicatieboodschap, communicatieplan en communicatiedrager. In de definitiefase benoemt men de betrokkenen in de organisatie en maakt men de projectopdracht in brede kring bekend. In de ontwerpfase leeft men zich in de posities van de betrokkenen in en bepaalt men de primaire communicatieboodschap per doelgroep in de nog komende fasen. In de voorbereidingsfase stelt men een communicatieplan op. In de realisatiefase communiceert men volgens plan en stuurt men eventueel het plan bij op geleide van behoeften uit de praktijk.

Als samenvatting kan van de beheeraspecten worden gezegd dat zij zorg dragen voor tijdigheid, rendabel zijn, effectiviteit, eenduidigheid, acceptatie en een heldere boodschap van en rondom het project (zie tabel 10.7).

Tabel 10.6 Beslisdocument per fase.

projectfase	beslisdocument	omvang/vormgeving
Initiatie	projectopdracht	1 A4 (managementsamenvatting)
Definitie	projectdefinitie	1 A4 (managementsamenvatting)
Ontwerp	projectontwerp	enkele pagina's
Voorbereiding	projectplan	schematisch overzicht
Realisatie	voortgangsrapportages	1 A4 per keer (managementsamenvatting)
Nazorg	projectverslag	rapport met evaluatie en overdracht aan organisatie

Tabel 10.7 Beheersaspecten van projectmatig werken.

tijd	geld	kwaliteit	informatie	organisatie	communicatie
Tijdigheid planning, gereedheidsdatum, doorlooptijden, beschikbare kwalitatieve en kwantitatieve capaciteiten van mensen	**Rendabel zijn** rendementseis, financieringsplan, benodigde en beschikbare financiële middelen voor personele en materiële uitgaven	**Effectiviteit** gekwantificeerde, inhoudelijke eisen, test-, toets- en controlemogelijkheden en -procedures	**Eenduidigheid** eenduidigheidseis, documentatie van de projectinhoud, identificatie-, goedkeurings- en wijzigingsprocedures en -middelen	**Acceptatie** verantwoordelijkheidseis, eigendom, gebruiksrecht, toedeling TVB's	**Boodschap** doelgroep, communicatieboodschap, communicatieplan, communicatiedrager

De eerste drie beheersaspecten -Tijd, Geld en Kwaliteit- worden gezamenlijk ook wel de *bermudadriehoek van projectmanagement* genoemd. Tijd, Geld en Kwaliteit zijn met elkaar in evenwicht. Verandert er iets aan één van deze aspecten, dan beïnvloedt dat de andere twee aspecten. Zo kost uitlopen in tijd óf meer geld (mensuren) óf het gaat ten koste van de kwaliteit. Tijdens projecten vertalen tegenvallers zich in deze drie aspecten. Sturen hierop levert dan bijstelling op van minimaal één van deze aspecten. De beheersaspecten Organisatie en Communicatie dragen er in de eindfase van het project zorg voor dat het projectmatig handelen stopt en met de projectresultaten het routinematige handelen van alledag wordt bijgesteld. Als zodanig worden de projectresultaten geïmplementeerd.

10.6 Projectmanagementmatrix voor projectmatig werken

De projectbeheersaspecten zijn van nut in iedere projectfase (zie tabel 10.8). Zo zal pas van een voltooide initiatiefase sprake zijn als een concreet eindresultaat (doel) is benoemd (kwaliteit), een globale schatting van de benodigde tijd en het benodigde geld is gegeven, de opdrachtgever initieert (organisatie), een beoogd projectleider benoemt en een globaal overzicht geeft van alle betrokken groepen (communicatie). Dit staat beschreven in een initiatiedocument in de vorm van een managementsamenvatting met een omvang van maximaal één A4 (informatie).

Van een voltooide definitiefase is sprake als de opdrachtgever en de projectleider (organisatie) overeenstemming hebben bereikt over het volgens de SMART-criteria geformuleerde doel (kwaliteit), inclusief globale schattingen met een marge van benodigde tijd en geld, als de betrokken(en) partijen benoemd zijn en globaal de communicatieboodschap per doelgroep is benoemd (communicatie). Dit staat beschreven in de goedgekeurde projectopdracht met een omvang van maximaal één A4 (informatie).

Van een voltooide ontwerpfase is sprake als de fasering met de benodigde tijds- en geldinvestering per fase is bepaald, de kritische succesfactoren (kwaliteit) per fase zijn bepaald, de projectorganisatie, zoals functionarissen in de projectgroep, is bepaald en een communicatieplan is opgesteld waarin aangegeven is wie welke boodschap c.q. informatie per fase moet ontvangen. Dit staat genoteerd in een goedgekeurd ontwerpdocument in de vorm van een projectplan met een omvang van enkele A4'tjes (informatie).

Van een voltooide voorbereidingsfase is sprake wanneer geld is toebedeeld via een eigen boeknummer voor het project in het administratiesysteem, er zodanig tijd is toebedeeld aan personen dat zij daadwerkelijk zijn gealloceerd voor de benodigde tijd, er indicatoren zijn benoemd per fase (kwaliteit) met een meetplan, de opdrachtgever/sponsor alle betrokken partijen via de lijn heeft geïnformeerd (organisatie) en de communicatie vanuit de projectorganisatie volgens het communicatieplan van start is gegaan. Dit alles staat beschreven in een goedgekeurd schematisch weergegeven actieplan (informatie).

Van een voltooide realisatiefase is sprake wanneer de betrokkenen systematisch volgens de regels hun aan het project bestede tijd en geld hebben geregistreerd, de inhoudelijke voortgang (kwaliteit) van het project is gevolgd op basis van de meetresultaten van de indicatoren en eventueel hierop is bijgestuurd. Tevens is het functioneren van de projectorganisatie (organisatie) en de communicatie volgens plan bewaakt. Tussentijds zijn voortgangsverslagen in de vorm van voortgangsdocumenten van één, maximaal twee A4'tjes per keer geschreven en zijn deze goedgekeurd (informatie).

Tabel 10.8 Projectmanagementmatrix voor projectmatig werken.

projectbeheers-aspecten (EZELSBRUGGETJE)	Tijd T (TIEN)	Geld G (GEKKE)	Kwaliteit K (KOEIEN)	Informatie I (IN)	Organisatie O (OPSTAND)	Communicatie C (COMMUNICEREN)
projectfasen				BESLISDOCUMENTEN		
Initiatie (richten)	globale schatting van benodigde tijd	globale schatting van benodigd geld	doel: een concreet eindresultaat	managementsamenvatting INITIATIEDOCUMENT (1 A4)	sponsor/opdrachtgever initieert en stelt projectleider voor	globaal overzicht alle betrokkenen
Definitie (richten)	globale schatting met een marge van benodigde tijd	globale schatting met een marge van benodigd geld	volgens de SMART-criteria geformuleerd doel	goedgekeurde projectopdracht PROJECTOPDRACHT (1 A4)	sponsor/opdrachtgever en definitieve projectleider definiëren het project	betrokken partijen noemen en globaal de communicatieboodschap per doelgroep
Ontwerp (inrichten)	bepalen fasering en benodigde tijd per functionaris per fase	bepalen hoeveel investering nodig is per fase	resultaat per fase: kritische succesfactoren (KSF's)	goedgekeurd projectplan ONTWERPDOCUMENT (enkele A4'tjes)	bepalen projectorganisatie, zoals functionarissen in de projectgroep	opstellen communicatieplan: bepalen waar welke informatie in welke fase moet zijn
Voorbereiding (inrichten)	tijd toedelen en in-plannen: personen voor project alloceren	geld toedelen: boeknummer op administratie	indicatoren per fase benoemen met meetplan	goedgekeurd ACTIEPLAN (schematisch)	kick-offbijeenkomst, sponsor maakt rondje betrokkenen	communiceren volgens plan
Uitvoering (verrichten)	tijdschrijven en controle op bestede tijd door projectleider	uitgaven registreren en controle op besteed geld door projectleider	meten indicatoren en controle op bereikte (tussen)resultaten door projectleider	goedgekeurde voortgangsverslagen VOORTGANGSDOCUMENT (EN) (1-2 A4'tjes per keer)	controle functioneren projectorganisatie en betrekken medewerkers in nieuw handelen	controle: communicatie voldoende (en volgens plan)?

projectbeheers-aspecten (EZELSBRUGGETJE)	Tijd T (TIEN)	Geld G (GEKKE)	Kwaliteit K (KOEIEN)	Informatie I (IN)	Organisatie O (OPSTAND)	Communicatie C (COMMUNICEREN)
Afronding, Evaluatie en Nazorg (verrichten)	afrekenen tijd	afrekenen geld	afrekenen resultaten (doelen behaald)	goedgekeurd eindverslag PROJECTVERSLAG	nieuw handelen overdragen aan bestaande organisatie en opheffen projectgroep	nieuwe werkwijze breed communiceren

De beheersaspecten Tijd, Geld en Kwaliteit zijn met elkaar in evenwicht. Zij worden ook wel de 'bermudadriehoek van projectmanagement' genoemd. Verandert er iets aan één aspect, dan beïnvloedt dat de andere twee aspecten. Sturen hierop levert bijstelling op van minimaal één van deze aspecten

De beheersaspecten Organisatie en Communicatie dragen er in de eindfase van het project zorg voor dat het projectmatig handelen stopt en de projectresultaten in het routinematig handelen worden overgenomen

Van een voltooide nazorgfase is sprake wanneer het eindresultaat c.q. het projectdoel is gehaald (kwaliteit), tijd en geld zijn afgerekend, het nieuwe handelen is overgedragen aan de bestaande organisatie (organisatie) en organisatiebreed is gecommuniceerd (communicatie) en de projectgroep is opgeheven. Dit staat beschreven in een goedgekeurd eindverslag in de vorm van een projectverslag. Een ezelsbruggetje om de beheersaspecten 'TGKIOC' te onthouden is: 'tien gekke koeien in opstand communiceren'.

10.7 Welke mensen uit te nodigen in de projectorganisatie

In het voorbeeld aan het begin van paragraaf 10.2, waarin improviserend werd gewerkt, heeft men, vanuit de context van projectmatig werken geredeneerd, een aantal stappen overgeslagen. Zo is de stafmedewerker met het direct schrijven van een projectplan meteen van start gegaan met een ontwerpdocument gecombineerd met een actieplan. De sponsoring van een opdrachtgever was daardoor nog onvoldoende georganiseerd. Daarnaast was investering van tijd en geld onvoldoende uitgewerkt en daarmee eigenlijk niet gealloceerd, waardoor de projectactiviteiten een te lage prioriteit kregen en de planning niet kon worden gehaald.

Een andere veel gemaakte fout is vanuit een soort democratisch principe de projectorganisatie te bevolken met afgevaardigden vanuit alle betrokken geledingen. Het idee is dat dan alle geledingen vertegenwoordigd zijn. Dit is echter zelden het geval, om twee redenen. Ten eerste stuurt men vanuit een geleding meestal een afgevaardigde die op dat moment enige tijd zou moeten hebben. Dit is een verkeerd criterium, omdat voor het (her)ontwerp van (bestaand) routinematig handelen men juist de beste vrouw of man uit de geleding moet sturen. Immers, het wordt een nieuwe werkwijze van vele betrokkenen in de toekomst. De besten uit een geleding zijn meestal de meest drukbezette personen, zij hebben vrijwel nooit tijd. Ten tweede wordt eigenlijk nooit vanuit de geleding een soort achterbanbespreking met betrekking tot het project georganiseerd. Het (idee van een) mandaat achter de afvaardiging strekt zich slechts uit tot de afgevaardigde persoon zelf en niet tot de hele geleding van waaruit die persoon afkomstig is. De realiteit is vaak dat men met personen in de projectorganisatie komt te zitten die niet over een mandaat vanuit de achterban beschikken en lang niet altijd over het bestaande proces heen kunnen kijken. Bovendien zijn dergelijke projectorganisaties vaak met te veel mensen bevolkt. Het is beter enkele getalenteerde mensen uit te nodigen en met hen werkelijk invloed vanuit alle geledingen te organiseren, simpelweg bijvoorbeeld met behulp van enkele interviews. Een projectorganisatie is dan klein, bemenst met bij het probleem betrokken personen, flexibel en slagvaardig!

10.8 Enkele instrumenten voor projectmanagement

Achtereenvolgens worden instrumenten voor fasering en planning, risicomanagement, cultuurinstrumenten (energieprofielen met een projectkaart, cultuurkwadranten) en creativiteitsinstrumenten belicht.

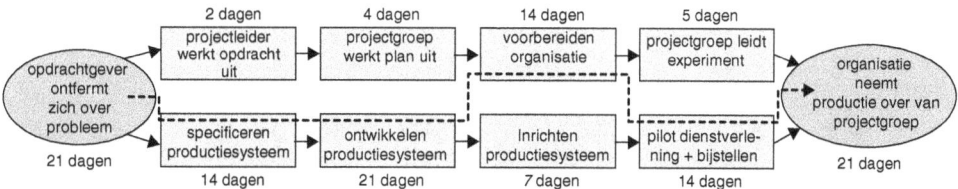

Figuur 10.1 Voorbeeld van een netwerkplanning.

Tabel 10.9 Voorbeeld van een strokenplanning.

ontwikkeling nieuwe dienst	tijd weken	3	4	5	6	7	8	9	10	11	12	13	14	15	16
Idee nagaan, opdrachtgever ontfermt zich over het probleem	3														
Projectleider werkt opdracht uit, productiesysteem specificeren	2														
Projectgroep werkt plan uit, productiesysteem ontwikkelen en ontwerpen	3														
Productiesysteem voorbereiden en inrichten, projectgroep bereidt organisatie voor	2														
Eerste dienstverlening en evaluatie eerste resultaat en bijstelling, projectgroep leidt experiment	5														
Volledige productie, projectorganisatie draagt productie aan de organisatie over	3														

10.8.1 PLANNINGSINSTRUMENTEN

In de ontwerpfase brengt men een *fasering* aan in de te ondernemen projectactiviteiten, eenvoudig door activiteiten die op elkaar volgen in serie achter elkaar te plannen en activiteiten die gelijktijdig kunnen plaatsvinden, naast elkaar te plannen. Voor dit *plannen* zijn verschillende methoden beschikbaar, zoals een strokenplanning en een netwerkplanning (Grit, 2008). Een *strokenplanning* is de meest gebruikte wijze waarop planningen schematisch worden weergegeven (zie tabel 10.9). Een probleem met een strokenplanning is dat de langste route (het 'kritieke pad') door een project moeilijk zichtbaar is. Een *netwerkplanning* is daar meer geschikt voor (zie figuur 10.1).

In een *netwerkplanning* is het 'kritieke pad' (de stippellijn in figuur 10.1) wel zichtbaar. Met het weergeven van de planning met een netwerkplan, kan ook eenvoudig een planning worden bijgesteld. Doorstroomgevolgen van de wijzigingen in de volgorde van projectactiviteiten worden zichtbaar.

In dit verband betoogt Goldratt (2007) dat men over het algemeen veel meer en langere perioden inplant dan de tijd die nodig is om de activiteiten uit te voeren. Men plant namelijk veiligheidsmarges in. Men kan daarentegen per fase de helft van de tijd (mediaantijd) inplannen die men met veiligheidsmarge denkt nodig te hebben en aan het eind van het project een buffer inbouwen die weliswaar nog riant is, maar veel kleiner is dan de som van alle veiligheidsmarges. Zo kan men veel efficiënter omgaan met de doorlooptijd van projecten en tijdsinvestering van mensen. Een probleem is namelijk dat als men 'de tijd' heeft, een mens doorgaans geneigd is die tijd ook te nemen. Een bijkomend probleem daarbij is dat wanneer mensen de activiteiten gaan opsplitsen – men werkt bijvoorbeeld aan drie projecten tegelijk – de doorlooptijd van die projecten enorm wordt verlengd. Er moet bijvoorbeeld voor project A tien dagen gewerkt worden en voor de projecten B en C ook. Wanneer men eerst project A afwerkt en daarna B en dan C, dan is de doorlooptijd van ieder project tien dagen en de totale doorlooptijd van de drie projecten dertig dagen (zie figuur 10.2).

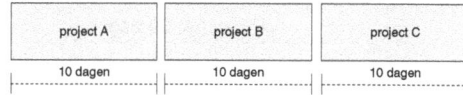

Figuur 10.2 *Drie projecten met een totale projecttijd van dertig dagen.*

Wanneer nu eerst vijf dagen aan project A wordt gewerkt, dan vijf dagen aan project B en dan vijf dagen aan project C en vervolgens weer vijf dagen aan project A, dan vijf dagen aan project B en dan vijf dagen aan project C, dan blijft weliswaar de totale projecttijd hetzelfde, maar verdubbelt de doorlooptijd per project (zie figuur 10.3).

Het mag duidelijk zijn dat nog veel meer opsplitsen van projectactiviteiten, zoals dat in de werkelijkheid aan de orde van de dag is, de doorlooptijd per project exponentieel vergroot ten opzichte van de benodigde doorlooptijd per project. Men kan dus beter minder en grotere eenheden van activiteiten inplannen dan veel kleinere eenheden die worden afgewisseld met andere werkzaamheden.

10.8.2 RISICOMANAGEMENT

Door het uitvoeren van een *risicoanalyse* worden vroegtijdig risico's geïdentificeerd. Door vroegtijdig actie te ondernemen blijven belemmerende factoren controleerbaar en kunnen bevorderende factoren worden versterkt. Wijnen en Storm (2007) geven het volgende drietal benaderingen.
- gevoeligheidsanalyse; hierin worden de gebieden waar het project het meest kwetsbaar is geïnventariseerd;
- algemene risicoanalyse; hierin worden de risico's op mogelijke onplezierige gebeurtenissen in de kwetsbare gebieden geïnventariseerd en de kans op risico wordt gekwantificeerd in mogelijke gevolgen voor responstijd en gerangschikt naar prioriteit;

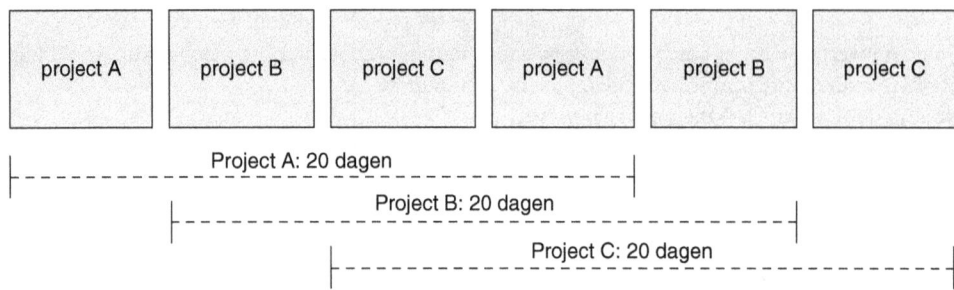

Figuur 10.3 *Drie projecten met een totale projecttijd van zestig dagen.*

- risicobeheersing (TGKIO-C); dit betreft het nemen van maatregelen om ongewenste gebeurtenissen te voorkomen en tijdig te signaleren wanneer deze risico's zich onverhoopt voordoen, en het nemen van de dan nodige maatregelen.

De gevoeligheidsanalyse kan men bijvoorbeeld uitvoeren met behulp van een brainstorm.
Vervolgens per geïnventariseerd risico een algemene risicoanalyse met behulp van de formule voor een algemene risicoanalyse (Bos & Harting, 2006) (zie figuur 10.4).
Per risico kan een tabel worden ingevuld.

Tabel 10.10 Tabel voor een overzicht van de risico's.					
beschrijving	kans	effect	responstijd	risicowaarde	rangorde

risicowaarde = kans x effect x responstijd

kans (nul = 1, onwaarschijnlijk = 1, reëel = 2, waarschijnlijk = 4, groot = 8, zeker = 16)

effect (onbelangrijk = 1, vervelend = 1, serieus = 2, ernstig = 4, zeer ernstig = 8, funest = 16)

mate van voorspelbaarheid/*responstijd* (risico vroeg ingezien-responstijd is zeer ruim = 1, responstijd is ruim = 1, responstijd is redelijk = 2, responstijd is klein = 4, responstijd is zeer klein = 8, risico treedt volledig onverwacht op/geen responstijd = 16)

Figuur 10.4 *Formule voor een algemene risicoanalyse.*

Deze geeft een overzicht van de risico's met de impact per risico (zie tabel 10.10).
De risicowaarde is bepalend voor de prioriteit. Te nemen maatregelen kunnen zijn:
- stoppen met het project;
- preventieve maatregelen, zoals een testfase inplannen;
- het verlengen van de responstijd, door bijvoorbeeld *early warningsystems* aan te brengen, zoals frequent raadplegen van het netwerk;
- aanpassingen aanbrengen, zoals marges in het eindresultaat inbouwen;
- ongewenste effecten zo veel mogelijk beperken, door bijvoorbeeld gedetailleerde documentatie van de projectvoortgang;
- risico's ombuigen, door risico's terug te leggen in de organisatie;
- tegenvallers direct aan de organisatie melden, op tijd actie ondernemen en niet wachten tot het mes op de keel staat.

Andere vormen van risicoanalyses betreffen: SWOT-analyse, delphi voor projectplanning, delphi voor projectbudget, terugverdientijd berekenen (break-evenanalyse), krachtenveldanalyse, teambijdragen aan een risicoanalyse en cultuuranalyses.

10.8.3 CULTUURINSTRUMENTEN

Om inzicht te krijgen in wie in de organisatie het project ondersteunen en wie niet, kan men van de bij het project betrokken personen *energieprofielen* (Wijnen & Storm, 2007) inventariseren. Mensen handelen op basis van belangen en steunen of werken derhalve het project tegen. Met een energieprofiel wordt dit bij de betrokkenen in kaart gebracht. De werkwijze is dat men een lijst van betrokkenen maakt, te weten: de projectleider, de opdrachtgever, eventueel de gedelegeerd opdrachtgever, de probleemhebber(s), de financier, de lijn, betrokken stafmedewerkers, eventueel een chef, projectmedewerkers, derden, de (eind)gebruiker, eventueel de klant- en belangengroep(en). Vervolgens wordt voor iedere betrokkene de energie aangegeven: ondersteunend positief, tegenwerkend negatief, neutraal passief of onbekend. Voor het verkrijgen van een goed overzicht kunnen hiervoor kleuren worden gebruikt; bijvoorbeeld ondersteunend positief (groen), tegenwerkend negatief (rood), neutraal passief (oranje) of onbekend (zwart). Daarnaast wordt van die betrokkenen een profiel aangegeven: sponsor, criticus, toehoorder of witte vlek. Dit wordt in een overzichtelijke tabel gezet (zie tabel 10.11).

Op die projectkaart (zie figuur 10.5) vult men de relaties van betrokkenen bij het eigen project in. Iedere relatie die daadwerkelijk te beïnvloeden is, kan worden gekwalificeerd op:
- het belang van het project: A = belangrijk; B = matig belangrijk; C = onbelangrijk;
- de kwaliteit van de relatie, op een schaal van: 1 = blokkerend, t/m 10 = stimulerend;
- de kracht van de relatie, op een schaal van 1 = zeer zwak t/m 10 = zeer sterk;
- de (kleur van) de rollen volgens het energieprofiel, ondersteunend positief, tegenwerkend negatief, neutraal passief of onbekend (bijvooorbeeld met de kleuren: groen, rood, oranje en zwart).

Door nu in de projectkaart de 'tegenwerkende negatieve' personen met de kwaliteit en de kracht van de relatie te bezien, kan men daar actie op ondernemen, om tegenwerking om te buigen of te omzeilen. Daarnaast kan men de relatie met de 'ondersteunend positieve' personen versterken.

Tabel 10.11 Tabel voor een overzicht van energieprofielen.				
naam	functie	energie	kleur	profiel

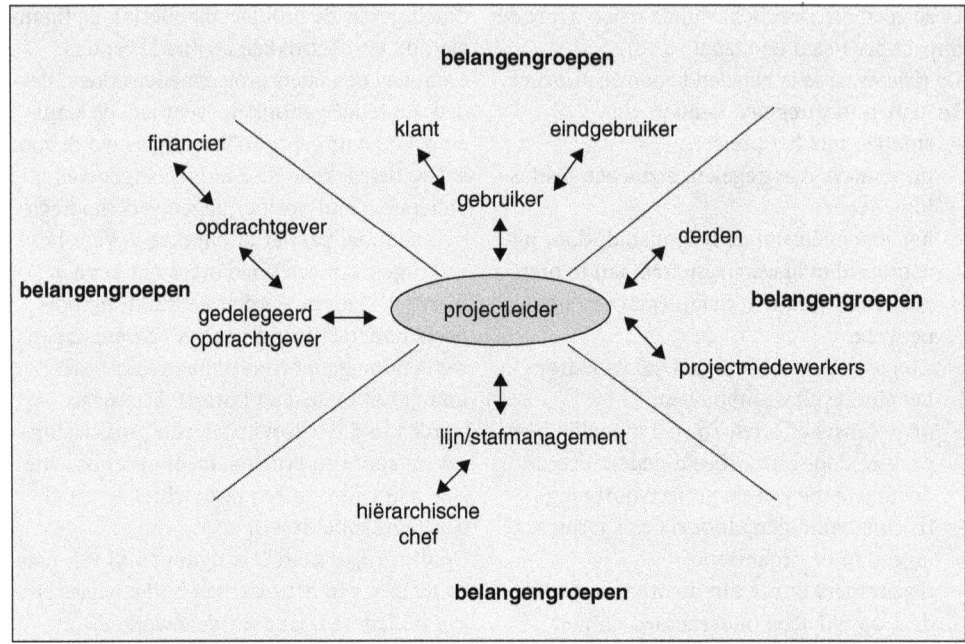

Figuur 10.5 Projectkaart.

Voor het herkennen van cultuuraspecten kan men ook *kernkwadranten* maken van het projectteam: de afdelingen waaruit de leden van het projectteam afkomstig zijn, de gebruikers van de projectresultaten en de opdrachtgevers. Dit worden ook wel cultuurkwadranten genoemd (Bos & Harting, 2006). De werkwijze is om per groep één of twee kernkwadranten in te vullen. Dit doet men door per schema de kernkwaliteit, een daarbij behorende valkuil, allergie en uitdaging in te vullen (zie figuur 10.6).

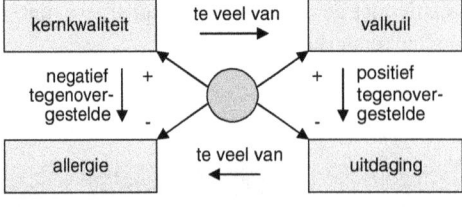

Figuur 10.6 Kernkwadranten.

Het schema dient te kloppen. Dat wil zeggen dat de valkuil het 'teveel' van de kernkwaliteit is, de uitdaging het 'positief tegenovergestelde' van de valkuil, de allergie het 'teveel' van de uitdaging en uiteindelijk de kernkwadrant weer het 'negatief tegenovergestelde' van de kernkwaliteit (Ofman, 2006). Door voor het projectteam, de afdelingen waaruit de leden van het projectteam afkomstig zijn, de gebruikers van de projectresultaten en de opdrachtgevers kernkwadrantenschema's in te vullen, krijgt men inzicht in cultuurverschillen en overeenkomsten. Men kan bijvoorbeeld met een kernkwaliteit in het allergiegebied van de ander zitten. Dit kan verstorende situaties opleveren. Zo kan een projectteam dat zich leidend opstelt in het project, de inschikkelijkheid van de gebruikers van de projectresultaten als 'gedwee' ervaren. In het voorbeeld in figuur 10.7 kunnen projectteamleden allergisch zijn voor de inschikkelijkheid van de gebruikers.

De betreffende leden van het projectteam krijgen op deze wijze inzicht in hun allergie en zullen zich realiseren dat het bij henzelf ligt

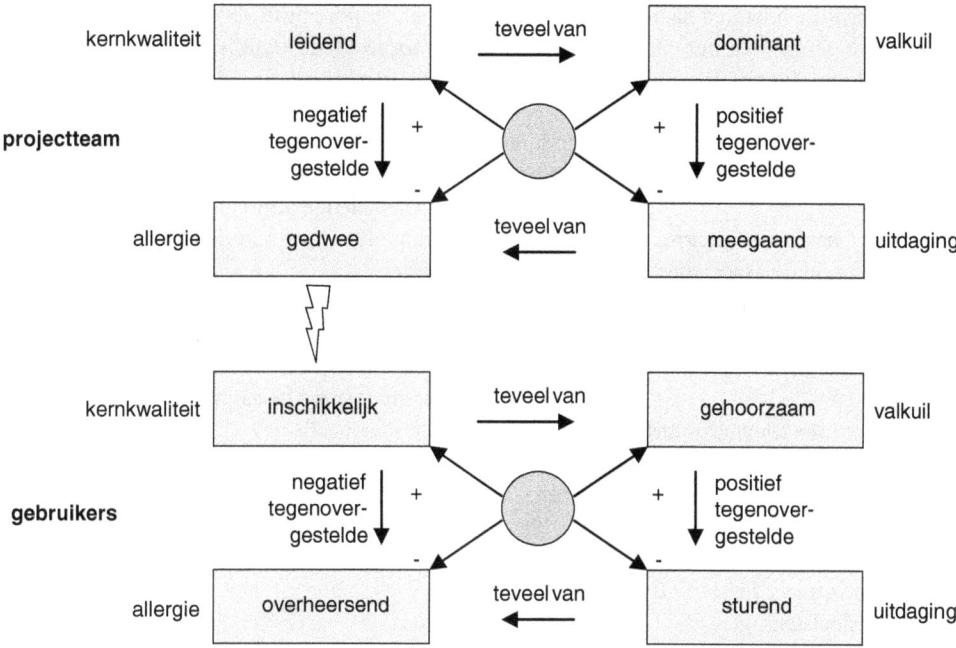

Figuur 10.7 *Voorbeeld waarin projectteamleden allergisch kunnen zijn voor de inschikkelijkheid van de gebruikers.*

door welke bril ze kijken. Zijn de gebruikers gedwee of gewoon inschikkelijk? De schema's kunnen aan alle kanten aansluiten.

10.8.4 CREATIVITEITSINSTRUMENTEN

Een project wordt meestal opgezet om een ongewenste situatie om te keren in een gewenste. De ongewenste situatie kan over het algemeen niet worden omgekeerd vanuit dezelfde manier van denken als die haar heeft veroorzaakt. Veel 'verborgen' stagnatie in organisaties komen voort uit denkpatronen die niet meer bij de situatie passen. Om dit te doorbreken is creatief denken nodig.

Voor creatief denken is een synthese nodig van beide hersenhelften (creatief versus logisch) (Bos & Harting, 2006). Divergent denken en convergent denken wisselen elkaar af en vullen elkaar aan. Divergent denken wordt mogelijk wanneer een oordeel wordt uitgesteld totdat voldoende kennis aanwezig is. Nieuwe ongewone mogelijkheden en moeilijkheden worden vanuit verschillende invalshoeken benaderd om zodoende alternatieven te ontwikkelen. Bij convergent denken worden bewust keuzes gemaakt door het clusteren van ideeën en het verbeteren en verfijnen van goede alternatieven, er worden resultaten beoordeeld en er wordt een goed doordacht actieplan opgesteld. Een werkwijze daarbij kan zijn:
1 De vraag begrijpen:
   – onvrede en doelen vaststellen;
   – feiten en gegevens inventariseren, selecteren en analyseren;
   – definiëren van de uitdaging;
2 ideeën genereren voor mogelijke oplossingen;
3 aanvaardbare oplossingen genereren:
   – oplossingen ontwikkelen;
   – draagvlak genereren.

Een aantal creativiteitstechnieken passeert hierna de revue.

Binnenstebuiten luisteren (Wilde gedachten). Alle gedachten opvangen die bij de teamleden opkomen terwijl ze luisteren naar de briefing van de opdrachtgever. Men notuleert in steekwoorden in een kolom door 'binnen luisteren' het betoog van de opdrachtgever, in een tweede kolom noteert men door 'buiten luisteren' de associaties die men bij de briefing heeft.

Opstappers formuleren en clusteren. De 'hoe'-vraag bij bijvoorbeeld de associaties van het binnenstebuiten luisteren. Een actief handelend onderwerp formuleren in actie.

Doorvragen, de 5 W's. Wie, wat waar, wanneer en waarom.

Herformuleren van een probleemstelling in een 'taakstellende kopregel'. Een zodanige formulering van een probleem dat er in plaats van een probleem een uitdaging uit spreekt, die bovendien een taakstelling inhoudt. Bijvoorbeeld: een volgens de SMART-criteria geformuleerde doelstelling.

Brainstormen. Een procesbegeleider bewaakt de tijd, legt vast of laat vastleggen, beschermt ideeën, houdt actieverantwoordelijkheden helder, beschermt deelnemers.

Excursietechnieken. Een korte uitstap naar een andere wereld maken om op nieuwe gedachten te komen. Bijvoorbeeld: stel je voor... je loopt op de maan of in de rimboe van Zuid-Amerika, of bent op visite bij de koningin.

Zweeftechnieken of synetics. Deze helpen abrupt de logica los te laten. Ze zijn onder te verdelen in:
1 fantastische analogieën (filmsprookjes): 'verlaat het probleem, verplaats je in een andere wereld, genereer schijnbaar absurd materiaal, schrijf gedachten op een flapover, associeer via het verzamelde materiaal terug naar het echte probleem';
2 analogieën in de natuur: 'zie het probleem als een bergketen, hoe kom je aan de andere kant?'
3 provocerende analogie (woorden, beelden, voorwerpen).

Klimtechnieken. Het systematisch opsporen en openbreken van denkbarières die het team belemmeren bij het genereren van nieuwe ideeën door:

- het opsporen van vooronderstellingen (bijvoorbeeld 'de klant is koning', of 'de vaste klanten krijgen de meeste aandacht', of 'wij hebben enorm domme klanten');
- het zoeken naar andere intredepunten door het veranderen van de volgorde van de taakstellende kopregel, of het vervangen van onderdelen van de taakstellende kopregel.

Ontwikkelreactie. Kies een idee om te ontwikkelen en vervolgens:
1 formuleer welke aantrekkelijke kenmerken dit idee heeft;
2 formuleer de belangrijkste tekortkomingen als uitdagingen;
3 genereer opties of nieuwe ideeën om verder te komen.

10.9 Tot slot

Bij het ontwerpen van zorgtrajecten of -ketens houdt men zich bezig met het aanpassen van het routinematig handelen aan hoe men die in de toekomst graag ziet. In dit hoofdstuk is een visie op projectmatig werken beschreven die kansen biedt om resultaten in ontwerp en herontwerp van diensten en processen in de praktijk te behalen. Bij routinematig handelen staan zekerheid, veiligheid, efficiëntie en doorstroom centraal. Daarentegen staat bij projectmatig werken functioneel denken vanuit de bevelsstructuur centraal: het effectief en efficiënt ontwerpen van verbeterd of nieuw routinematig handelen. De projectmanagementmatrix voor projectmatig werken vormt daarbij de spil. De zorgtrajectontwerper kan met een resultaatgerichte benadering met behulp van de technieken van projectmatig werken de organisatie succesvol ondersteunen in het ontwikkelen van diensten en het verlengen van productlevenscycli, opdat een continu proces gaande blijft om de cliënt optimale zorg en begeleiding te verlenen.

Literatuur

Bos, J. & Harting, E. (2006). Projectmatig creëren 2.0. Schiedam: Scriptum Books.

Groote, G., Hugenholtz-Sasse, C. & Klaassen, D. et al. (2008). Projecten leiden. Methoden en technieken voor projectmatig werken. Baarn: Het Spectrum.

Grit, R. (2008). Projectmanagement. Groningen/houten: Wolters-Noordhoff.

Goldratt, E.M. (2007). De zwakste schakel. Baarn: Het Spectrum.

Ofman, D. (2006) Bezieling en kwaliteit in organisaties. utrecht: Service

Wijnen, G. & Storm, P. (2007). Projectmatig werken. Baarn: Het Spectrum.

Risicomanagement – voorbeelden uit de psychiatrische zorgketen

11

Roland van de Sande

11.1 Inleiding

Nederlandse epidemiologische studies laten zien dat circa 25 procent van de algehele bevolking in de levensloop minimaal eenmaal wordt getroffen door een episode met ernstige psychiatrische ontregeling (Vollenbergh et al., 2003). Kenmerkend voor deze episoden is dat er forse belemmeringen in het dagelijks functioneren kunnen optreden. In ons land krijgt ongeveer 5 procent van de bevolking ondersteuning van ggz-professionals. Binnen de groep die in zorg is bij ggz-instellingen laat circa 15 procent bij perioden zeer riskant gedrag zien dat soms aanleiding geeft tot acuut ingrijpen of hulp in gedwongen kaders. In dit hoofdstuk worden zorgketenaspecten besproken die centraal staan bij het minimaliseren van acuut en subacuut gevaar bij patiënten die in beeld komen bij zorgprofessionals door het vertonen van riskant gedrag. In het verlengde hiervan worden opties besproken die effectieve ketenzorg kunnen bevorderen voor mensen in een psychiatrische of ernstige psychische crisis.

In het risicomanagement voor de zorg voor mensen met psychiatrische problematiek zijn drie kernelementen te onderscheiden waarbij ketenzorg van levensbelang kan zijn. Het betreft hier monitoring van 1) suïcidaliteit, 2) agressie en 3) hygiëne en de somatische conditie (zie figuur 11.1).
Indien de schakels in de ketenzorg onvoldoende op elkaar aansluiten, heeft dit nade-

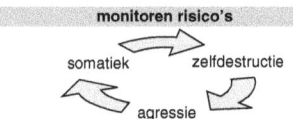

Figuur 11.1 *Multidimensionale risicobeoordelingen.*

lige gevolgen voor de patiënt en diens sociale netwerk. Dit probleem kan een negatieve uitwerking hebben op de levensloop van de patiënt en ernstige belemmeringen geven in de sociale integratie. Mensen die worden overspoeld door depressieve of psychotische klachten hebben vaak moeite om te reflecteren op eigen psychologische processen. Door het (tijdelijk) ontbreken van ziekte-inzicht is het voor deze mensen moeilijk om de intenties van hulpverleners goed in te schatten. Hopeloosheid, achterdocht, grootheidsideeën of extreme angst kunnen ernstige belemmeringen vormen in de samenwerking met hulpverleners. In veel gevallen kan dit leiden tot gebrekkige therapietrouw en in het slechtste geval het vermijden van essentiële zorg. Indien de realiteitstoetsing van de betrokkene ernstig is verstoord, kan dit soms resulteren in riskante situaties. De consequentie hiervan is dat bij bepaalde ongunstige scenario's op korte termijn het risico op agressie-incidenten of suïcidepogingen kan toenemen. Op de langere termijn kan ernstige zelfverwaarlozing, schuldenproblematiek en overlast in de buurt uitmonden in sociale uitstoting en maatschappelijke teloorgang.
Regelmatig zien we dat dit soort situaties uiteindelijk resulteert in dwangopnamen. In Ne-

derland en andere West-Europese landen zien we dat het aantal dwangopnamen in de laatste tien jaar is verdubbeld. Een deel van deze toename kan worden verklaard door een vergrijzende populatie en dus meer dementerenden (Mulder, 2005; Mulder & Tielens, 2008). In het verlengde hiervan is meer afstemming van suïcidepreventieactiviteiten wenselijk om de zorgelijk hoge suïcidecijfers in Europa te laten dalen (Wahlbeck & Makinen, 2008). Continuïteit van zorg blijft bij alle eerdergenoemde facetten een sleutelbegrip in het voorkomen van escalaties (Wierdsma et al., 2009).

11.2 Gevaarstypen

Ten aanzien van agressie zijn er in hoofdlijnen drie verschillende soorten risico's te onderscheiden. Het betreft hier: 1) het slachtoffer worden van agressie van anderen; 2) agressie voortkomend uit ernstig psychiatrische ontregeling; 3.) ernstige zelfverwaarlozing. Bij 1) is er gevaar voor stigmatisering en bij het doelwit worden van agressie is traumatisering aan de orde. Ernstige zelfverwaarlozing kan marginalisering in de samenleving tot gevolg hebben. Het betreft hier vooral langetermijngevaar en kan in het slechtste geval escaleren in vervuiling, huisuitzetting en/of het te laat signaleren van alarmerende somatische klachten. Indien deze aspecten nauw verbonden zijn met ernstige psychopathologie, dan kunnen BOPZ- en Wgbo-procedures worden opgestart om ongevraagde hulp aan te wenden. Sommige patiënten zien dit als een noodzakelijk kwaad, maar andere willen hierdoor niets meer met de zorg te maken hebben (Wierdsma et al., 2009). Er is dus veel te winnen via vroegsignalering, systematisch monitoren en het maatgericht behandelen van mensen die minder geneigd zijn om duurzaam contact te onderhouden met hulpverleners (Van de Sande, 2007). In de volgende paragrafen wordt uitgebreider stilgestaan bij uiteenlopende risicogebieden en de actuele uitdagingen die hier liggen.

11.3 Ketenzorg bij suïcidaliteit

Binnen de EU-lidstaten (27 landen) overlijden jaarlijks 59.000 mensen door suïcide. Veel levens kunnen worden gespaard door een tijdige en adequate behandeling van depressies. Gemiddeld 13 procent van de algemene bevolking maakt tijdens zijn leven minimaal een ernstige depressieve episode door (Walhbeck et al., 2008). Suïcides zijn in 90 procent van de gevallen gerelateerd aan lijdensdruk door een psychiatrische stoornis, in 60 procent betreft het een depressie. Inadequate behandelingen van depressie kosten de EU-lidstaten gemiddeld 118 miljard euro per jaar (Walhbeck & Makinen, 2008). De hoge kosten zijn vooral afkomstig uit de gevolgen van ziekteverzuim, sociale uitkeringen en slecht aansluitende medische zorg. In een gedepriveerde omgeving is de kans op suïcide zes maal hoger dan in meer welvarende regio's met laagdrempelige toegang tot de zorg. Excessief alcoholgebruik kan de drempel om suïcide te plegen verlagen. Suïcidepreventiebeleid behoeft dus een meersporenaanpak. In de preventie van suïcide zijn vroegdiagnostiek, psychosociale interventies, medicatie en bestrijding van middelenmisbruik sleutelbegrippen. Suïcidepogingen en automutilatie komen tien tot veertig keer vaker voor dan suïcides. Regelmatig moeten de gevolgen hiervan worden behandeld in algemene ziekenhuizen. Negatieve bejegening door zorgprofessionals kan het gevoel van waardeloosheid versterken en een nieuwe suïcidepoging luxeren. Britse studies laten zien dat gerichte training van professionals op dit gebied gunstige effecten kan hebben (Patterson et al., 2007; Morriss et al., 2005). Adequate nazorg is cruciaal voor de preventie van herhaaldelijke suïcidepogingen (Suominen et al., 1998). Uit een Nederlandse studie van De Vries et al. (2008) komt naar voren dat circa 25 procent van de patiënten die gedwongen worden opgenomen in verband met suïcidedreiging na ontslag ambulant uit beeld blijft. Gespecialiseerde professionals kunnen via het systematisch toepassen van deeltechnieken uit de cognitieve gedragstherapie de kans op herhaalde pogingen aanzienlijk reduceren (Towsend et al., 2001). Hierbij kan worden gedacht aan geïndividualiseerde psycho-educatie over de betekenis van catastrofale gedachten, manieren om hierover controle te krijgen en deze gedachten te delen met steunfiguren. Het uiten van dit soort gedachten kan anderen de kans bieden om mee te denken over alternatieven om spanningen te laten afvloeien. In het verlengde hiervan kan laagdrempelige professionele telefonische ondersteuning bij mensen met een verhoogd suïciderisico zeer effectief zijn (Morris et al., 2005; Hilty et al., 2004).

11.4 Ketenzorg bij zelfverwaarlozing en maatschappelijke teloorgang

Opvallend is dat bij gevaar op de langere termijn vooral de normen en waarden van hulpverleners van doorslaggevend belang zijn (Gunstone, 2003). Dit blijkt een soort schemergebied te zijn met weinig gouden standaarden (Morgan, 2000). Uit studies van Gunstone (2003) en Lauder et al. (2001) komt naar voren dat ervaren hulpverleners vaker de neiging hebben om de grens tot ingrijpen op te rekken. Helaas zijn dit soort dilemma's onderbelicht in vakliteratuur en zijn relevante screeningsinstrumenten schaars (Poyhtress, et al., 2006, Mulder & Tielens, 2008). Langdurende ernstige zelfverwaarlozing kan somatische gevolgen hebben (Tidelman et al., 2008). Het betreft hier vaak een cumulatie van verslechterde hygiëne, voedingstoestand en/of excessief middelenmisbruik. Bij schizofreniepatiënten dient de kans op mortaliteit zich gemiddeld vijftien jaar eerder aan dan bij mensen zonder de stoornis (Tidelmalm, et al., 2008). Het betreft hier voortijdig overlijden door onder andere onderbehandeling van cardiovasculaire problemen en diabetes. Er liggen de komende jaren nog veel uitdagingen om een betere balans te bewerkstelligen tussen psychiatrische en somatische monitoring. Een studie van Gray et al. (2002) laat zien dat meer aandacht voor deze aspecten door zowel patiënten als professionals noodzakelijk wordt geacht.

11.5 Ketenzorg bij geweld

Ten eerste moet benadrukt worden dat psychiatrisch kwetsbare mensen zelf een verhoogde kans lopen om slachtoffer te worden van geweld (Fitzgerald et al., 2005; Lovell et al., 2008). Anderzijds kan circa 15 procent van deze kwetsbare populatie een agressie-incident veroorzaken; dit kan in sommige gevallen aanleiding geven tot dwangmaatregelen. Vaak gaat hieraan een periode met agitatie en verwardheid vooraf (Almvik & Woods, 2003). De ontstane agressie kan in dit licht worden gezien als een vorm van lijfsbehoud om achterdocht en angst het hoofd te bieden. In deze escalatiecyclus kunnen agitatiereducerende interventies voorkomen. Hierbij kan worden gedacht aan het reduceren van prikkels die angst en onrust oproepen. Het betreft hier vaak het coachen van sleutelfiguren uit de directe omgeving van de patiënt. Uit onderzoek blijkt dat het verlagen van kritiek en het doseren van nabijheid crisissituaties kan afwenden (Marom et al., 2002). Hierbij is het echter essentieel dat hulpverleners frequent de psychische toestand en context van crisisgevoelige mensen monitoren (Priebe et al., 2003). Het voorkomen van agressie-incidenten kan verdere stigmatisering afwenden.

11.6 Aangrijpingspunten voor preventie bij risicogroepen

De hamvraag is op welke wijze riskant gedrag kan worden afgewend. Er kan veel winst worden behaald door de vroege herkenning van psychiatrische klachten; hierdoor kan een adequaat behandelbeleid eerder worden opgestart. Een complicerende factor is dat de meeste ernstige psychiatrische stoornissen vaak ontluiken binnen in een fluctuerend beloop van diffuse klachten. Hierdoor kan het soms lang duren voordat de juiste diagnose is gesteld en men daadwerkelijk kan starten met een passende behandeling. Dit lot treft vooral

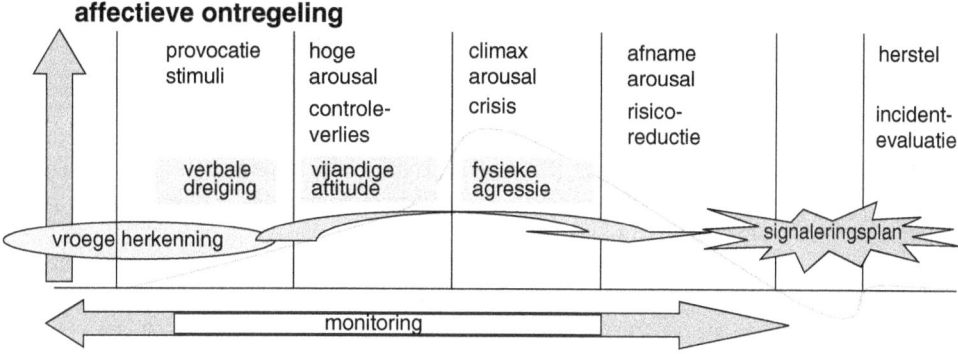

Figuur 11.2 *Referentiekader voor maatgerichte zorgtrajectbegeleiding (Kaplan & Wheeler, 1983).*

mensen met depressies, psychotische stoornissen en persoonlijkheidsstoornissen. Over het algemeen treden de eerste crisisperioden ten gevolge van psychiatrische klachten op in de adolescentie of jongvolwassenheid; dit is vaak de meest heftige fase in het beloop. Halverwege de jaren negentig waren er hoopvolle ontwikkelingen in Engeland en Australië via de introductie van vroegsignaleringprogramma's met laagdrempelige hulpvoorzieningen (Birchwood et al., 1997; McGorry et al., 1996). Helaas kan tot op heden een eerste psychose niet worden voorspeld, wel zijn er vorderingen in het voorkomen of uitstellen van volgende psychosen (Linszen, 1996; Emck et al., 2001). Depressies en angststoornissen zijn de meest voorkomende beelden en zijn in principe effectief behandelbaar. Echter, hierbij zijn wederom de late herkenning van de symptomen en inadequate behandeling enorme verstorende factoren in het herstelproces, met grote maatschappelijke gevolgen. De sociale onkosten van het achterwege laten van behandeling zijn tweemaal hoger dan het adequaat behandelen van mensen met depressies. De oplopende kosten zijn vooral gerelateerd aan gebrekkige sociale integratie, uitkeringen en hoge medische kosten (Wahlbeck & Makinen, 2008).

11.7 Continuïteit van zorg

De populatie met het hoogste risico op gevaarlijk gedrag bestaat uit jonge mensen met beginnende psychiatrische stoornissen. Vooral in Israël is in dit opzicht omvangrijk onderzoek gedaan (Rabinowitz, 1999). Deze bevindingen werden bevestigd door verschillende onderzoekers tijdens de European Conference on Violence in Psychiatry in respectievelijk Wenen (2005) en Amsterdam (2007). Diverse beloopstudies tonen aan dat de heftigste symptomen zich juist voordoen in deze levensfase (Oudshoorn et al., 1995). De gevoeligheid voor controleverlies in deze levensfase wordt extra versterkt door de aanwezigheid van psychiatrische symptomen. In aansluiting hierop laten studies uit westerse landen zien dat de gemiddelde jonge schizofreniepatiënt ruim zes maanden lang rondloopt met onbehandelde psychotische klachten bij het begin van de ziekte (McClashan, 1999). Deze kwetsbare adolescenten vallen vaak wel eerder op door het vertonen van gedragsproblemen. Indien de negatieve spiraal van gedragsproblemen niet vroegtijdig doorbroken wordt, kan de prognose voor de patiënt steeds ongunstiger worden (Tuinier et al., 2002). Juist deze groep is vooral gebaat bij niet-veroordelende en laagdrempelige hulp van psychiatrisch geschoolde experts die oog hebben voor psychosociale ontwikkelingskansen en de autonomiewensen van deze kwetsbare mensen (Priebe et al., 2003). Het bieden van continuïteit is cruciaal in het bewerkstelligen van ketenzorg. Indien het niet lukt om een werkrelatie op te bouwen, kan averij ontstaan en is het verkleinen van risico's een bijna onhaalbare missie geworden (Priebe et al., 2005; O'Rourke, 2000; Hilthy, 2004). Continuïteit in de werkrelatie kan bijdragen tot contactherstel van de patiënt met het eigen sociale netwerk en de verwerking van ingrijpende interventies die soms onvermijdbaar zijn in zeer acute situaties.

Jongvolwassenen die lange tijd hebben moeten worstelen met hinderlijke symptomen hebben vaak veel sociaal verlies geleden. De stoornis heeft in feite een neerwaartse trend in de levenslijn veroorzaakt. Diverse ambities op sociaal en beroepsmatig gebied blijken bij een bepaalde groep mensen moeilijk tot stand te komen (Wilken & Hollander, 2005). Soms heeft de lange weg via diverse hulpverleners voor veel discontinuïteit gezorgd. Het aantal mensen uit de totale bevolking dat gedurende de levensloop worstelt met psychische problemen wordt geschat op 25 procent, echter 5 procent van de bevolking is daadwerkelijk in zorg voor dit soort problemen (Vollenbergh et al., 2003).

Uit onderzoek van Priebe et al. (2003) en Monahan et al. (2000) blijkt dat de meeste ernstige incidenten met psychiatrische patiënten plaatsvinden kort voor de opname en in de eerste zes maanden na de klinische opname. Hierbij zijn vaak de volgende factoren crisisbevorderend:
- beperkt ziekte-inzicht;
- behandelontrouw door teleurstellingen over eerdere hulp;
- sterke autonomiebehoeften;
- sociale uitstoting;
- zelfverwaarlozing;
- excessief drugs- en alcoholgebruik.

Er blijkt vooral in de ambulante monitoring bij hoogrisicopatiënten nog veel winst te behalen. In westerse landen is er veel kritiek op de lacunes in de zorgketen voor hoogrisicopatiënten. In de studie van Priebe et al. (2003) geven zorgmijders aan dat ze geen behoefte hebben aan spreekuurcontacten. Vooral het door de hulpverlener voortdurend de nadruk leggen op medicatietrouw zou vaak de aanleiding zijn tot contactbreuk. Het gevaar van verkommering en verloedering kan bij deze kwetsbare zorgmijdende burgers gedeeltelijk worden ondervangen door in de kliniek opgestelde signaleringsplannen met aansluitende *outreachende* monitoringarrangementen. In dit verband lieten Henderson et al. (2004) in een experimentele studie in de transmurale praktijk zien dat het aantal dwangtoepassingen daalde terwijl het aantal opnamedagen op jaarbasis voor deze hoogrisicopatiënten gelijk bleef. In dit experiment formuleerden patiënten tijdens de opname hun voorkeuren over gangbare interventies bij een dreigende crisis. Ook werd vastgesteld welke sleutelfiguren benaderd moeten worden bij oplopende problemen. Het resultaat van deze onderhandelingen werd vervolgens vastgelegd in een crisiskaart die de patiënt in zijn portemonnee bewaart.

Dit soort bevindingen legitimeren de inzet van psychiatrisch geschoolde regisseurs. Hierbij is het wenselijk dat er een soort samenspel tot stand komt tussen de presentiebenadering en psychiatrische expertise (Lohuis, 2005; Jansen, 2007). In toenemende mate worden er multidisciplinair georganiseerde arrangementen beschreven. Voorbeelden van 'good practices' voor volwassen hoogrisicopatiënten met een langere historie met frequente crisissituaties bestaan in Nederland sinds een aantal jaren in de vorm van Assertive Community Treatment (ACT)-benaderingen (Van Dijk et al., 2004). Deze uit de Verenigde Staten afkomstige multidisciplinaire *outreachende* aanpak voorziet in laagdrempelige risicobeoordeling en zorgcoördinatie via zeer frequente *face-to-face*contacten. Het werken met psychiatrisch kwetsbare mensen met geringe motivatie, weinig ziekte-inzicht, drugs- en alcoholmisbruik in combinatie met psychiatrische symptomen vraagt om creatieve experts die zichzelf kunnen beschermen tegen de dreiging van een burn-out. Intensieve samenwerking in teamverband kan in veel gevallen breuken in behandelrelaties voorkomen en dure intensieve klinische zorg afwenden. De ACT-benadering kan namelijk ook een remedie zijn voor jonge patiënten met ernstige *acting-out*problematiek die het risico lopen om in een sociaal isolement te raken.

11.8 Uitdagingen in de regie in de zorgketen

In het bewerkstelligen van effectieve ketenzorg is het vooral bij mensen met beperkt ziekte-inzicht een uitdaging om te komen tot transparante risico-inschatting. Hierbij zien we regelmatig dat contrasterende belangen en ervaringen van onder anderen politiefunctionarissen, huisartsen en psychiatrische hulpverleners tot impasses in de hulpverlening leiden. In perioden van fusies en decentralisatieprocessen zien we dat enerzijds partijen naar elkaar toe groeien of juist weer zorgpaden gaan afbakenen. Anderzijds is de laatste jaren de kloof tussen de psychiatrie en de verslavingszorg verkleind. De andere kant van de medaille is dat er een nieuwe kloof dreigt te ontstaan. De afgelopen jaren is merkbaar dat politie en justitie zich meer moeten richten op wet- en ordehandhaving als kerntaak. Deze ontwikkeling brengt het risico met zich mee dat men elkaar minder goed kan verstaan bij psychiatrische crisissen. In tegenstelling tot ons land zien we in de Amerikaanse praktijk steeds meer beschrijvingen van succesvolle experimenten met psychiatrisch geschoolde politiediensten (Lamb et al., 1995, 2002; Redondo & Currier, 2003; Steadman et al., 2001). De kracht van dit soort projecten is dat psychiatrische diensten en politiefunctionarissen hun krachten bundelen bij riskante situaties. Onderzoek toont aan dat door deze benadering onterechte criminalisering van verwarde patiënten kan worden gereduceerd en dat er bovendien eerder passende zorgtrajecten worden opgestart.

Literatuur

Almvik, R & Woods, P (2003). Short term risk prediction: the Broset Violence Checklist. Journal of Psychiatric and Mental Health Nursing, 10(2), 236-8.

Birchwood, M., McGorry, P. & Jackson, P. (1997). Early intervention in schizophrenia. British Journal of Psychiatry, 170, 2-5.

Dijk, B. van, Roosenschoon, B., Kroon, H. & Mulder, N. (2004). Modelgetrouwheid van Assertive Community Treatment in Nederland. Maandblad Geestelijke Gezondheidszorg, 59(11), 931-943.

Elbogen, E., Van Dorn, R., Swanson, J., Swartz, J. & Monahan, J. (2006). Treatment engagement and violence risk in mental disorders. British Journal of Psychiatry, 189, 354-60.

Fitzgerald, P., de Castella, A., Eilia, K., Benitez, J., & Kulkarni, J. (2005). Victimization of patients with schizophrenia and related disorders. Australian and New Zealand Journal of Psychiatry, 39(3), 169-74.

Gunstone, S. (2003). Risk assessment and management of patients whit self-neglect: a grey area for mental health workers. Journal of Psychiatric and Mental Health Nursing, 10, 287-296.

Gray, R., Wykes, T. & Gournay, K. (2002). From compliance to concordance: a review of the literature on interventions to enhance compliance with antipsychotic medication. Journal of Psychiatric and Mental Health Nursing, 9, 277-284.

Henderson, C., Flood, C., Leese, M., Thornicoft, G., Sutherby, K. & Szmukler, G. (2004). Effect of joint crisis plans on the use of compulsory treatment in psychiatric single blind randomised controlled trail. British Medical Journal, 329, 136.

Hilty, D., Shanyna, L., Marks, B.A., Urness, D. & Yellowlees, P. (2004). Clinical and Educational Telepsychiatry Applications: A review. Canadian Journal of Psychiatry, 49(1).

Jansen, M. (2007). Autonomie. In Kuiper, M. de, Jansen, M., Ettema, R. & Sande, R. van de. De expertverpleegkundige. Basisprincipes voor Advanced Nursing Practice. Houten: Bohn Stafleu van Loghum.

Kapur, K., Young, A.S. & Murata, D. (2000). Risk adjustment for high utilizers of public mental health care. Journal of Mental Health Care Economics, 1:3(3), 129-137.

Kerkhof, A. (2008). Behandelen van chronische suïcidaliteit vraagt vooral continuïteit in beleid. Tijdschrift voor Psychiatrie, 50(5), 289-291.

King, R., Nurcombe, B., Bickman, L., Hides, L. & Reid, W. (2003). Telephone Counselling for Adolescent Suicide Prevention: Changes in Suicidality and Mental State from Beginning to End of a Counselling Session. Suicide and Life-Threatening Behavior, 33(4), 400-411.

Krober, H.T.Th. (2008). Gehandicaptenzorg, inclusie en organiseren. Proefschrift. Utrecht: Universiteit voor Humanistiek.

Lamb, R., Weinberger, L. & DeCuir, W. (2002). The Police and Mental Health. Psychiatric Services, 53, 1266-1271.

Lamb, H.R., Sharer, R., Elliot, D.M., DeCuir, W.J. & Foltz, J.T. (1995). Outcome for psychiatric emergency patients seen by an outreach police mental health team. Psychiatric Services, 46(12), 1226-1271.

Lauder, W., Scott, P. & Whyte, A. (2001). Nurses judgment of self neglect: a factorial survey. International Journal of Nursing Studies, 38(5), 601-8.

Lohuis, G. (2005). Crisisinterventie, In Onderwater, K., Padt, Y. van der, Romme, M., Venneman, B. & Verkerk, F. Sociale Psychiatrie, Visie, theorie en methoden van een maatschappelijk georiënteerde psychiatrie. Utrecht: Lemma.

McGorry, P., Edwards, J., Milalopoulus, C. & Jackson, H. (1996). EPPIC; an involving system of early detection and optimal management. Schizophrenia Bulletin, 22, 305-326.

Monahan, J., Steadman, H.J., Appelbaum, P.S., Robinns, P.C, Mulvery, E.P., Silver, E., Roth, L.H. & Grisso, T. (2000). Developing clinically useful actuarial tool for assessing violence risk. British Journal of Psychiatry, 176, 312-319.

Marom, S., Munitz, H., Jones, P., Weizman, A. & Hermesh, H. (2002). Familial expressed emotion: outcome and course of Israeli patients with schizophrenia. Schizophrenia Bulletin, 28(4), 731-43.

McGorry, P., Edwards, J., Mihalopoulos, C. & Jackson, H.J. (1996). EPPIC: an evolving system of early detection and optimal management. Schizophrenia Bulletin, 22, 305-326.

Monahan, J., Steadman, H., Appelbaum, P., Robinns, P., Mulvery, E., Silver, E. & Grisso, T. (2000). Developing clinically useful actuarial tools for assessing violence risk. British Journal of Psychiatry, 176, 312-319.

Morgan, S. (2000). Risk making or risk taking. Open Mind, 101,16.

Morriss, R., Gask, L., Webb, R., Dixon, C. & Appleby, L. (2005). The effects on suicide rates of an educational intervention for front-line health professionals with suicidal patients (the STORM Project). Psychological Medicine, 35, 957-960.

Mulder, C.L. (2005). Epidemie van dwangopnames anno 2005. Journaal GGZ en Recht.

Mulder, C.L., & Tielens, J.A. (2008). Opvattingen over maatschappelijke teloorgang en zelfverwaarlozing beïnvloeden dwangopname. Tijdschrift voor Psychiatrie, 50(4), 229-233.

O'Rourke, M. & Hammond, S. (2000). Risk Assessment Management and Audit System, Towards Safe, Sound and Supportive Service. Londen: Surrey Hampshire Borders NHS Trust.

Patterson, P., Whittington, R. & Bogg, J. (2007). Testing the effectiveness of an educational intervention aimed on changing the attitudes in self harming. Journal of Psychiatric and Mental Health Nursing, 14, 100-1005.

Poythress, E., Burnett, J., Naik, A., Pickens, S., & Dyer, C. (2006). Severe self-neglect: an epidemiological and historical perspective. Journal of Elderly Abuse and Neglect, 18 (4), 5-12.

Priebe, S., Fakhourry,W., Watts, J. (2003). Assertive outreach teams in London, patient characteristics and outcomes. British Journal of Psychiatry, 183, 148-154.

Redondo, R.M. & Currier, G.W. (2003). Emergency psychiatry: Characteristics of Patients Reffered by Police to a Psychiatric Emergency Service. Psychiatric Services, 54, 804-806.

Sande, R. van de (2007). Beoordelen en bewaken van acute gezondheidsbedreigende risico's. In Kuiper, M. de, Jansen, M., Ettema, R. & Sande, R. van de (2006). De expertverpleegkundige. Basisprincipes voor Advanced Nursing Practice. Houten: Bohn Stafleu van Loghum.

Steadman, H., Stainbrook, K., Griffith, P. & Dupont, R. (2001). A specialized crisis response site as a core element of police-based divison programs. Psychiatric Services, 52, 435-445.

Suominen, K.H., Isometsa, E.T., Henriksson, M.M., Ostamo, A.I. & Lonnqvist, J.K. (1998). Inadequate Treatment for Major Depression Both Before and After Attempted Suicide. American Journal of Psychiatry, 155, 1778-1780.

Tidelmalm, D., Waern, M., Stefanson, G., Elofsson, S. & Runeson, B. (2008). Excess mortality in persons with severe mental disorders in Sweden. A cohort study of 12.103 individuals with and without contact with psychiatric services. Clinical

Practice and Epidemiology in Mental Health, October.

Townsend, E., Hawton, K., Altman, D.G., Arensman, E., Gunnell, D., Hazell, P., House, A. & Heeringen, K. van (2001). The efficacy of problem-solving treatments after deliberate self-harm: meta-analysis of randomized controlled trials with respect to depression, hopelessness and improvement in problems. Psychological Medicine, 31(6), 979-988.

Tuinier, S., Verhoeven, W. & Panhuis, P. van (2002). Behandelsstrategieën bij agressieve gedragsstoornissen. Houten: Bohn Stafleu van Loghum.

Vollenbergh, W., Graaf, R., Have, R. ten, Schoemaker, C., Dorselaar, S., Spijker, J. & Beekman, A. (2003). Psychische stoornissen in Nederland; overzicht van de resultaten van NEMESIS. Utrecht: Trimbos-instituut.

Wahlbeck, K. & Makinen, M. (2008). Consensus paper; prevention of depression and suicide. http://www.ec-mental-health-process.net.

Wierdsma, A., Mulder, C.L., Vries, S. De & Sytema, S. (2009). Reconstructing continuity of care in mental health services: a multilevel conceptual framework. Journal of Health Service Research Policy, 14(1), 52-7.

Register

0-optie 81

aankoop van een nieuw product 106
aansprakelijkheid 49, 56
Abel, model van 78
acceptatie 95, 134
achterbanbespreking 139
achterblijvers 92
actieplan 92
administratieve organisatie 114
afgestemd zijn op de beperkingen 125
afgevaardigde 139
afhankelijke gebeurtenissen 124
agressie 149
AIDA-model 98
algemene risicoanalyse 141
allergie 144
Ansoff, model van 78
Ashridge-missiemodel 100
autonomie 39

BCG-matrix 108
bedreigingen 77, 81
begin-en-eindsymbool 121
begroting 111
beheersaspecten 132
behoud van de verandering 95
beïnvloeder 107
benaderingen voor procesmanagement 112
benodigde experts 120
bermudadriehoek van projectmanagement 136
beroepsidentiteit 53
beslisdocumenten 133
beslisser 107
beslissymbolen 121
besluitvormingsproces rondom het plan 111
beste vrouw of man uit de geleding 139
besturingswetgeving 41
betrokkenheid 90
bevel 90

bevelsstructuur 112, 118
binnenstebuiten luisteren 145
black box 80
blauwdrukdenken 89
bottlenecks 122
brainstormen 146
break-evenanalyse 102
break-evenpunt 102, 108
business domain 78
business scope 78
business to business 106
businessplan 110
buying center 106

cash cows 109
centrale probleemstelling 77
collectieve goederen 76
communicatie 134
communicatieangst 97
communicatiebarrières tussen mannen en vrouwen 97
communicatiedoelen 104
communicatiedoelgroepen 98
communicatienetwerk 97
communicatieproces 96
competenties 36
complete netwerken 97
concept waarmee de cliënt wordt bediend 99
concurrentieveld 79
configuraties 93
confrontatiematrix 81
consumentenmarkt 106
continuïteit van de organisatie 74
continuïteitbepalende activiteiten 123
corporate governance 18
costleader 109
creëren van betrokkenheid 91
culturele sensitiviteit 34
cultuur 75, 76
cybernetica 114

decision making unit (DMU) 106
definiëren van het project 130
denkvermogen 87
DESTEP-model 80
deugdelijkheid 49
deugdenschema 51
dienstverleningsproces 110
differentiatie 109
diseasemanagement 13
distributie 99
diversificatie 78
doelmarkten 104
doelmatigheid 129
doeltreffendheid 129
dogs 109
domino-effect 91, 92
doorstroom 112
doorvoersnelheid 125
doorvragen, de 5 W's 146

eenduidigheid 133
eerstelijnszorg 13
effectiviteit 129, 133
efficiëntie 129
eigen vermogen 80
empathisch kunnen luisteren 88
empowerment 35, 60
energieprofielen 143
esthetiek 54
evolutiestrategie 95
evolutionair schema 74
excursietechnieken 146
externe omgeving 77

feedbackloop 97
feedbackmechanisme 97
financiële onderbouwing 101
fits en misfits 93
focusklinieken 13
focusstrategie 110
functieoverstijgende processen 118
functieschool 112
functionele processen 118

gap-analysis 71, 111
gatekeeper/coach 107
gebalanceerde strategische doelen 78
gebruiker 107
geeldrukdenken 89
geholpen merkbekendheid 105
geïnformeerd zijn van de betrokkenen 134
geïsoleerde achterblijver 92

geldverdeling 79
gemachtigde 107
generieke strategieën van Michael Porter 109
genetica 114
geruchtencircuit 97
gevoeligheidsanalyse 141
gewijzigde aankoop 106
Groei 108
groendrukdenken 89
groepsjargon 97

herbewerking 121
herformuleren van een probleemstelling 146
heterogeniteit tussen de segmenten 104
homogeniteit binnen de segmenten 104
horizontale organisatie 112

ICF 35
identificeren
 –, vanuit de wijze waarop de cliënt door de organisatie stroomt 119
 –, vanuit een boomdiagram 119
 –, vanuit een externe norm 119
 –, vanuit het hoofdproces 119
imago van het merk 105
implementatie in de praktijk 132
implementeren van nieuw gedrag 86
improviserend werken 128
inclusie 26, 60
informatiemaatschappij 73
informatie-overload 97
'in-house'strategie 93
initiatie 130
initiatiefnemer 107
innovatie 16
Innovatie Contingentie Model 93
innovatiekenmerken 93
innovatoren 92
inrichten 129
institutioneel schema 74
interfacemanagement 118
interfaces 118
International Classification of Functioning, Disability and Health (ICF) 36
interne beleidscyclus 84
interne organisatie 77
Introductie 108
inzicht 95

jubelen en klagen 83

kaderbrief 84

kerncompetenties 80, 101
kernkwadranten 144
kernkwaliteit 144
ketenzorg 112
–, geweld 150
–, suïcidaliteit 149
–, zelfverwaarlozing en maatschappelijke teloorgang 150
kick-offbijeenkomst 132
klant-leverancierspecificaties 118
klantzijde 79
klassiek schema 74
klimtechnieken 146
koerswijziging 117
koper 107
kort vreemd vermogen 80
kritische succesfactoren 123
kwaliteit 15, 133

laag van de basale opvattingen 93
laag van de expliciete waarden 93
laagste kostprijs 109
late meerderheid 92
legitimiteit 71
legitimiteitsbesef 71
legitimiteitsniveau 71
legitimiteitsvragen 71
leiderschap 86, 87, 88
leverancierszijde 79
leverspecificaties 118
liquiditeit 80
Logica van het gevoel 45
luisteren, doorvragen en samenvatten (LSD) 97

maatschappelijke ontwikkelingen 73
machtscultuur 76
machtsverdeling 79
mandaat 139
marktfouten 76
marktgericht denken 114
marktgroei 108
marktkarakteristieken 79
marktonderzoek 100
marktpenetratie 78
materiële en immateriële producten 99
matrix, BCG- 108
matrix van de Boston Consultancy Group 108
matrix van Whittington 74
matrix-stroomdiagram 122
meetschaal 124
melkkoe 109
mensgericht denken 114

merk 104
–, imago van 105
merkbekendheid 105
–, geholpen 105
–, spontane 105
merkpositioneringshuis 104
missie 71, 90, 91, 99, 100, 110
missiemodel van Ashridge 100
model
–, AIDA 98
–, van Abel 78
–, van Ansoff 78
–, van managementcomplexe veranderingen 92
modified rebuy 106
motivatie 92
motivatiefactoren 95
moving 95
multidisciplinaire samenwerking 29

nazorg 132
Neanderthaler in ons 87
Neergang 108
neergangsfase 109
netwerkplanning 141
new task buy 106
nieuw gedrag 86
nieuw handelen 96
nieuwe toetreders 79
non-profitmarkt 101
norm 124
normatieve professionaliteit 52

omzet 125
Ondernemend 93
ongewijzigd beleid 81
ontvanger decodeert 96
ontwerp 130
ontwerpbenaderingen van Taylor 114
ontwikkelreactie 146
opdrachtgever 129, 132
operationele laag 93
operationele uitgaven 125
opstappers formuleren en clusteren 146
optiediscussie 83
opties voor strategisch beleid 77
ordenen rondom het primaire proces 117
ordeningsprincipes 117
organigram 112
organisatie 134
organisatieculturen 76
organisatieoverstijgende processen 118
oriëntatie 95

oud gedrag 86

participatie 60
Personeel 99
Plaats 99
planning-en-controlcyclus 84
planningsmodellen voor verandering 91
PLC-verlenging 109, 110
policy deployment 78
politiek correcte communicatie 97
positioneren 104
positioneringsdiamant van Sawhney 104
pragmatische levenshouding 87
prestatie normeren 115
prestatie-indicator 124
Pretentieus 100
preventie 12, 150
Prijs 99
primaire boodschap 104
proactief 29
probleemeigenaar 130
probleemstelling 81
procesmanagement, benaderingen voor 112
procesmatige schema 74
processen
 -, beheersen 115
 -, beschrijven 115
 -, besturen 116
 -, monitoren 115
 -, verbeteren 115
processtromen 112
Product 99
productconcept 73
productieconcept 73
productieproces 110
productlevenscyclus 108
productlevenscyclusverlenging 108, 109
product-marktcombinatie(s) 104
productmodificatie 108
productontwikkeling 101
projectgroep 132
projectleider 129, 132
projectmatig werken 129, 132
projectmedewerkers 130
Promotie 99
protocollen 42
psychologische mist 87
publieke professionaliteit 47

realisatie 132
Regelgericht 93
regelgerichte configuratie 93

relatief marktaandeel 108
rendabel zijn 133
rentabiliteit 80
Resultaatgericht 93
resultaatgerichte configuratie 93
Resultaatstermen 100
rework-loop 121, 123
richten 129
richtlijnen voor de omgang met andere culturen 97
risicoanalyse 141
risicobeheersing 142
risicomanagement 148
roddel 97
rolcultuur 76
rooddrukdenken 89
routineaankoop 106
routinematig handelen 127

schaalgroottevoordelen 110
scorekaart 124
segmenteren 104
selectieve waarneming 97
shared values 75
sleutelfiguren 83
SMART-criteria 83
sociaalpsychologische school 114
sociale constructie 60
sociotechniek 114
solvabiliteit 80
Specifiek 100
sponsoren 129, 130
spontane merkbekendheid 105
SPURT-criteria 100
stars 109
statistische fluctuaties 125
sterk merk 104
sterke cultuur 77
sterktes 77, 81
stigmatisering 149
stopbord 121
straight rebuy 106
strategie 71
strategisch venster 77, 78
strategische doelen, gebalanceerde 78
strokenplanning 141
stroomschema 120
substituten 79
SWOT-analyse 110
SWOT-confrontatiematrix 77
symbool voor een ander proces 122
synergetica 114
synergie 32

synetics 146
synthese 77, 81
systeemdenken 114

taakcultuur 76
tactiek 71
Teamgericht 93
terugverdientijd 76
TGKIOC 139
theory of constraints 124, 125
tijd 132
tijdelijk symbool 121
tijdigheid 132
Tijdspad 100
toegevoegde waarde 99
toeleiders 100
toetredings- en uittredingsbarrières 79
top of mind 105
traditionele waarden 92
transculturele communicatie 97
transformatiestrategie 95
traumatisering 149
trends 79, 100

uitdaging 144
uitgavenmanagement 20
Uitgekiend 100
urgentiebesef 74
urgentiebesef in de lijn 129

value chain 80
vaste en variabele kosten 102
veiligheid 127

veiligheidsmarges 141
verandering 95
verbindingssymbool 122
vermarkten 110
verticaal versus horizontaal organiseren 114
verticale organisatie 112
Verzadiging 108
verzadigingsfase 109
vijfkrachtenmodel van Michael Porter 79
visie 71, 92
vlottende activa 80
voorbeeldgedrag 86
voorraadvorming 99
vraagsturing 27
vroege meerderheid 92
vroege veranderaars 92

Webers Ideale Bureaucratie 114
wet- en regelgeving 60
Whittington, matrix van 74
wielnetwerken 97
wild cats 109
wilde gedachten 145
witdrukdenken 89

zender codeert, boodschap 96
zorginkoopmarkt 17
zorgtraject 26
zorgverleningsmarkt 16
zorgverzekeringsmarkt 17
zwakste schakels 122, 123
zwaktes 77, 81
zweeftechnieken 146

GPSR Compliance

The European Union's (EU) General Product Safety Regulation (GPSR) is a set of rules that requires consumer products to be safe and our obligations to ensure this.

If you have any concerns about our products, you can contact us on

ProductSafety@springernature.com

In case Publisher is established outside the EU, the EU authorized representative is:

Springer Nature Customer Service Center GmbH
Europaplatz 3
69115 Heidelberg, Germany

www.ingramcontent.com/pod-product-compliance
Lightning Source LLC
Chambersburg PA
CBHW081350100426
42871CB00021B/265